中小城市环境卫生管理

江　皓　江富山　著

中国环境出版集团·北京

图书在版编目（CIP）数据

中小城市环境卫生管理/江皓，江富山著. —北京：中国
环境出版集团，2018.10（2022.8 重印）
ISBN 978-7-5111-3763-0

Ⅰ. ①中⋯ Ⅱ. ①江⋯ ②江⋯ Ⅲ. ①中小城市—
环境卫生—卫生管理—研究 Ⅳ. ①R126

中国版本图书馆 CIP 数据核字（2018）第 183223 号

出 版 人	武德凯	
责任编辑	李兰兰	
责任校对	薄军霞	
封面设计	宋 瑞	

出版发行　中国环境出版集团
　　　　　（100062　北京市东城区广渠门内大街 16 号）
　　　　　网　　址：http://www.cesp.com.cn
　　　　　电子邮箱：bjgl@cesp.com.cn
　　　　　联系电话：010-67112765（编辑管理部）
　　　　　　　　　　010-67112735（第一分社）
　　　　　发行热线：010-67125803，010-67113405（传真）
印　　刷　北京中科印刷有限公司
经　　销　各地新华书店
版　　次　2018 年 10 月第 1 版
印　　次　2022 年 8 月第 3 次印刷
开　　本　787×1092　1/16
印　　张　16
字　　数　300 千字
定　　价　56.00 元

中国环境出版集团郑重承诺：
中国环境出版集团合作的印刷单位、材料单位均具有中国环境标志产品认证。

前　言

在城市这种人类居住形态出现以后，便有了城市管理。环境卫生问题如影随形，与人类的社会发展相伴，须臾不离。在经济不发达的古代，环境卫生问题不突出，其管理依附于城市其他管理职能。随着经济的发展和社会的进步，城市的功能越来越强大，分工越来越细，城市管理的内涵和外延不断扩大，各种管理的界面逐步清晰，呈现出专业化的趋势。环境卫生管理作为与城市发展和居民生活密切相关的一种社会管理，日益引起城市管理者的重视。在此情况下，环境卫生管理职能、体制、范围、方式方法等，就有从理论和实践上进行深入探讨的必要了。

我国的中小城市占城市总数的70%以上，承载了90%以上的人口和相当大数量的经济总量，在我国城市化进程中担当着主体的角色。中小城市一般处于国家规划的城市群或城市带上，起着连接大城市和广大乡镇的纽带作用。中小城市的发展和管理水平，对我国城市化的进程和质量起着决定性的作用。环境卫生工作横跨环保和民生两个领域，对国家的生态文明建设和居民安居乐业有着重大的影响。因此，做好中小城市的环境卫生管理，具有重要的现实意义和深远的历史意义。

做好中小城市的环境卫生管理，需要有完备的城市基础设施包括环境卫生基础设施，需要政府财政持续不断地投入，需要良好的外部管理环境，也需要先进的管理理念、管理制度和管理方法。在环境卫生管理的实践中，常常出现这种情况：优良的设施设备，充足的管理资金，因为管理的水平不同而呈现不同的管理效果。在基本条件具备的情况下，管理者的理念和方法是城市环境卫生管理效果的决定因素。

本书主旨在于研究和探讨中小城市环境卫生管理问题。对环境卫生管理涉及的相关问题，在理论上进行了探讨，从实践上进行了总结。希冀能对从事环境卫生工作的同行们在提高环境卫生管理的认识和实践上有所裨益。

本书的第一章和第二章略述了城市环境卫生工作的产生、性质、特点以及中小城市环境卫生管理的意义。第三章到第七章，以联系的观点阐述了做好中小城市环境卫生管理的相关因素，将环境卫生管理放到城市管理的整体构架内进行认知和把握，希望能从政府施政的角度认识城市环境卫生管理，从宏观上将环境卫生管理纳入政府施政和城市管理的目标之中，提升对环境卫生管理工作高度的认识，取得工作的主动权。同时对做好环境卫生管理的两个基本条件——环境卫生基础设施和环境卫生队伍建设的相关问题进行了探讨。第八章至第十二章，讨论了环境卫生管理的城市道路和公共场所清扫保洁、垃圾收集与运输、生活垃圾卫生填埋场的运行管理、城市公厕管理、城市环境卫生基础资料管理等城市环境卫生管理的五个基本问题，具有很强的工作针对性和实践性，对这些基本的环境卫生管理问题都提出了一些新的认识和观点，对其中的管理难点和重点结合管理实践进行了梳理。第十三章至第十八章，用发展的观点，对当前环境卫生管理工作中的热点问题进行了探讨。处于高速城市化进程中的中国，经济发展和社会进步日新月异，对一些新的环境卫生问题需要更新认识，并在管理的实践中进行深入探索。随着新技术、新装备的出现，新的环境卫生作业组织形式必然取代旧的作业形式。在我国城市管理的实践中，除了借鉴发达国家的经验，我们还应认真总结自己的管理实践，形成有中国特色的中小城市环境卫生管理理论和方式方法。

城市环境卫生管理是一项实践性很强的工作。它与城市政府的施政理念、财政投入、当地环境卫生管理的历史传承、当地居民的生活习惯等密切相关，不可一概而论。城市环境卫生管理的理论认知要高，但做法不可千篇一律，应从本城市的具体情况出发，施行有针对性的管理，方能取得良好的管理效果和社会效益。阅读此书的环境卫生行业同仁，如能从中汲取点滴借鉴，对自己的日常管理工作有所裨益，则足以慰作者初心了。

在拙著成书过程中，得到了荣成市环境卫生管理处、青岛市即墨区环境卫生中心的大力支持并提供了相关资料，上海中荷环保有限公司、青岛三色源环保科技工程有限公司、青岛北苑资源综合利用建材有限公司、青岛十方生物能源有限公司提供了工程案例，引用了中国战略性新兴产业环保联盟和中国环联企业家俱乐部公开发布的关于生活垃圾处理行业、建筑垃圾处理行业、生活垃圾分类的《2017年度发展报告》，引用了在中国中小城市网发布的《2017年中国中小城市科学发展指数研究报告》。在此，一并表示衷心感谢。

由于作者的学术水平和实践范围所限，书中难免存在观点偏颇和论述疏漏之处，恳请广大读者不吝指正。

作　者

2018 年 5 月

目　录

第一章
环境卫生工作的性质和特点

环境卫生问题与人类的出现是同步的，而作为社会问题来理解的环境卫生问题及环境卫生管理工作，是与城市的出现相联系的。城市是区域的政治、经济、文化、交通、信息的中心，是公共服务高度聚集的地理空间，它具有人口密集、资源集中、服务范围广泛的特点。在城市的所辖范围内，各种生产要素高度聚集在一起，合力推动城市的发展并带动区域的进步。城市在发展的过程中形成了城市社会形态，产生了许多的城市管理问题。为了使城市健康有序发展，为城市居民提供良好的生产生活环境，人们开始重视城市管理，包括城市环境卫生管理，与之对应的工作即环境卫生工作，简称环卫工作。

第一节　环境卫生工作的产生与发展

在人类的进步和发展过程中，居住形态也在不断地发生变化。从高山、森林迁徙到平原，从穴居、林居发展为造屋居住，从分散居住到聚集居住，在聚集居住的形式上发展成了城市形态，在古代城市的基础上蜕变出了现代化的城市。

一、城市的存在产生了环境卫生问题

城市是人类社会发展到一定历史阶段的产物。在人类文明的初期，生产力低下，人口的聚集程度很低，没有商品交换行为，没有大规模的军事行动，因而没有城市的存在。随着人类的不断进步，由氏族、部落、部落联盟以至于国家等各种社会形态的不断演进，人口的地域聚集规模越来越大，军事、生产、商品交换等社会功能的产生，使城市的出现成为可能。

在生产力发展到一定水平后，社会出现了剩余物品，于是在群体和个人之间出现了商品交换行为，逐渐形成了商品交换的固定场所，我国历史上称之为"市"。在史书上

经常可以看到不同国家在不同区域、甚至民族之间设"市"的记载。

在商品和集市贸易发展的过程中，出现了贫富差距，出现了商品的囤积和财富的积累，即在人们的生活中出现了剩余产品。剩余产品的出现导致了社会的分化，使一部分人占有另一部分人的劳动变成了可能，社会划分为不同的阶级。阶级的出现使国家和社会组织之间经常发生战争，社会的阶级矛盾和部落矛盾日益突出。出于保护自己和防备敌人的需要，各部落或国家开始在固定的居住地修筑城池以防御敌人，出现了以军事应用为目的的"城"。在我国史书上有不少筑"城"的记载。

随着人类进入阶级社会和国家的形成，因军事需要产生的"城"和因商品交换需要产生的"市"的功能逐渐完善和扩大，并相互融合、相互促进，产生了古代的城市。古代城市的发展与王朝的兴衰更替有直接的关系。王朝强盛，其辖区的城市就兴旺；王朝衰弱，其辖区的城市就破败甚至消失。随着社会分工的深化，贸易的发展和人口聚集规模的扩大以及频繁的战争，城市承载了人类社会发展的各种荣耀和苦难。虽然一个具体的城市有兴衰消亡，但城市这种人类社会发展中的组织和居住形式在不断发展，功能不断完善，地位不断上升。

从城市出现的那天起，城市的功能就产生了。一座城市的功能是综合的、多方面的，在不同的历史时期和发展阶段，城市的功能是不同的。古代城市的军事和商业功能比较重要。随着生产力的发展，一些城市的生产和交通功能逐渐发展起来。特别是现代，城市的功能趋于完善，政治、经济、商业、交通、信息、服务、旅游等功能不断发展、扩大，形成了诸多功能突出、特色鲜明的城市，开启了城市管理的新要求。

无论一座城市的形态多么亮丽秀美，功能多么完善，特色多么鲜明，一个如影随形的问题永远挥之不去：废弃物的产生。人们在建造居住房屋和交易场所的同时产生了大量的渣土，是为建筑垃圾；在饲养交易鲜活畜禽产品时产生了动物粪便，在宰杀它们时产生了大量的皮毛、脏器残留物，是为动物垃圾；在交易农贸产品时产生了许多的附属废物，是为市场垃圾；在加工生产各种生产和生活资料时产生了大量的下脚料，是为生产垃圾，后来称为工业垃圾；在人们的衣食住行方面产生了各种废弃物，是为生活垃圾；在疾病治疗、预防保健等相关活动中，产生了医疗垃圾。一座城市要健康的发展，就必须分类并及时地处理好这些城市运行过程中产生的废弃物。因此，以城市废弃物处理处置为中心的环境卫生管理，是和城市的形成、发展相伴而生的，是城市管理的基本问题之一。

二、环境卫生管理的重点和城市的发展相适应

虽然环境卫生问题是和城市相伴而生，但它对城市的影响是一个渐进的过程。城市环境卫生管理的重要性是逐渐显露的，是和人们生产生活的发展水平相联系的，是和人们对环境重要性的认识相一致的。

在古代，由于生产力低下，生产、交易规模不大，在城市生产过程中，废弃物的产生量小，对环境的影响轻微，管理问题不突出；人们的生活水平低，生活废弃物的产生与管理对城市的日常运行干扰不大；社会分工粗放，基础设施简单，环境的容量较大，废弃物的自我净化能力较强。这些原因，使得城市环境卫生管理在相当长的时期内，附属于其他管理职能。到了近代，特别是人类社会进入资本主义和社会主义阶段，产生了以分工合作为特征的社会化大生产的生产方式，城市的聚集功能爆炸性地膨胀，人们的生产、生活方式发生了巨大变化，城市废弃物的构成日益复杂、产量大幅增加，城市居民生活固体废物成为影响城市发展和居民生活的重大问题。城市交通的发展带来城市道路的大规模修建，城市公共场所的增加，城市居民区的大规模建设，使城市环境的卫生保洁需求愈发突出。城市居民的聚集带来垃圾产量的大规模增长，垃圾的收集运输变得紧迫起来，成为城市运行的一项日常事务。垃圾产量的不断增加使其对环境的负面影响日益增强，垃圾处理成为城市政府必须认真应对的重大问题。城市居民户外活动的增加和人口流动性的增长，使城市公共厕所的建设变得重要起来。热岛效应的出现，车辆保有量的增加，带来道路洒水抑尘作业量的显著增加。各种城市环境卫生问题的出现，是和城市的发展、城市功能的扩展相伴而生的，成为影响现代城市居民生活的重要因素，也是制约现代城市发展的重大问题。因此，城市环境卫生管理的重要性逐渐凸显，环境卫生管理成为现代城市管理的基本职能之一。环境卫生管理部门的职责权限开始独立，各城市政府普遍设置了环境卫生管理的行政主管部门和业务主管部门，其重要性越来越突出。

三、环境卫生管理和技术进步相联系

社会和经济发展，往往都伴随着生产工具的改进。生产工具的改进，带来了管理方式的变化、生产效率的提高，环境卫生工作也是如此。

环境卫生管理从城市管理中独立出来之初，环卫作业的水平是低下的，组织管理的水平是原始的，使用的作业工具是简单的。扫帚、簸箕、手推车、地排车、粪桶、粪勺、

粪担,这些简陋的工具曾在环卫工作初创阶段发挥了重要作用。与这些作业工具相适应,环卫管理的组织形式简单粗放、效率低下,作业标准、要求是不规范的,只能满足最低的需求。因此,无法形成规范的管理。随着科学技术的进步,一批半机械化、机械化、半自动化、自动化的装备进入了环卫行业,引起了环卫组织形式的革命,大大提高了工作效率、作业水平和作业标准。环卫整体装备水平的大幅度提高,促使环卫行业的面貌发生了巨大变化,推动环卫工作在城市管理中的地位逐步提高,引起了社会的重视,赢得了社会的尊重。近年来,信息自动化技术、互联网技术、无线电通信技术与传统机械技术相结合,使环卫管理和环卫作业向更高水平迈进,促使其组织管理方式向现代化的方向演进。环卫工作和环卫管理迎来了新的发展机遇。

四、环卫工作促进了城市的健康发展

环境卫生管理从城市管理中独立出来,较好地发挥了它的作用,有效地促进了城市的健康有序发展。

(1)环卫管理保持了城市道路的交通顺畅和洁净。城市道路是城市的血管,道路畅通显示城市的活力。目前,城市的主、次干道,国道、省道的城区路段,都是城市环境卫生部门负责保洁的;道路上的意外抛撒物的清理,也是城市环卫队伍完成的。这种专业化、常态性的管理和作业,既保证了路面的整洁,又保证了道路的畅通,维护了城市的交通秩序。

(2)环卫管理保持了城市公共场所的整洁,为城市居民的生活增添了欢乐和愉悦。任何一座城市,都建有公园、绿地、广场等公共休闲场所,为居民提供休憩和娱乐服务。这些场所的保洁和秩序维护,大多是由环卫部门负责的。环卫管理的常态化、专业化、标准化,保证了这些城市公共场所的秩序和卫生整洁,为居民的日常休闲提供了环境优美的场所。环卫管理的公共厕所,为居民的城市生活提供了方便。

(3)环卫管理组织了城市废物的有序排放,保证了城市不发生"梗阻"。城市中每天都产生着大量的生活废物。为保证城市肌体的正常运行,这些城市废物必须及时排出。环卫管理从废物产生的源头开始布局,组织人力物力,将每天产生的城市废物有序排出,保持了城市的健康和活力。

(4)环卫管理组织了城市废物的安全消纳,将城市的废物危害化为无形。每天产生的大量城市废物,对城市和整个区域都有潜在的危险。环卫管理通过城市的废物消纳渠道,将城市的废物科学消纳,进行无害化处理,为区域环境安全构筑了安全防线。

（5）在夏季和冬季，环卫管理部门为城市道路洒水抑尘、铲冰除雪，保持城市道路的亮丽和畅通。在北方城市，春夏秋季节干热难耐，浮尘较多，对城市居民的生产生活造成不利影响，环卫管理部门组织环卫作业队伍进行洒水作业，极大地改善了城市的空间和路面质量，使人们在紧张的工作之余感到舒畅顺心。在北方的冬季，大雪的光顾会给城市的生产生活带来不便，给交通造成障碍。环卫管理部门及时地清理积雪，为城市的正常运转创造条件。

总之，城市管理的需要产生了环卫管理，环卫管理又为城市的发展提供了动力，增添了光彩。环卫工作与城市的发展进步密切相关。

第二节　环境卫生工作的性质

正确认识环卫工作的性质，有助于我们正确把握环卫工作的方向，培养内在的工作动力和职业精神。

环卫工作的性质可以用八个字来概括：政府主导，社会公益。即政府主导的社会公益事业。

政府主导主要体现在三个方面：政府职能，政府投资，政府运作。

一、政府职能

城市环卫问题伴着城市的产生而出现，随着城市的扩大而凸显。城市人口聚集规模的增大，城市功能的扩展，使城市环境问题对城市发展的影响日益显著，环境的不断恶化，严重影响了城市居民的日常生活。随着人们环保意识的觉醒，对环境的要求越来越高，城市环卫工作的重要性不断增加。这样，环卫管理顺理成章地成为城市管理的基本内容之一。

政府从管理城市的宏观角度，将城市环卫管理列入了政府职能，通过机构、编制、人员、经费等行政管理手段，使政府管理环卫的职能具体化，落实在政府管理城市的日常实践中。并通过专业规划、组织领导、财政投入等诸多方面主导了城市环卫工作，使城市环卫工作在城市管理的实践中发挥了应有的作用。

二、政府投资

政府在组织领导城市管理中，对环卫队伍建设、基础设施建设、作业机械设备进行了全面投资。环卫经费均列入财政预算管理，保证了城市环卫工作的有序进行。政府投资建设了完备的城市环卫服务体系，为城市居民提供了无差别的环卫公共服务。

三、政府运作

城市环卫的体制机制都是在政府的主导下运作的。政府设立了环卫管理的行政和业务主管部门，组织了环卫作业队伍，有计划地建设了适应城市管理需要的环卫基础设施。城市环卫工作具有公益性的特点和属性。近年来，为适应城市管理的需要，政府探讨了环卫作业的市场化运作。通过委托运营、购买服务等方式，建设环卫基础设施，提高环卫作业水平和服务水准。在城市管理和环卫管理中引入市场主体，并不是政府对环卫主导权的弱化，恰恰相反，它更好地体现了政府在环卫管理中的主导作用。

城市环卫的公益性表现在以下两个方面。

（1）环卫服务的非营利性。

政府在提供的城市道路和公共场所清扫保洁、垃圾收集运输、垃圾处理和道路洒水抑尘、清洗、除雪等城市管理的服务事项中，除向居民收取少量的象征性费用外，其所需的数额庞大的费用完全由政府通过财政预算列支。城市环卫系统的正常运行，保证了城市的洁净，为居民提供了良好的生活环境，政府在组织城市环卫管理的过程中，不以营利为目的，城市居民基本上是无偿地享受了环卫服务。

（2）环卫服务的无差别性。

政府提供的环卫服务没有排他性。每一个城市居民均可平等地享受这种服务，不因收入的多寡、地位的高低而有区别。企业家、工薪阶层，市长、市民，大家在同一个城市的天空下呼吸同样的空气，行走同样的道路，观赏同样的景观。这种不排他的无差别服务，在城市公共服务中是少见的，是城市环卫工作的公益性的充分体现。

第三节　环境卫生工作的特点

认识环卫工作的特点，可以更好地把握环卫工作的规律，提高组织环卫管理的主动性、时效性、针对性。

一、环卫工作具有公益性的特点

从本质上看，环卫事业是政府主导的社会公益事业。公益性是环卫工作的本质，是环卫工作最根本、最突出的特点。我们在研究环卫工作的目标、组织形式、管理手段等涉及环卫管理的具体问题时，只有抓住环卫工作公益性的特点，才不会偏离研究方向。

二、环卫管理覆盖面广

环卫作业和管理覆盖整座城市。城市里的道路、广场、公园、桥梁、隧道等公共空间，人们居住和工作的社区、机关、学校、事业单位、企业、部队驻地等场所，其清扫保洁和垃圾收集运输，以及遍布城市服务于广大市民的公共厕所管理，都是环卫管理的范围，其覆盖范围广泛。城市环卫管理的范围涵盖城市的整个立体空间。

三、作业组织难度大

在整座城市，要按政府的要求、居民的意愿、行业的规范组织有序的管理，环卫管理的难度非常大。从人员上看，队伍庞大，素质参差不齐。一座小城市，一般环卫队伍有数百人，作业机械数十台。一座中等城市，环卫队伍有数千人，作业设备有数百台。如此庞大的队伍和机械的调度、管理、保障，需要精心组织和指挥。从作业内容对人员素质的要求来看，道路人工保洁人员和公厕管理人员从事的工作属简单劳动，要求不高。道路保洁的机械操控人员和垃圾清运的机械使用人员，对其智力和体力的要求要高许多。垃圾处理设施的管理使用人员，对其专业知识的要求很高。要将这些具有不同能力的人组合在一个庞大的体系中，实行分类管理，适应不同岗位的不同要求，还是有相当的难度的。

从作业设备上看，一座城市的环卫作业设备无法一次性配置完成，都是根据管理和作业的要求多次配置的，其性能、参数、替代性不同，承担的工作任务量不统一，调度保障的难度很大。环卫设施设备的使用环境恶劣，易损坏，故障率高，配件供应和维修保障要求高。

从作业的环境看，均在室外，多数为露天作业，风吹日晒，受天气的影响大。组织指挥调度具有相当的难度，安全问题突出。

可见，城市环卫工作的作业和管理，其组织管理的工作量大，难度高。

四、管理的时间跨度大

按照基本的管理要求，城市环卫工作每天从清晨到晚上，要进行不间断的巡回监督和作业管理。有的城市在特殊的区域实行有区别的高标准的作业管理，延长管理和作业时间，一天的作业时间跨度达 20 小时以上。从年度看，由年初的正月初三开始，持续到年末的大年三十晚上，其间所有的公休日和节假日都不休息。

五、作业效果的干扰因素多

影响城市环卫管理效果的因素很多。环卫作业管理的标准、城市基础设施的水平和完好程度、城市居民的行为习惯、过往车辆的密封性能、天气因素、城市建筑工地的管理等，都影响着环卫作业的效果。

作业人员的工作标准、水平是环卫作业效果的基本要素。如果按工作标准的要求完成作业，城市的环卫管理应当维持在较高的水平；如果作业人员偷工减时，降低标准，城市的环卫管理效果就会较差。

城市基础设施是城市环卫管理的重要基础。道路平整度、完好度、绿化、人行道铺装、道路两侧建筑物立面设计与建设水平，都对环卫管理效果产生直接的影响。

城市居民的生活习惯、行为、素质对环卫管理的效果影响最大。如果有人乱丢垃圾、乱吐痰、乱写乱画，就会对环卫管理的效果产生不良影响。

城市里的车辆比较多，如果司机或乘客开窗抛物；或者运输流体、散装物料的货车，密封不好，都会对城市的环境卫生产生不良影响。

天气对城市环境有直接影响，下雨天雨水打落树枝树叶、道路积水，刮风天尘土漫天飞扬。

城市里的建筑施工工地。清运渣土或运输建筑材料的车辆若管理不到位，如出现遗撒，将严重影响周边道路的洁净度，如遇雨雪天气还会加重影响。

要完全消除这些影响环卫管理效果的因素是不现实的，只有实行有针对性的、不间断的管理，才能保持城市环境的良好形象。

【延伸阅读】

中国古代城市的产生和发展

城市产生是人类社会脱离野蛮，进入文明的基本标志之一。城市是城与市的合称。城是指都邑四周的围墙，市是贸易活动的场所。古代一般是先建城，后设市。城市是社会发展的产物。统治阶级为了保卫自己的生命财产，维护统治，把建城放在很重要的地位。"筑城以卫君，造郭以守民"（《吴越春秋》）。一般是里面修内城，称为"城"；外面筑外城，叫作"郭"；外城之外挖护城壕，叫作"土阆"。这种城市，以其坚固，叫作"金城"。古人对于城的防御功能，有精辟的论述："地之守在城"（《管子·权修》），"大城不完则乱贼之人谋……虽有良货不能守也"（《管子·八观》）。

夏代已出现了原始城市，相传"夏鲧作城"（《吕氏春秋·君守》）。

商代城市进一步发展，商都殷规模颇大，有方圆十来里的面积，都邑里有九市，市里设肆。市肆是货物交换的处所。

"城市"一词出现于战国时代。这是城市大量兴起并定型化的反映。春秋战国时期，"三里之城，七里之郭"已很普遍，"千丈之城，万家之邑"亦出现。齐都"临淄之中七万户……临淄之途，车毂击，人肩摩，连衽成帷，举袂成幕，挥汗成雨，家敦而富，志高而扬"（《战国策·齐策一》）。这些城市是由国家建造并管理的，多设在大山之下，或广川之上，或交通枢纽、河川渡口，或物产丰饶之处。城市有一定规划，都城由宫城（小城）和郭城（大城）组成，用城墙包围，成为密封式。战国时期，齐都临淄是当时最为繁盛的城市，它的宫城在郭城的西南方，城垣是用泥土分层夯筑而成的。齐君的宫室设在宫城北部偏西处。城内有各种手工业作坊，并设市。其他城市亦都划出一块地方作为市。市一般位于城的东北部，宫室位于西南部，临淄是这样，赵都邯郸也如此。战国时，邯郸由位于西南的王城（俗称赵王城）和位于东北的大北城两部分组成。王城是王宫的所在地，大北城是居民区和工商业中心。为了管理和安全，并限制贸易的自由发展，市亦用墙围起来，四面设门。围墙称"阛"，门叫"阓"。市内设肆，肆长把守。肆是售货的地方，可能也附设有手工业作坊。还有市廛，是用以储藏货物的邸舍。市场上还设有官舍，管理市场的官吏在此发号施令。官舍上插有旗帜，以为标志。这就是先秦城市布局和市场设施的一般状况。

从战国到隋唐五代，大城市的数目增加了很多。汉代桓宽在《盐铁论·通有》中说：燕之涿、蓟，赵之邯郸，魏之温、轵（今河南温县和济远县），韩之荥阳（今属河南），齐之临淄（今山东淄博市东北），楚之宛、陈（今河南南阳、陈州），郑之阳翟（今河南颖川），三川之二周，富冠海内，皆为天下名都。

另据《史记》《汉书》等记载，当时全国有 20 多个大商贸中心，其中长安、洛阳、临淄、邯郸、宛、成都等，尤为有名。西汉首都长安周长 60 多里，比当时西方的罗马城大三倍以上，有 8 万余户，25 万人口。班固在《两都赋》中描写到：

建金城之万雉，呀周池而成渊，披三条之广路，立十二之通门。内则街衢洞达，闾阎且千，九市开场，货别隧分，人不得顾，车不得旋。

城池雄伟，道路宽阔，人烟稠密，货物丰富，市场繁荣，车水马龙，热闹非凡，秩序井然。

唐代，全国 10 万人以上的城市达 10 余个，而欧洲至 16 世纪初才出现 10 万人以上的大城市。中国古代大城市的发达与繁荣，标志着中国古代较早脱离蒙昧落后生活，逐步走向丰富多彩的文明生活。

战国至五代，大城市的布局也发生了很大的变化。从东汉末年起，大城市逐渐南移，西北和中原地区的城市发展相对落后，东南地区的城市比较发达，这一趋势持续到古代末期。

宋代，中国城市繁荣，10 万人以上的城市多达 40 余个，其中有的城市超过百万人。北宋首都开封的人口虽无确切数字记载，但从每年消耗漕米 900 余万石概算，人口当在 150 万人以上。南宋咸淳年间（1265—1274 年），杭州有 39 万户，124 万余人。《马可·波罗游记》称赞杭州是"世界上最繁盛和最伟大的城市"。而同期的伦敦和巴黎人口均不足 10 万人，工商业中心的布斯斯特和鲁昂，人口均在 5 万人左右。宋以后，中国两度由少数民族统治，一度遭受外国资本主义的入侵，社会政治经济发生巨大变动。与此同时，城市几经沧桑，但总的趋势还是向前发展的。元代有大商贸中心 20 来个，明代增至 30 余个，清末县以上大中城市有 1 500 座左右。城市继续向东南沿海沿江地区集中。元代，全国 2/3 的大商贸中心分布于东南沿海。明代，位于江浙的城市几乎占全国城市的 1/3。清代，西安、洛阳等内地大城市衰落，沿江沿海城市继续发展。元、明两朝，市场南北扩张；清代，东西发展，川江航线开通后，长江中上游城市迅速增加。鸦片战争后，上海逐步取代广州，成为经济贸易、特别是对外经贸的中心，青岛、天津、大连等商埠崛起，大体形成了近代城市分布格局。

（资料来源：《中国历史百科全书·社会经济卷·城市》，吉林大学出版社，主编徐寒，2004 年 12 月。）

第二章
中小城市环境卫生管理问题

在我国的城市体系中，中小城市占了绝大多数；城市环境卫生管理的法律法规是统一的，环卫管理的内容基本相同。中小城市既是一定区域的中心，又是大城市与乡镇的连接枢纽，且大多处于发展之中，城市形态相对还不完备。因此，研究中小城市的环卫管理，对于促进我国的城市化进程，加快城乡协同发展，改善城乡生态环境，具有重大的现实意义和深远的历史意义。

第一节　中小城市的概念

在我国，城市有不同的划分标准。

（1）以行政级别划分，有直辖市、副省级城市（计划单列市）、地级市、县级市。

（2）按城市在国家中的影响力、经济实力和区位等划分，有一线城市、二线城市、三线城市、四线城市、五线城市。

（3）以城市建成区实际居住人口划分，按照 2014 年《国务院关于调整城市规模划分标准的通知》界定，将城市划分为五类：超大城市，城区常住人口 1 000 万以上；特大城市，城区常住人口在 500 万以上 1 000 万以下；大城市，城区常住人口在 100 万以上 500 万以下；中等城市，城区常住人口在 50 万以上 100 万以下；小城市，常住人口在 50 万以下。在大城市中，以 300 万为界，分为Ⅰ型大城市和Ⅱ型大城市。在小城市中，以 20 万为界，分为Ⅰ型小城市和Ⅱ型小城市。按这一标准界定，我国目前的城市中，70%以上为中小城市。

我国还有 2 万个左右的建制镇，在这些建制镇中，有的已经完全具备了城市的形态，特别是在发达的沿海地区，有的建制镇的产业规模、基础设施、人口规模甚至超过了西部的小城市。在这些建制镇中，还有 1 700 多个建制镇为县城驻地，具有小城市的形态和功能。

中小城市，承载了我国相当大的人口数量，其环境卫生管理的水平高低，直接影响我国城市化水平和居住地人口的生活环境和生活质量，也影响着当地的生态环境。随着国家城乡一体化发展战略的实施，中小城市和县城的环境卫生管理正在逐步向乡镇延伸，因此，中小城市的环境卫生管理，是我国城市化进程中一个重要的社会管理课题。

第二节　中小城市环境卫生管理面临的问题

中小城市的形态在不断发育完善中，它的环卫管理面临一些共性的问题。

一、政府对环卫工作重视不够

中小城市社会形态发展不完善，政府面临的最主要问题是完善城市功能，其主要的施政关注度集中在城市交通、供电、供水、供热、供气、通信等基础设施建设和产业培育、市场发展等方面。这些决定了城市的长远发展，是城市发展到一定阶段面临的瓶颈问题，必须集中人力物力财力，在尽可能短的时间内解决，为城市的健康有序发展打开空间。这样，在城市建设和管理的排序中，城市建设的重要性必然是突出的。环卫管理工作作为城市管理的一个内容，必然让位于城市建设。这个时期，环卫管理在政府工作中的施政关注度低是正常的。因此，在中小城市发展的初期，环卫工作往往不能引起政府和社会的高度重视，在财政资金的投入、干部的配备、政府工作的整体安排上处于弱势地位；而该时期又是城市对环卫管理需求急剧膨胀的阶段，环卫管理与城市发展的矛盾逐渐凸显，环卫管理面临的问题逐渐增多，因而环卫工作开展的难度很大。

二、环卫基础设施缺乏

中小城市的基础设施不足、质量不高是普遍问题。基础设施是指包括环卫基础设施在内的整座城市的市政基础设施。

影响一个城市环境形象的，不仅是环卫管理本身。城市道路的宽度、平整度、完好率，道路两侧的绿化、路沿石、行道树，城市建筑立面的造型、色彩等城市元素，对城市环境卫生的整体效果有着决定性的影响。环卫管理在城市环境形象方面起着锦上添花的作用，是对城市基础设施的维护、保养和管理。任何一个城市的环境效果都不是靠环卫管理管出来的，而是城市基础设施与环卫管理效果叠加的结果。中小城市由于建设起步晚，城建资金紧张，城市的基础设施不完善，从基础上制约了环卫质量的提升，影响城市环境卫生的整体效果。

环卫基础设施是环卫管理的基本条件之一。在城市基础设施不完备的情况下，环卫基础设施缺乏是必然的。环卫基础设施制约着城市环卫管理的组织形式、作业方式，直接影响环卫作业的质量和效果，决定着城市环卫管理的水准。

三、财政投入不足

财政对环卫的投入主要包括三方面：一是环卫基础设施的投入；二是环卫基础设施维护使用的投入；三是环卫体制运行的投入。环卫基础设施决定城市环卫管理的起点。垃圾投放点，垃圾收集站、小型转运站、大型转运站，环卫工人休息点，公厕数量和质量，垃圾处理设施等环卫基础设施的配套、完备，需要较长的建设时期，且需不断地更新，资金投入是比较大的。这对每个中小城市都是一个较大的负担，在城市发展过程中很难及时到位。基础设施建成后，其使用成本和维护费用也很高。在部分中小城市，因费用不足，往往出现环卫设施闲置的情形。环卫体制运行中，人工费用、机械费用不可缺少，维持环卫体制运行也是政府的一个较大的负担。在财政资金总量有限的情况下，环卫经费不足是中小城市环卫管理中普遍存在的现象。

四、城乡环卫一体化管理的冲击

我国的城市化进入了城乡协同发展的新时期。城乡协同发展，要求城乡环卫一体化管理。无论采取何种管理方式和管理体制，乡镇环卫工作纳入城市管理是一种必然趋势。

与城市和县城相比，乡镇的财政基础更加薄弱，环卫基础设施更加缺乏，居民的生活方式和卫生行为习惯与公共环境卫生管理的要求差距更大。因此，城乡协同发展，给城乡环卫一体化管理提出了全新的要求。从队伍组织、管理体制和运行机制、环卫基础设施的投资和运行管理、日常环卫工作的组织管理等方面，中小城市的环卫管理面临全新的问题，对现有的环卫管理体制会产生巨大的冲击，需要我们认真研究并加以解决。

在我国，乡镇是基层的一级政权组织，具有区域行政事务的管理权，有相对的财政独立支配权，这样，在实行城乡环卫一体化管理的过程中，存在着一些行政上的制约因素，如果解决不力，会产生城乡融合上的困难；实行城乡环卫一体化管理，由于乡镇的环卫基础设施缺乏，存在城乡环卫基础设施共用共享的问题，统筹规划做得不好，会对城市的环卫系统产生较大的冲击，特别是对垃圾处理设施的建设和使用周期的影响最为明显；乡镇分布在城市周边的广阔区域内，有的分布达数千平方千米，环卫工作的日常管理和垃圾收集运输距离很远，对组织的科学性要求很高；各个城市还有一些独特的环卫管理问题。这些问题，是中小城市实行城乡环卫一体化管理必须认真研究解决的。

第三节　做好中小城市环境卫生管理的意义

中小城市是我国城市体系的有机组成部分，是我国城市形态的主体，分布的区域广阔，承载人口的数量巨大，且处在不断发展中，对我国社会的影响力是不言而喻的。因此，研究做好中小城市的环卫管理具有重要的现实意义。

一、对我国的城市化进程有极大的促进作用

城市化是党中央、国务院做出的促进我国社会发展进步的基本战略之一。对于城市化，站在不同的角度有不同的解读，但对于城市化的基本特征的认知是相同的：农业人口不断地向非农业人口转变；农村人口不断地向城市聚集，城市人口规模不断扩大；不断形成新城市，城市数量不断增加；城市用地规模持续扩大，不断向城市四周扩展；在城市化达到一定的水平后，城市生活方式对农村有较强的普及引领作用。

城市化是一个自然的历史过程，是人类社会进入工业化后的客观规律，是国家现代化的重要标志。在城市化的初期，大量农村人口向城市聚集，生产要素向城市汇聚，城市进入欣欣向荣的发展时期，城乡差别开始显现，这个阶段，是城市的内吸阶段。经过一段较长时期的发展，城市的优势开始向四周扩展，各种生产要素开始向农村有序流动，城市化进入更高的发展阶段，城乡协同发展是必然的趋势。这个阶段，城市化的内涵和外延都不断丰富。目前，在我国相当大的范围内，城市化的初级阶段已经基本结束，正在进入城市化更高阶段的发展。当然，由于我国地域广阔，各地的发展差异很大，还有很多地区处于城市化的初级阶段。在我国城市化的过程中，城市管理的任务越来越重，环卫管理在前所未有的广度和深度上展开。一方面，城市发展为环卫管理提供了广阔的空间；另一方面，环卫管理也促进了城市的健康有序发展。

一般而言，中小城市的城市形态处在不断发展变化中。就城市规模来说，中小城市的规模在不断扩大，小城市有发展为中等城市的可能，中等城市在向大城市演进。就城市的内涵来说，城市的基础设施不断完善，各种生产要素的质量不断提高，生产的规模和质量不断升级。城市的服务设施会不断增加，居民的生活水平持续提高。在各种因素

的共同作用下，城市的区位优势、比较优势、竞争优势都会显现出自身的特色。环卫管理对中小城市的发展，具有维持秩序、保护环境、树立形象、增加特色等作用，对促进中小城市的发展进步，是不可缺少的管理手段，能够有效促进我国的城市化进程。

二、对提高中小城市居民的生活质量具有不可替代的作用

城市化改变了农民的身份认同，也促进了城市居民生活水平的提高。从农民到市民，生活环境发生了巨大的变化。生活环境的变化，促使居民的生活行为、生活习惯要适应城市管理的要求。生活在中小城市的居民，环境的制约因素不强，如果环卫管理方面要求不严，长期形成的生活陋习将很难改变，会在一个较长的时期内影响生活质量的提升。加强城市环卫各方面的管理，营造出良好的城市环境，就会在居民的心理上形成与环境的良性互动，自觉地维护城市的优良环境，改变自己的生活方式和行为习惯，更好地适应城市生活方式。特别是针对不良的日常行为，如无序投放垃圾、随手乱扔杂物、随地吐痰等，严格的环卫管理会产生较强的约束作用。城市居民养成了良好的环境卫生习惯，就会在潜移默化中提升生活质量。从这个意义上讲，加强中小城市的环卫管理，具有移风易俗的巨大社会作用。

三、能够有效改善城市的生态环境

中小城市一般处于快速发展的过程中，生态环境往往有恶化的趋势。在我国城市周边出现的垃圾围城现象，中小城市比较突出。加强中小城市的环卫管理，首先可以保持城市的洁净度，使城市的道路清洁状况得到维持。其次可以有效地管理城市产生的生活垃圾，使生活垃圾做到有序排放和及时处理，遏制和消除垃圾围城现象。我国的中小城市，往往处在城市带或城市群的生态链上，是大城市与乡镇的连接点，生态环境比较脆弱。加强中小城市的环卫管理，既可以为大城市的发展营造良好的生态环境，促进大城市的健康发展，又能够为农村的城市化起到示范带动作用。特别是随着我国城乡环卫一体化管理的推进，中小城市环卫管理对城市生态环境的改善作用将更加明显。

【延伸阅读】

国务院关于调整城市规模划分标准的通知

国发〔2014〕51 号

各省、自治区、直辖市人民政府，国务院各部委、各直属机构：

改革开放以来，伴随着工业化进程加速，我国城镇化取得了巨大成就，城市数量和规模都有了明显增长，原有的城市规模划分标准已难以适应城镇化发展等新形势要求。当前，我国城镇化正处于深入发展的关键时期，为更好地实施人口和城市分类管理，满足经济社会发展需要，现将城市规模划分标准调整为：

以城区常住人口为统计口径，将城市划分为五类七档。城区常住人口 50 万以下的城市为小城市，其中 20 万以上 50 万以下的城市为 I 型小城市，20 万以下的城市为 II 型小城市；城区常住人口 50 万以上 100 万以下的城市为中等城市；城区常住人口 100 万以上 500 万以下的城市为大城市；其中 300 万以上 500 万以下的城市为 I 型大城市，100 万以上 300 万以下的城市为 II 型大城市；城区常住人口 500 万以上 1 000 万以下的城市为特大城市；城区常住人口 1 000 万以上的城市为超大城市。（以上包括本数，以下不包括本数）

城区是指在市辖区和不设区的市，区、市政府驻地的实际建设连接到的居民委员会所辖区域和其他区域。常住人口包括：居住在本乡镇街道，且户口在本乡镇街道或户口待定的人；居住在本乡镇街道，且离开户口登记地所在的乡镇街道半年以上的人；户口在本乡镇街道，且外出不满半年或在境外工作学习的人。

新标准自本通知印发之日起实施。各地区、各部门出台的与城市规模分类相关的政策、标准和规范等要按照新标准进行相应修订。

国务院

2014 年 10 月 29 日

【延伸阅读】

2017 年中国中小城市科学发展指数研究报告（节录）

认识、尊重、顺应城市发展规律，端正城市发展指导思想，探索有质量、有效益、可持续的城市发展路径，必须建立科学的考核评价体系，引导各级干部树立正确政绩观和发展观。在新的历史条件下，开展中国中小城市科学发展评价，必须与时俱进，牢牢把握以下几个问题：一是中国经济社会发展的重大飞跃和新的发展理念的践行；二是新型城镇化的持续推进和中小城市在城镇化过程中地位的提升；三是城市发展观念的更新和发展路径的多元化。

依据国家现行标准，城市人口 50 万以下的为小城市，其中 20 万以上 50 万以下的城市为 I 型小城市，20 万以下的城市为 II 型小城市；城市人口 50 至 100 万的为中等城市。也就是说，中小城市，就是指人口 100 万以下的城市。需要注意的是，本研究所指的中小城市，不仅包含常住人口 100 万以下的建制市市区，也包括未成为建制市的县及县级以上行政区划的中心城镇。

一、中小城市的范围界定

截至 2016 年年底，中国有建制市 657 个，其中直辖市 4 个，地级城市 293 个，县级建制市 360 个。4 个直辖市常住人口均超过千万，属于巨型城市。293 个地级城市中，178 个属于中小城市，占比 60.7%。360 个县级建制市中，除极个别发达城市的市区人口接近或略超过百万之外，多数建制市市区人口在数万至数十万之间。由于县级建制市市区人口缺乏统一权威的统计数据，本研究将全部县级建制市归属为中小城市。

除建制市之外，全国有 41 个地级区划、1 537 个县级行政区划并非建制市，但这些地区（州、盟）、县（自治旗县、旗）的中心城镇，也已经聚集了相当规模的人口，在基础设施、公共服务等方面与建制市的市区较为接近，中心城镇居民享受着城市化的生活方式。因此，这些中心城镇，也可以归属于中小城市。

广义上说，中国的中小城市还应该包括部分远离中心城区的市辖区。考虑到部分县级行政区划，尽管已经调整为市辖区，但由于远离中心城区，在经济社会发展中仍然相对独立，因此，可以将远离中心城市的市辖区也纳入评价范围。如何判断哪些市辖区远离市中心？本研究采取的甄别方法是：市辖区内含有乡镇时，视为相对独立发展的市辖区。截至 2016 年年底，全国共有市辖区 954 个，其中含乡镇的市辖区数量为 745 个。考虑到直辖市的辖区行政级别较高，与地级城市的市辖区不具有可比性，因此可以剔除北京、上海、天津、重庆四大直辖市的含乡镇市辖区 61 个。因此，可以纳入广义的中小城市范畴的市辖区为 684 个。

二、中小城市的地位

（1）中小城市是推动国民经济发展的重要力量。

截至 2016 年年底，从狭义上看，中小城市直接影响和辐射的区域，行政区面积达 876 万平方千米，占国土面积的 91.3%；总人口达 10.24 亿，占全国总人口的 74.09%。2016 年，中小城市及其影响和辐射的区域，经济总量达到 41.48 万亿元，占全国经济总量的 55.74%；地方一般公共预算收入达到 3.31 万亿元，占全国一般公共预算收入的 20.74%。从广义上看（包括含乡镇的市辖区），中小城市直接影响和辐射的区域，行政区面积达 934 万平方千米，占国土面积的 97.3%；总人口达 11.70 亿，占全国总人口的 84.62%。2016 年，中小城市及其影响和辐射的区域，经济总量达 63.08 万亿元，占全国经济总量的 84.78%；地方一般公共预算收入达 5.87 万亿元，占一般公共预算收入的 36.79%。

（2）加快发展中小城市是优化城镇规模结构的主攻方向。

中小城市发展得好，工业反哺农业、城市反哺乡村的方针才能得到贯彻，各项支农、惠农政策才能落到实处。一个发达的中小城市，能提供更多就业增收机会，周边地区还可以通过原料供应、配套服务等方式分享其发展红利，往往能带动一大片农村区域的发展。因此，必须推动中小城市发展与疏解大城市中心城区功能相结合、与特色产业发展相结合、与服务"三农"相结合。近年来，国家越来越重视中小城市发展，《国家新型城镇化规划（2014—2020 年）》明确提出"把加快发展中小城市作为优化城镇规模结构的主攻方向"，"教育医疗等公共资源配置要向中小城市和县城倾斜"，并在中小城市基础设施建设方面给予了空前重视，如铁路网和高速公路网建设向中小城市延伸（到 2020 年，普通铁路网覆盖 20 万以上人口城市，快速铁路网基本覆盖 50 万以上人口城市；普通国道基本覆盖县城，国家高速公路基本覆盖 20 万以上人口城市）。推动城乡一体发展，就必须重视中小城市的发展，加强市政基础设施和公共服务设施建设，教育医疗等公共资源配置要向中小城市和县城倾斜，引导高等学校和职业院校在中小城市布局、优质教育和医疗机构在中小城市设立分支机构，增强集聚要素的吸引力。

（3）中小城市是新型城镇化的主要载体。

改革开放 30 多年来，中国城镇化进程明显加速，几乎是世界城市化同期进程速度的两倍。2000—2016 年，我国城镇化率由 36.2%提高至 57.35%。其中，中小城市及其直接影响和辐射的区域的城市化率远低于全国平均水平，仅为 38.7%。但近年来，人口加速向超大城市流动的趋势已经有了明显减缓，最为典型的是，2017 年和 2016 年上海市流动人口出现了连续负增长，北京的流动人口也从 2016 年开始减少。这表明，大城市、特大城市对人口的吸引力逐步减弱。根据预测，2020 年中国城镇化率将达到 60.34%，届时全国将有 8.37 亿人生活在城镇中。这意味着，更多的进城人口将在中小城市聚集。未来 20 年内，中小城市将成为提升城市化质量、推进城市化加速进行的主要战场。

（资料来源：《2017 年中国中小城市科学发展指数研究报告》，中国中小城市网。）

第三章
政府对环境卫生工作的领导方式

环卫管理是城市政府管理城市的职能之一。政府对环卫工作的管理是通过一定的方式和渠道施行的。环卫管理的行政和业务主管部门，只有熟悉政府对环卫工作管理的方式和渠道，才能取得工作上的主动权，在政府的领导体制下，争取最大的工作职能空间和工作支持力度，使环卫管理工作健康有序地开展。

政府对环卫工作的领导一般有以下方式：①政府领导分工管理；②编制管理；③财政预算管理；④规划控制；⑤工作导向。

第一节　政府领导分工管理

根据《中华人民共和国地方各级人民代表大会和地方各级人民政府组织法》的规定，各城市人民政府由市长、副市长、各工作部门负责人组成，领导所属各部门的工作，任免、培训和奖惩国家行政机关工作人员，管理城市辖区内的各项社会事务。

城市人民政府实行市长负责制。一般设若干名副市长协助市长工作。市政府对辖区内的事务实行归口管理。每名副市长分管一个工作方向，对市长负责。城市环卫工作归口于城市管理，由一名副市长分管，对具体工作进行直接的领导。

市政府办公厅（室）一般都安排一名副主任、一名秘书协助分管副市长的工作，承担信息收集、工作协调、承上启下的工作。这样，市政府对环卫工作的领导方式就是非常明晰的，环卫行政和业务主管部门与市政府对应的渠道也是畅通的。

市政府的工作千头万绪，分管副市长管理的是一个方向面上的工作。这个方向面上有许多个工作部门的繁杂的事务。限于城市的发展阶段和社会环境等原因，各种事务的轻重缓急不同，分管领导的关注度也就不同，从而导致各项工作的推进力度不同。如何保持分管副市长对环卫工作的持续关注，争取政府对环卫工作的有力领导，环卫主管部门的领导应该发挥工作的主动性。

（1）做好本职工作。环卫工作涉及城市居民的千家万户，社会关注度高，事务琐碎，易牵扯领导精力。环卫行政和业务主管部门，应根据市政府对环卫工作的目标和居民对环卫工作的需求，结合辖区内的实际情况，高质量、高效率地完成环卫组织领导、业务指导和环卫作业管理工作。特别是要根据季节，对城市环卫管理中的薄弱环节、群众反映强烈的环卫问题，摸排清楚，从根本上解决问题，赢得群众口碑，践行政府执政为民的理念。这样，领导的精力就会不围于琐事，环卫工作的重要事项会得到应有的关注；环卫管理在政府和群众中的认可度得到提升；环卫工作在政府的各项工作中取得应有的地位，政府在财政预算、干部配备等方面也会给予相应的支持。

（2）提出明晰的工作思路。无论城市大小，环卫工作的内容差别不大，环卫管理中针对常规工作的思路差别也不大。但具体到每一座城市，因为发展阶段不同，城市形态不同，环卫工作的重点自然不同，每年需要解决的重点问题也不同，因此，环卫行政和业务主管部门每年都要向市政府提报工作计划。计划中对本年度的工作重点、拟解决的重点问题、主要工作指标、工作措施、工作进度控制等问题，要有明晰的工作思路，便于市政府和分管领导掌握。有一个明确的年度工作计划，领导的思路也会清晰，在工作的领导和指导上就会有的放矢，业务部门的工作才会有条不紊地推进。同时，要及时汇报工作进度。对年度计划确定的主要工作任务、工作指标，市政府临时交办的各项工作任务、领导批示的事项，要及时报告工作进展情况，反映工作中出现的关联问题、难点问题，让领导掌握工作进度，了解工作难度，取得领导对环卫工作的理解和支持。

（3）利用一切机会和领导沟通。分管副市长、甚至市长都会安排时间到环卫部门走访、调研，特别是重大节日、重要活动期间，领导几乎都要到一线检查环卫工作，慰问环卫工人。环卫行政和业务主管部门的领导，要利用这些机会，加强与市领导的沟通，让领导了解环卫工作的现状，特别是环卫管理工作在具体实施中遇到的困难和问题，环卫基础设施情况和社会舆论的要求等，争取政府有针对性地解决环卫管理中存在的难点问题，加强工作中的薄弱环节。

（4）及时汇报上级业务主管部门的工作要求。每个城市的环卫工作，既受本级市政府的直接领导，又受上级业务主管部门的指导。上级业务主管部门对环卫工作的意见和要求，会影响本市环卫工作的组织。要在充分领会上级业务主管部门工作要求精神的基础上，提出本市在环卫管理的实践中落实的具体工作思路，向分管领导汇报。还可以根据具体情况，向市政府的相关会议汇报，制定规范性文件进行落实。将市政府的领导与上级业务主管部门的指导有机结合起来，就能在较高的层面上把握环卫工作的大局，有效促进本市环卫工作的健康发展。

市政府对环卫工作的领导与环卫工作部门争取领导是一个互动的过程。如果这个过程是顺畅的，则对环卫工作的发展有极大促进作用。如果这个过程不顺畅甚至"梗阻"，则对环卫工作的开展会是非常不利的。在这个问题上，环卫行政和业务主管部门领导的工作协调能力和沟通水平是非常重要的。

第二节　机构编制管理

市政府对环卫工作实施领导的另一个重要方式是机构编制管理。

一、机构管理

机构管理的依据是职能划分，根据职能设立管理机构。

（一）职能划分

在一个城市里，环卫工作的职能怎样界定，哪些与环境相关的事情由环卫部门管理，管理的横向范围在哪里，纵向的要求、标准是什么，这些要靠政府赋予的环卫管理职能来确定。同一类别的城市，同一区域的城市，环卫管理机构的级格、人员编制、经费数量、管理权限都是不相同的，根本的原因是政府在管理城市的运作中，赋予环卫管理部门职能的区别。

按照正常的工作流程，在机构设立前，政府会派出调研人员，会同编制管理部门的人员，到环卫主管部门调研，充分听取主管部门的意见，写成报告，经一定会议议决，市长批准执行。这样，调研阶段的工作就非常重要。主管部门要充分掌握城市环卫工作的现状和需求，提出明确的工作思路和机构设置诉求。

在职能划分上，不要囫囵吞枣，要将环卫管理的横向范围界定清楚。有的城市实行分级管理，有的城市实行统一管理。分级管理与统一管理各有利弊，如果提出比较方案，要将利弊分析清楚。分级管理特别要将各级的职能职责划清，并要将平行责任单位的职责划清，便于工作落实和督查。

在划清横向界面的同时，对环卫管理的内容要列举清楚，这涉及机构的内部设置。一个行政机构要科学地行使管理职权，须有健全的内设机构。环卫行政和业务主管部门机构设置的依据是环卫职能的具体表述。

在职能确定阶段，既不能贪多求全，为了工作方便，将别的部门的职责划入环卫管理部门；也不能推诿塞责，将属于环卫管理范围内矛盾交叉难办的职能推出去。须知，事物从来都是相互联系并发展变化的。当下的利益，可能就是明天的矛盾中心；今天的城市管理难点，也许就是明天城市管理的亮点。

在职能划分方面，还要考虑职能调整问题。在城市管理上，各部门免不了有交叉现象；有些问题的解决，须依靠其他城市管理部门行政职能的行使，那种认为由环卫一个部门可以解决城市管理中所有环卫问题的想法是天真的；在涉及城市环卫管理问题上，各相关工作部门的处事能力和工作态度也会影响环卫管理的职能归属。这些都有可能产生职能的调整。职能调整的直接结果就是机构变动，务必引起环卫主管部门领导的注意。

（二）机构设置

职能理清之后，政府会对环卫管理的机构做出设置。机构设置一般涉及以下内容。

（1）名称。国家主管机关的规范要求比较明确，一般称局、处、科、中心等。

（2）性质。在政府行使管理职能的部门中，有行政和事业之分。环卫行政的主管部门一般为行政性质，业务主管部门一般为事业性质。

（3）级格。不管是行政还是事业，政府都会确定环卫管理部门的级格。处级、副处级、科级、副科级等。在有条件的情况下，争取较高的机构规格有利于开展工作。

（4）归属。一般情况下，环卫的管理工作归属于一个主管部门，有的归城建局，有的归城管局，有的独立设置，各地情况不一。

（5）内设机构。在明确环卫管理机构的时候，其内设机构会一并设置。内设机构的名称、数量体现职能划分。

（6）经费渠道。机构设置时，会明确机构运行的经费来源。一般分为财政全额拨款、差额拨款、自收自支三类。近年来，随着国家规范行政事业单位收费，自收自支和差额拨款的范围逐渐缩小。

（7）员额。确定机构时，同时确定机构人员的数量。

二、编制管理

政府领导环卫工作的又一个重要手段是编制管理，主要有以下内容：

（1）主要领导的配置。环卫行政主管部门和业务主管部门的领导配置由政府决定，按干部管理权限任免。

（2）内设机构负责人的任免。环卫工作机构内设工作部门的负责人任免，一般是政府委托有管理权限的政府工作部门行使管理权限。

（3）调配招聘录用工作人员。环卫管理部门的人员录用，政府一般授权有管理权限的工作部门通过招聘的方式录用，也可从现有机关工作人员中调配。

（4）对工作人员的考核与奖惩。环卫管理部门的人员，纳入政府统一考核奖惩的范围，按统一的程序、步骤进行。

（5）核减或增加经费。因人员增加或减少产生的员额费用，政府通过财政部门予以核准。

这样，政府通过机构编制管理，可以有效实施对环卫工作的领导。

第三节　预算管理、规划控制、工作导向

预算管理、规划控制、工作导向是政府领导环卫工作的有效手段。

一、预算管理

政府对社会事务的管理，对政府各部门的管理和领导，预算管理是一个基本的、常用的选项。环卫工作也是如此。环卫管理的实施需要经费的支持。人员经费、设备购置费、设施建设费、设施设备运行费、维护费，以及其他环卫管理的费用，总合起来是一笔较大的费用。这些费用的支出，横跨整个年度，不能缺少，缺少则管理无法进行；必须有序地在各个时间点上支付，否则将影响管理的有效性和质量。政府可以通过预算编制、审批、执行、调整各个环节，对环卫管理进行调控，进而实施有效的领导。

二、规划控制

城市发展的目标是功能完善，定位准确，规模适度。城市发展的目标是通过规划来确立的。城市规划在确立城市发展总目标时，环卫工作的发展目标就确立了。在城市总体规划的指导下，一般要制定城市环卫专业规划，对城市环卫工作的目标、规模、设施数量、布局、用地等做出详细规划。政府通过采取行政的、市场的各种手段，推动环卫规划的实施。这个过程，既是城市规划的落实过程，也是政府落实环卫工作管理目标，对环卫工作实施有效领导的过程。

三、工作导向

近年来，各级政府普遍推行绩效考核制度。政府确立一年的发展目标，将目标分解到市政府各部门予以落实。环卫工作既是环境保护的内容，又关乎民生，还是城市形象展示的窗口，受到社会的格外关注。因此，环卫的重大基础设施建设、装备的更新升级、管理体制机制的转变、城市重点部位管理方式和手段的更替、环卫队伍的扩大、工资福利的改善等，都容易引起社会和政府的关注，都有可能筛选为政府的年度重点工作。和其他工作相比，环卫工作投资少、见效明显。政府通过提高环卫工作水平，改善城市环境，践行执政为民的理念，增加城市居民的获得感。在实施过程中，政府对环卫工作的领导会进一步增强。

政府对环卫工作的领导还有其他方式，但主要的是这几种。我们了解了政府对环卫工作的领导方式和渠道，可以增加工作的主动性、针对性，使环卫工作和政府的其他工作紧密结合，为城市的发展发挥应有作用，也为城市环卫管理和行业发展争取比较宽松的社会环境。

【管理实践】

即墨市关于环境卫生管理的机构设置和职能界定

即墨位于山东半岛西南部，为青岛市下辖的县级市，市域辖7个镇、8个街道，户籍总人口121万，城区常住人口约40万，属于国家城市划分标准中的小Ⅰ型城市。即墨市经济比较发达，2016年县域经济综合竞争力排名位居全国第9，地方财政收入过百亿元。2017年9月撤销县级即墨市，设立青岛市即墨区。即墨的环卫管理实行二级部门体制，对环卫管理机构设置和职能界定的基本情况如下：

（1）环卫行政管理机关是城乡建设局，职能界定为：负责城市环卫工程设施的规划建设和管理；负责城市规划区内环境卫生的监督检查工作。

（2）环卫业务主管机关是园林环卫管理处，其环卫业务管理范围是：负责城市环卫专业规划、工程设施规划的编制和组织实施；负责环卫工作的日常管理，对城市规划区内环境卫生进行监督检查；负责环卫业务的科研工作。

（3）园林环卫管理处内设环卫管理科室及职能。

①综合科。主要负责日常综合协调工作；负责文秘、财务、后勤服务等工作。

②规划科。负责城市环卫专业规划、工程设施规划的编制工作；负责环卫业务的科研工作。

③环卫管理科。主要负责环境卫生的日常监督管理和环卫规划的落实工作；协助做好环卫违章事件的查处工作。

（4）园林环卫管理处确定级格为副科级、全额拨款事业单位。

从环卫管理机构设置和职能界定的情况看，即墨市环卫管理体制的特点非常鲜明。这是典型的二级管理体制。城乡建设局是环卫管理的主管机关，即我们常说的行政管理主管部门；园林环卫管理处是环卫管理的业务主管部门，负责环卫业务的日常管理工作；环卫行政和业务主管部门不组织具体的环卫作业，只负责业务指导和监督检查，可以推想该市的环卫作业市场化程度较高；城乡建设局在市政府处于比较强势的地位，对于涉及环卫管理事务的跨部门协调能力较强；园林环卫处没有日常的作业组织，环卫的业务管理工作主要是规划、管理、科研和监督检查，处于比较超脱的地位，也有精力做好政府赋予的职能。从管理的实际效果看，这些年即墨市的环卫管理一直处于较高水平。这种二级部门管理模式的优点是对涉及环卫管理的事务协调能力强，业务主管部门能够集中精力做好业务管理工作，在主管部门的集中协调管理下，环卫的行政和业务管理能够持续有效地发挥作用，使环卫管理维持在较高的水准上。二级部门管理是我国东部地区中小城市采用比较多的一种管理模式。

【管理实践】

荣成市对镇街垃圾收集费用实行预算管理

荣成市地处山东半岛最东端，三面环海，海岸线长度 500 千米，陆地面积 1 526 平方千米。由于历史的原因和近年来经济的快速发展，形成了主城区、石岛管理区、好运角旅游度假区三个城市板块，在中小城市的结构上非常特殊。全市辖 12 个镇、10 个街道办事处、945 个村庄、居委会，农村人口 51.3 万。在主城区建成垃圾焚烧发电厂以后，从 2016 年开始，在实施城乡环卫一体化管理的过程中，对镇、街办的垃圾收集经费，实行与垃圾产量挂钩进行预算管理，实施以奖代补政策，取得了良好的管理效果。实施两年来，每天收集的约350吨生活垃圾，通过垃圾转运系统运送至市垃圾焚烧厂焚烧发电，既保证了农村环境的整洁和垃圾的无害化处理，又保证了垃圾焚烧厂的原料供应和正常运行，使城乡环卫一体化管理的目标落到了实处。荣成市的主要做法是：

一、合理测算垃圾产量

在方案实施之前，市有关部门组织专门人员，对镇、街办的垃圾产量进行了认真调查研究，对生活垃圾的成分进行了分析，确认当地农村人均日产垃圾量，其热值符合垃圾焚烧的要求。测算的垃圾产量与当地农村的生活水平和消费水平相符，接近实际的垃圾产量，为实行垃圾处理经费的预算管理和以奖代补政策提供了基础数据。

二、根据各镇、街办的经济发展状况，有差别地确定每吨垃圾的补助额度

因为区位和历史的原因，荣成各镇、街办的发展水平参差不齐，沿海镇、街办和内陆镇、街办经济状况差异较大。为了调动各镇、街办垃圾收集的积极性，又不给他们增加大的财政负担，确定根据收集的垃圾量，沿海镇和内陆镇分别按一定的标准补助。

三、合理确定市、区资金分摊比例和拨付方式

市政府批准的垃圾量补助资金纳入市财政年度支出预算，由市财政根据市环卫一体化办公室考核结果，每半年向各区、镇、街办拨付一次。镇、街办实际转运量与按人口核定量超出部分所产生的补助资金，由市（区）财政按各50%的比例分别拨付环卫部门和镇、街办财政，作为收运补助。

四、确定预算管理总额，发挥预算管理的约束作用

通过比较精确的测算，确定全市每年农村垃圾收集的预算总额。从两年来的执行情况来看，很好地发挥了预算的引导和约束作用。

荣成市的做法有很好的借鉴之处。一是目标明确合理，把镇、街办的垃圾处理与市垃圾焚烧厂运行有机结合起来，实现了城乡环卫一体化管理和市垃圾焚烧厂正常运行双重目标，充分发挥了现有垃圾处理设施的功能和效率。二是数据测算实事求是，符合镇、街办垃圾产量的实际，为实行镇、街办垃圾收集费用预算管理提供了坚实的基础。三是实行差别化管理，对沿海和内陆镇、街办实行不同的补助额度，既解决了面上的问题，又有所侧重，减轻了内陆镇、街办的财政负担，调动了他们的工作积极性。解决了如此难度的问题，政府财政支出的额度是比较小的，可以说是花小钱办了大事。此做法对正在全面推进城乡环卫一体化管理的其他中小城市有很好的启示作用。

（参考资料来源：荣成市环境卫生管理处《环卫人》2014年第四期。）

第四章

城市环境卫生管理的主要内容和影响要素

从事权上看，城市环卫管理的主要内容有城市道路和公共场所清扫保洁、垃圾管理、公厕管理、应急处置、资料管理、作业队伍管理等事项。从职权上看，城市环卫管理还包括与事权相联系的法规管理、规划管理、标准管理、监督管理、外部协调等内容。

城市环卫管理是一项系统工程，影响环卫管理的因素很多。要做好城市环卫管理工作，既要注重环卫工作自身的开展，又要看到城市管理的其他方面对环卫工作的影响，积极主动地与之对接协调，形成城市环卫管理的合力。城市的规划部门、市政道路主管部门、园林部门、管线单位、杆线单位的工作，和环卫管理存在交叉和工作界面的切合。做好这些单位的协调工作，是做好城市环卫管理的重要条件。

第一节　城市环境卫生管理的主要内容

从事权上说，城市环卫管理主要有以下事项。

一、城市清扫保洁

城市清扫保洁作业区域大体可分为城市道路、公共场所、居住区三大类。

城市道路和公共场所是指城市建成区的车行道、人行道、街巷、桥梁（立交桥、高架桥、隧道、人行过街天桥等）、地下通道、广场、停车场、公共绿地和各类车站、机场、码头、市场以及文化、体育、娱乐等活动场所。城市道路和公共场所、居住区的清扫保洁管理实行专业单位和责任单位相结合、分工负责的办法。

（1）城市主次干道、桥梁、地下通道、广场等公共场所，由环卫专业单位清扫保洁。

（2）城市其他道路（含街巷、居住区的道路），由街道办事处负责组织清扫保洁。

（3）居民小区、城中村由物业公司、村委会组织清扫保洁。

（4）飞机场、各类车站、停车场，隧道，体育及文化娱乐等公共场所的规划用地范围和卫生责任区，公园、风景点的门前道路，广场和公共场所绿地，由各主管单位负责清扫保洁。

（5）集贸市场、商亭、摊点的经营场所，由经营管理单位或经营者负责清扫保洁。

（6）城市水域的码头、装卸作业区的专用道路和场地，由使用或管理单位负责清扫保洁。

上述责任划分包括冬天的扫雪任务。

单位或个人承担的责任区的清扫保洁任务，可以委托环卫专业单位或者经环卫行政主管部门审查批准、有相应资质的从事城市道路和公共场所经营性清扫保洁或进城车辆清洗等经营性服务的企业代为管理。委托双方应签订协议，认真履行各自的责任。

城市环境卫生行政主管部门或业务主管部门负责对各单位、个人分工负责的道路和公共场所的清扫保洁质量进行监督检查。

二、垃圾管理

城市生活垃圾主要有道路清扫垃圾、居民生活垃圾、商业垃圾、集市贸易市场垃圾、公共场所垃圾、机关及企事业单位的生活垃圾组成。其管理过程涉及清扫、收集、运输、处置四个主要环节。

道路清扫保洁有人工清扫保洁与机械清扫保洁两种形式。人工清扫保洁作业区域狭小，垃圾收集量小面广，一般就近倒入环卫部门设置的垃圾箱或小型转运站内。机械清扫保洁的垃圾量较大，干扫的有大量粉尘，湿扫的有较高的含水率，一般倾卸进环卫部门指定的收集设施内。近年来，随着城市道路的逐渐完善和车辆的大量增加，人工清扫中发生的人员伤亡事故居高不下。为解决这一难题，各城市加大了机械清扫的力度，城市道路机械清扫的比例逐年增加，有的城市已开始建设专门的用于装卸城市机械清扫垃圾的设施。

垃圾收集也分人工收集和机械收集两种形式。人工收集区域要建设垃圾贮运站或转运设施，用于将人力车收集的分散垃圾集中到贮运站或转运设施，用专用车辆将垃圾转运至处理场所。机械收集一般采用密闭式垃圾桶和流动式收集车辆配合作业，车辆装满后直接运至垃圾处理场所。设有垃圾转运站的城市运送至垃圾转运站，再由大型运输车辆运送至垃圾处理场。

垃圾运输一般由环卫专业单位负责。环卫专业单位配备满足城市垃圾清运作业需要的作业车辆，将城市每天产生的生活垃圾，按照"日产日清"的要求清运至垃圾处理场所。在有些城市，一些大型的专业市场、车站、码头、大型企业，也有自行组织垃圾清运的，但极易发生清运不及时、乱拉乱倒的现象，需环卫行政主管部门加强监管。有条件的，最好由环卫专业单位负责清运。

垃圾处置是垃圾管理的最后一个环节，也是最关键的一个环节，它关乎国家垃圾处理无害化目标在城市的落实。在中小城市，垃圾无害化处理的手段基本上是卫生填埋。近年来，随着国家鼓励焚烧政策的出台及城市综合实力的上升，垃圾焚烧也在部分中小城市开始实施。无论采取哪种方式，严格执行国家关于垃圾处理设施运行的规范，防止垃圾灾害事故的发生，都是中小城市环卫管理的一个重中之重的任务。

三、公厕管理

城市公厕，是指供城市居民和流动人口共同使用的厕所，包括公共建筑（如车站、码头、商店、饭店、影剧院、体育场馆、展览馆、办公楼等）附属的公厕。公厕管理包括维修管理、保洁和使用管理三方面的内容。

城市公厕是属于不同的产权单位的，因而其管理的责任也分属不同单位。但公厕的新建、改建、重建、扩建、管理标准、收费标准、监督检查的职责属于城市环境卫生行政主管部门。

四、环卫队伍管理

高素质的环卫队伍是做好城市环卫管理的基本条件之一。环卫队伍管理是环卫行业一项经常性的管理工作，也是最难的一项管理活动。管理环卫队伍首先要靠制度。除国家的法律法规外，建立符合本单位实际的管理制度并在日常工作中贯彻落实，是最基本的一种手段。其次是加强教育，教育环卫职工树立良好的职业精神和团队意识。最后是激励与约束并重，奖勤罚懒，形成良好的、积极向上的工作氛围。

五、应急处置

现代城市人流、物流的数量巨大，时间跨度长，极易发生突发事件，影响城市的正常运行。社会管理要求高效有序。由于城市各种群体的诉求各异，在城市管理中涉及的问题比较复杂，工作中稍有不慎，就有可能发生群体性事件，影响城市的良性运行。还有天气因素和自然灾害，依其强度不同也会影响城市的正常运转。因此，应急处置是现代城市管理的一项基础性管理工作。

影响城市环境卫生管理的突发事件一般有以下几类：①运送散体、流体物资的车辆严重撒漏或倾翻，造成道路阻塞或影响车、人通行；②雨、雪天气严重影响环卫作业，造成垃圾大量积存；③社会矛盾造成城市部分区域无法进行正常管理，环卫作业受到严重干扰，导致垃圾大量积存影响居民生活；④垃圾处理场发生灾害事故致使垃圾处理无法正常进行，影响垃圾清运；⑤因种种原因导致环卫作业单位停止作业，致使城市环卫工作瘫痪；⑥其他影响城市环卫管理无法正常进行的事件。在这些突发事件中，以垃圾清运渠道中断或梗阻造成城市垃圾积存最为严重。对这些事件的处置，环卫管理部门和领导要有预案。一旦发生，按照预案进行处置，保证城市正常运转和居民生活不受影响。

六、档案资料管理

在城市环卫管理工作实践中会形成不同类别的档案资料。这些档案资料是以往工作的记录，也是以后管理工作延续的依据，又是处理有关事件的佐证。因此，要将环卫管理的档案资料管理工作作为环卫管理的一项常规性工作抓好。

环卫档案资料一般有以下几类。

（1）基建档案。环卫基础设施建设中的立项、可研、选址、设计、图纸、环评、批复、验收等文字和图纸资料。

（2）设备采购档案。尽管设备的招投标的操作阶段在政府采购部门，但整个设备采购过程的招标文件、合同文本、参与投标单位的响应条件以及评标过程形成的文字材料等，对以后的招标具有参考的作用，对合同的履行具有指导作用。因此，环卫行政和业务主管部门要注重设备采购资料的收集，形成完备的设备采购档案并加以保存，以便为合同的履行提供书面依据。

（3）对外合约。涉及对外合作的合同、来往文函、验收材料等。

（4）工作档案。环卫管理工作中的评先创优资料、重大活动资料、领导对重要工作的批示等。

（5）督查档案。环卫管理工作的特点是督查多、评比多。平日工作的督查评比档案是年终考评结果的依据。

（6）其他有保存意义的资料档案。

第二节　城市环境卫生管理的事权和职权

城市环卫管理的一个重要特点是它的事务性非常强。事务性强突出地表现在作业管理的琐碎、具体，行业相对封闭，对居民生活的影响不具有紧迫性等方面。正是这个特点，使社会上不少人对环卫管理产生了片面的看法；而环卫部门的工作人员，也往往陷入管理的事务性不能自拔，忽视了城市环卫管理的职能性和社会性，使环卫管理限定在行业的圈子里，不能将环卫管理与其他城市管理相辅相成，更好地服务于城市的进步与发展。因此，有必要对城市环卫管理从事权和职权两个方面进行深入的探讨。

一、环卫管理的事权

环卫管理的事权，是从环卫管理的行业角度出发而言的。它包括城市道路和公共场所的清扫保洁、垃圾管理、公厕管理、道路洒水抑尘、除雪，涉及环卫事件的应急处置，队伍管理、档案管理等方面的事项。在这些具体的管理事项中，从行业管理的视角，又可以分为作业管理和控制与监督管理。认真分析环卫管理的特点，能够清楚地看出，作业管理是纯粹的事务操作，没有行政和执法的概念。而控制与监督管理，则完全是执法的概念。从这个意义上，就完全可以理解环卫作业管理与行政、业务管理分离，环卫作业实行市场化运作的可行性了。

二、环卫管理的职权

城市环卫管理的职权可以从两个方面来理解。一方面是行业内部的管理职权。一个管理部门，首先是拥有对本部门事务的管理权。而管理本部门的事务，在现代的管理实践中，要有管理的依据即施行管理的法规。城市环卫管理的大的法律法规是由国家和上级行政机关制定的，但在每一个具体的中小城市，要将国家关于城市环卫管理的法律法规落到实处，须结合本城市的管理实际，制定具体落实的规范性文件，这是一项城市环卫管理法理的基础性工作，是城市环卫管理的法制基础。没有管理依据，管理的正当性和合法性、确定性就难以保证，就会出现管理的随意性和摇摆性。其次是在实施管理的过程中，要进行规划、控制和监督，使管理在预期目标的方向上运行。通过实施有效的管理，达到完善行业管理以促进整个城市管理的目的。最后是实施具体的作业管理，通过作业管理，将城市环卫管理的目标落到实处。

另一方面，城市环卫管理是一种社会管理行为，对涉及城市环卫管理的团体和个人，都有依法进行管理的职能。而在这一方面，城市环卫管理部门特别是中小城市的环卫管理部门往往认识不足，严重影响了环卫管理的实施。如在建筑垃圾的管理方面，在新建、改建住宅小区的环卫设施配建、还建方面，在沿街公建单位厕所的对外开放方面，在城市公建单位履行环境卫生主体责任方面，中小城市环卫管理部门尚不能自觉地履行社会管理职能，还有很大的管理行政空间。

三、认清环卫管理事权和职权的意义

全面认识城市环卫管理部门的管理权限，对正确履行城市环卫管理部门的职责职能，提高城市环卫管理水平，有着重要的现实意义。

首先，对依法行使管理权限有明确的方向引领作用。城市环卫管理，既有行业管理的内容，又有社会管理的内容，二者不可偏废。在中小城市，由于环卫管理长期处于不规范状态，人们对于环卫管理有不屑一顾的心理。在此情况下，如果我们环卫管理部门放任自流，无所作为，那么，城市环卫管理走上规范化管理的轨道将遥遥无期。要改变中小城市环卫管理的不规范性，就要在明确环卫管理权限的前提下，对管理对象依法行政。梳理清楚环卫部门的管理权限，是依法行政的基础；对本部门的管理权限不明确，是不可能对城市环境卫生进行有效管理的。

其次，能够扩展城市环卫管理部门的履职空间。中小城市的环卫管理部门往往对行业的管理比较专业，而对城市社会的环卫管理就不够清晰，畏难发愁。而城市环卫的行业管理和社会管理，对提高城市环卫管理整体水平的作用是相辅相成的。只有行业管理的高水平，没有整个城市环卫管理的高水平，行业管理的高水平是不可能持久的；只有实现社会管理和行业管理的同步提高，整个城市的环卫管理才可能在较高的水准上运行。在履行城市环卫管理的过程中，城市环卫管理部门必须突破原有的行业管理思维，站在城市管理的高度，实现城市环卫管理与城市社会管理的融合。这样，城市环卫管理的履职空间就会大大拓展。

最后，全面认清城市环卫管理的权限，才能在管理的实践中灵活推进，游刃有余，持续提升城市环卫管理的水准。城市环卫管理的体制、机制和方式方法不是一成不变的，要随着形势的变化与时俱进。但体制和机制可以多样，环卫管理的职能却是不可以让渡的，环卫管理部门的责任是不可以推卸的。管理权限在有行政管理职能的部门之间是可以调整的，但对于没有行政职能的社会主体，是不可以随便赋予其管理职能的。这一点，在对环卫作业管理实行市场化运行的中小城市，具有特别的现实意义。

第三节 环境卫生管理效果的影响要素

环卫管理的目标是追求城市的整洁干净，但影响城市整洁的不仅仅是环境卫生一个要素。各级环卫行政和业务主管部门的工作人员，作为环卫管理的主体和城市管理的参与者，在做好本职工作的同时，了解影响城市整洁的其他要素，对取得工作的主动权，做好工作协调，有着积极的现实意义。

一、规划设计

城市规划不仅仅确定城市的发展方向和定位，而且决定城市的特色和风貌。城市规划中的控制性详规和修建性详规，确定了建筑物的密度、高度、立面形式、色彩等城市要素，对城市的视觉效果有直接影响。在城市规划体系中，环卫专业规划是一个重要的内容。在环卫专业规划中，对环卫管理体制一般会提出原则性的要求，对城市环卫管理体制建设完善有很强的指导作用；对环卫基础设施的形式、布局、数量、用地规模、建设时限也会提出比较具体的要求，影响环卫基础设施的建设和使用；对道路清扫保洁、垃圾收集运输、洒水、除雪等环卫作业的车辆以及其他设施会有数量和性能的要求，影响环卫作业的组织。可以说，环卫专业规划的编制和实施，能在一个时期内，从整体上影响城市的环卫管理水平。所以，城市规划和环卫管理的实施有着直接的关联作用。条件允许，城市的环卫行政和业务主管部门，应根据城市总体规划的要求，主导城市环卫专业规划的编制工作，将国家关于城市环境卫生的法律法规与本城市的实际相结合，根据城市发展的实际和要求，编制出一个既有前瞻性又有可实施性的环卫专业规划，以指导一个时期内的城市环卫管理工作。要积极参与城市规划的讨论，在总体规划中将环卫专业规划的有关指标纳入规划体系，与其他城市专业规划相衔接，提出有前瞻性的可实施的意见，使城市规划对城市的环卫管理具有积极的指导控制作用，使城市环卫事业有序健康发展。

二、道路设计与管理

道路的设计形式，绿化带的布置，车行道、人行道、路沿石的设置等，直接影响环卫作业方式和效率。道路的功能划分科学，结构合理，建成后，就会为环卫作业提供良好的环境，使作业顺畅、效率高；反之，就会制约环卫作业的效率和质量。道路的日常管理，特别是开挖和修补，对环卫作业的影响和环卫管理效果的影响是很大的。如何协调和道路主管部门的关系，是环卫管理主管部门经常面临的问题。在有的城市，道路产权分属不同部门，更增加了协调的难度，也增加了环卫管理的难度。道路管理产生的环卫问题，原因在道路的主管部门，但责任往往归结为环卫主管部门。如何解决道路管理中的环卫问题，需要城市环卫主管部门认真调查研究，根据城市管理的具体情况，采取切实的措施加以解决。对一些职责、权限、责任划分方面的问题，需要通过政府的行政法规加以规范。

三、园林绿化与管理

园林绿化与管理对环卫管理的影响最为密切。一方面，行道树、绿化带、绿地对城市起到了很好的美化作用，对环卫作业的效果起到了良好的烘托，可谓是锦上添花；另一方面，树木的落叶又给环卫作业带来了负担。特别是在北方地区，每年秋冬季节，树木落叶的清扫是环卫作业的重头戏。树叶重量轻、体积大、清运效率低。园林作业时间跨度长，从绿化挖穴、栽植，到浇水养护，对城市路面的卫生状况影响极大。春秋两季的修剪，枝条、落叶不仅增加了城市的垃圾产量，也影响了环卫的作业效果。环卫管理与园林作业管理的矛盾一直比较突出。有的城市为了化解这一矛盾，将园林环卫划归一个部门管理。即是如此，二者的矛盾也难以彻底解决。

四、管线单位的施工与管理

城市的供水、供电、供气、排水、通信、有线电视、交通信号设施设备都是城市良性运行不可或缺的，都与城市居民的生活息息相关。这些设施设备的主管部门在施工地下管线、廊道、架空杆线的过程中，从工程开挖到结束，会有大量的设施设备布置和移动，会产生大量的渣土，给城市环卫作业管理增加很大难度，工程施工地段的环境卫生状况会严重变差。这些部门都关系民生，都有自成体系的法规，施工过程常常不协调，工程管理不符合城市环卫管理的要求，对城市环卫管理的效果造成不良影响。这些设备和管线投入使用后的设施维修、改造、扩建等环节也有类似问题。协调好管线单位的施工与管理，是城市环卫管理绕不过去的问题。

五、建筑工地

在任何一座城市，都有许多的建筑工地。建筑工地的围挡、进出车辆、职工就餐等因素，对环境卫生产生直接的影响。特别是建筑工地建筑材料的进出频繁，建筑工地的扬尘、物料遗撒，对建筑工地周边的环境卫生的负面影响非常突出。在雨雪天气，工地进出车辆带出的泥土，对城市道路路面的环境卫生带来的损害是很严重的。城市建筑工地施工周期较长，工地施工人员的生活垃圾的管理也是一个难题，管理稍有松懈，就会在建筑工地附近形成垃圾管理的死角。协调好城市建筑工地的环卫管理，是城市特别是中小城市环卫行政主管部门的工作难点之一。

第四节　树立大城管观念，形成合力，提高中小城市环境卫生管理水平

改革开放以来，我们认真学习国外先进的城市管理经验，并结合国情，进行了艰难的探索和实践。我国的城市管理，已经基本结束了条块分割的局面，进入了统一指挥调度，职能部门各负其责，目标明确、责任清晰的大城管格局。在大城管的格局中，环境卫生处于非常重要的基础地位。因此，环卫部门要积极作为，与其他城市管理部门密切配合，形成城市环境卫生工作的合力，为城市环境卫生水平的提升起到主导作用。

一、高点定位，积极作为

城市环境卫生的行政和业务主管部门以及承担环卫作业管理的单位，是城市环境卫生管理的责任主体。主体的责任要明确，目标要清晰。要认识环卫在城市管理中的地位和作用，认识环卫工作对维持城市秩序和保障居民生活的重大意义。要合理确定城市环卫管理的目标，科学组织环卫行业的人力、物力、财力，围绕管理目标进行不懈地努力。要有计划地建设和改造升级城市的环卫基础设施，为环卫管理创造坚实的基础。要建立系统配套的环卫管理制度，保证环卫管理目标的实现。要建立完善的城市环卫工作的激励和约束机制，为城市环卫管理目标的实现起引导作用。巩固住城市环卫工作的基本面，为城市环卫工作的高水平管理创造基础和条件。

二、建立城市环卫管理的规章制度

前面探讨了影响城市环卫管理的一些重要因素。这些因素的产生源于不同的工作部门，有的在市政府的管辖之内，有的超出了市政府的管辖，属于上级有关部门管辖，有国家或部门的法规可依。这些影响城市环卫管理的因素，是城市特别是中小城市建设发展过程中不可避免的问题。这些问题，对当前的城市环卫管理效果起到了制约作用，仅靠环卫主管部门的工作热情和责任心是解决不了的，必须依据国家法律和行政规章，结合城市管理的实际，制定适应本城市管理需要的政府规章加以规范。以城市管理规章为依据，要求各有关部门和单位遵照执行，加强对所属施工单位的现场管理，才能保证城市环卫管理的有效性，才能收到事半功倍的效果。

三、加强工作协调，保证政府规章的有效实施

在有政府规章的情况下，要依据规章的要求制定出具体的工作流程和现场作业管理标准。环卫行政管理部门应对作业现场的环卫管理负起督查的责任，协调好作业审批、施工现场管理、工程结束验收后的现场环境卫生清理等工作环节，将城市各种不同的施工管理对环境卫生的影响降到最低。

【延伸阅读】

我国生活垃圾处理现状

截至 2016 年年底，全国设市城市共有生活垃圾无害化处理厂 940 座，日处理能力 62.14 万吨，年处理量 19 673.78 万吨，城市生活垃圾无害化处理率 96.62%，比上年 94.10% 的处理率增加 2.52%。2011—2016 年，城市生活垃圾无害化处理率从 79.84% 上升到 96.62%，提高了 16.78%，无害化年处理量从 13 089.64 万吨增加至 19 673.78 万吨，无害化年处理量增加了 6 584.14 万吨。具体如图 1 所示。

全国县城共有生活垃圾无害化处理场 1 273 座，比上年增加 86 座，日处理能力 19.07 万吨，年处理量 5 680.47 万吨，县城生活垃圾无害化处理率 85.22%，比上年增加 6.18%。2011—2016 年，县城生活垃圾无害化处理率从 40.47% 提高到 85.22%，提高了 44.75%，

无害化年处理量从 2 728.72 万吨提高到 5 680.47 万吨，提高了 2 951.75 万吨。具体如图 2 所示。

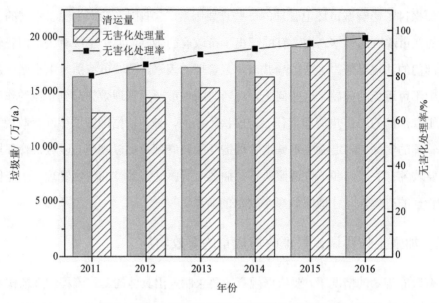

图 1 2011—2016 年城市生活垃圾无害化处理

数据来源：住房和城乡建设部《城市建设统计年鉴》。

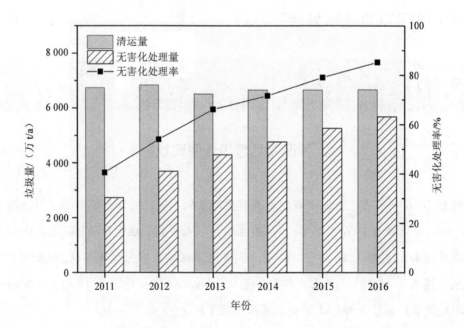

图 2 2011—2016 年县城生活垃圾无害化处理

数据来源：住房和城乡建设部《城市建设统计年鉴》。

2011—2016 年，国家用于城市生活垃圾处理设施建设的投资总计 841.66 亿元，其中 2011 年的投资金额最大，达 199.23 亿元。具体如图 3 所示。2016 年政府投资金额为 118.09 亿元，较 2015 年降低了 38.89 亿元，资金投入降低的主要原因为：政府资金向农村垃圾市场转移；城市设施建设更多采用政府和社会资本合作，即 PPP 模式，加大了社会资本投入。

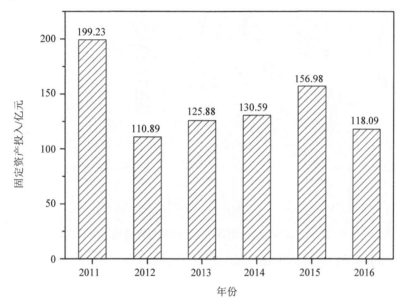

图 3　2011—2016 年全国城市生活垃圾处理设施固定资产投入

数据来源：住房和城乡建设部《城市建设统计年鉴》。

2011—2016 年，全国县城生活垃圾处理设施建设的投资总计 291.15 亿元，2011—2015 年的投资金额逐年下降，2016 年又有所上升，具体如图 4 所示。2015 年的县城生活垃圾处理设施固定资产投入仅为 2011 年的 47.09%，其原因主要是部分县城垃圾处理设施纳入周边大城市生活垃圾处理体系；另一个原因是农村生活垃圾就地处理量增加，使生活垃圾处理设施固定资产投入发生转移。

2011—2016 年城市垃圾无害化处理的主要方式及占比见图 5。截至 2016 年，城市生活垃圾卫生填埋场有 657 座，日均无害化处理能力为 35.01 万吨。2016 年年处理量为 11 866.43 万吨，占生活垃圾无害化处理总量的 60.32%，较 2015 年的 63.75%下降了 3.43%；垃圾焚烧发电厂有 249 座，日均无害化处理能力为 25.59 万吨，2016 年年焚烧处理量为 7 378.42 万吨，占 2016 年生活垃圾无害化处理总量的 37.50%，较 2015 年的 34.28%上升了 3.22%；其他无害化处理厂 34 座，日均无害化处理能力 1.54 万吨，2016

年无害化处理量为 428.93 万吨，占 2016 年生活垃圾无害化处理总量的 2.18%。

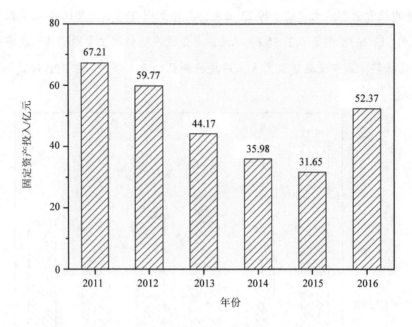

图 4 2011—2016 年全国县城生活垃圾处理设施固定资产投入

数据来源：住房和城乡建设部《城市建设统计年鉴》。

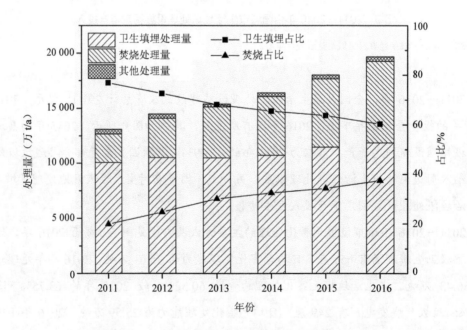

图 5 2011—2016 年城市生活垃圾无害化处理的主要方式

数据来源：住房和城乡建设部《城市建设统计年鉴》。

2011—2016 年县城垃圾无害化处理的主要方式及占比见图 6。截至 2016 年，全国县城生活垃圾卫生填埋场有 1 183 座，日均无害化处理能力为 16.07 万吨。2016 年年处理量为 4 913.49 万吨，占生活垃圾无害化处理总量的 86.50%，较 2015 年的 89.13%下降了 2.63%；2016 年垃圾焚烧发电厂有 50 座，日均无害化处理能力为 2.24 万吨，年焚烧处理量为 578.15 万吨，占 2016 年生活垃圾无害化处理总量的 10.18%，较 2015 年的 7.63%上升了 2.55%；其他无害化处理厂 40 座，日均无害化处理能力 0.76 万吨，2016 年无害化处理量为 188.83 万吨，占 2016 年生活垃圾无害化处理总量的 3.32%。

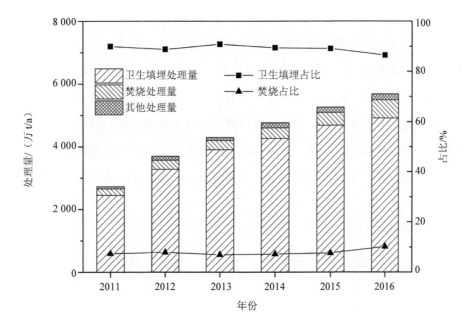

图 6　2011—2016 年县城生活垃圾无害化处理的主要方式

数据来源：住房和城乡建设部《城市建设统计年鉴》。

（资料来源：《生活垃圾处理行业 2017 年度发展报告》，中国战略性新兴产业环保联盟，中国环联企业家俱乐部。）

荣成市加强建筑渣土及扬尘污染综合治理

针对城市处于高速发展期，城区施工工地多，建筑渣土和扬尘严重污染城市环境的问题，荣成市城建部门采取有力措施，强化行业管理，发挥环卫部门的职能作用，区别不同情况，提出明确要求，从源头上杜绝扬尘污染的产生。

一、土建工地

要求建筑工地内部车行道路及裸露地面应硬化或铺设功能性材料，裸露土堆采取防尘网覆盖、临时绿化等抑尘措施；建筑结构脚手架外侧须设置密目安全立网（不低于2 000目/100平方厘米）；对易产生扬尘的物料应采取遮盖、喷洒等防尘措施；工地内污水不得沿街随意排放，须设置沉淀池处理后将污水接入市政管网；施工产生的建筑渣土及建筑垃圾严禁高空抛掷、扬撒，并在48小时内清除；建筑垃圾在堆放、装车、清除过程中要采取遮盖洒水等有效降尘措施。工程竣工后，施工单位应在10日内将工地垃圾、渣土清理干净。

二、商砼搅拌站

要求所有商砼搅拌站均要建设标准化生产车间，进行封闭式生产；标准化生产车间内外的堆料场必须进行全覆盖，上料口要安装喷淋设备，站内院面、上料车间地面要定时冲刷，确保不起尘。

三、土石方工地

对干燥、易起尘的土石方工程，应及时洒水压尘，车行道路应铺设焦砟、细石等功能性材料，严禁出现扬尘现象。

四、管线施工工地

施工过程中，应及时对干燥、易起尘的工程洒水压尘；施工完毕后8小时内及时清除产生的余土杂物，并将被污染的路面清扫、清洗干净；堆土超过8小时的，应覆盖防尘网、防尘布等。

五、园林、公园绿化工地

应做好施工和维护过程中的防尘工作，树穴挖好后48小时内不能栽植的，应对树穴和种植土采取覆盖等扬尘污染防控措施。养护过程中造成的路面污染必须及时清理，收集的残枝枯叶等须密闭收运至市垃圾处理厂进行处理；对闲置 3 个月以上的绿化用地，建设单位应对裸露地面采取铺防尘网（布）、临时绿化等抑尘处理措施。

六、热力企业露天堆场

应根据物料类别相应采取覆盖、喷淋和设置围挡等防风抑尘措施。

七、房屋拆迁工地

房屋拆除施工现场实行封闭管理，工地周围应设置警示标志，无硬化车行道路应铺设焦砟、细石等功能性材料，防止行车起尘及造成路面污染，拆除施工时必须做到边洒水降尘边拆除，风力达到 5 级以上时，应停止施工。

八、管理措施

环卫处负责对建筑渣土和扬尘的监督检查；加大日常巡查力度，发现工地口带泥污染路面，及时督促责任单位进行清扫清刷；每月组织 3 次白天检查考核，组织不少于 2 次夜间突击检查，重点督导各工地按标准对出入口进行硬化、设置围挡、配备洗车设施设备，配足垃圾容器，及时清理工地口污染，对不符合要求的建筑工地不允许开工建设；加大对工地周围环境卫生整治力度，督促出入工地的运输车辆进行密闭化覆盖；环卫处加大对道路遗撒的机械化清扫清洗力度，采取先洒水冲洗压尘后进行清扫的作业模式，每天安排大型清扫车和清洗车对主次干道进行清扫清洗；对不同渠道反映的道路遗撒问题，及时调派车辆设备进行清理清刷，确保道路整洁。

建筑渣土和施工扬尘污染治理是城市环卫管理的一个新的领域，其管理的难度是很大的。这类污染产生的直接受害方不具体，长期的放任管理形成了污染产生方理所当然的心态；污染产生方的主管部门的职能都比较强，互不统属，协调的难度很大；污染的产生没有规律性，常态监管的约束机制不完善，长期处于无人管理的状态。荣成市的做法，最大的亮点是将建筑渣土和扬尘污染归口于行业管理，建立了常态性的监管机制，明确了监管单位；对产生建筑渣土和扬尘污染的环节进行了认真排查，明确了管理要求和现场管理措施；将建筑渣土和扬尘污染治理与行政审批相结合，将污染产生单位现场管理与专业单位污染物清理相结合。通过一系列的措施，杜绝了建筑渣土和扬尘污染治理的大呼隆、走过场现象，使此项城市顽疾得到了有效治理。

（参考资料来源：荣成市环卫处《环卫人》2017 年第六期。）

第五章
做好中小城市环境卫生管理的基础性工作

环卫管理是中小城市管理的一项经常性工作，也是一项系统工程。要在环卫管理上创造良好业绩，必须做好与环卫管理相联系的基础工作。在环卫管理工作中，有几项基础性的工作与日常管理工作密切相关，必须予以高度重视：构建科学的环卫管理体制和运行机制；编制一个超前的能够实施的环卫专业规划；做好每年的财政预算的编制和调整；做好每年环卫重点工程的筛选和实施。

第一节　构建科学的环境卫生管理体制和运行机制

环卫管理体制就是环卫管理的组织形式和制度，包括机构设置、管理权限的划分及其相应关系。环卫管理体制以职能的科学配置和机构的合理设置为目标。环卫运行机制是指环卫管理体制运行的程序、规则、制度等，以简捷高效为目标。

一、管理体制

（一）职能配置

政府在设置城市环卫管理机构时，就将环卫管理的职能赋予该机构。编制部门将环卫管理机构的职能通过列举的形式加以说明，对管理的内容、范围、要求做出原则性的概述。

（二）机构设置

环卫管理机构在政府管理体系中居于何种地位，对管理权限的行使、管理工作的开展影响很大。目前，城市环卫管理机构设置有几种形式。

（1）独立设置环卫管理机构。环卫管理部门在政府直属部门中单列，独立行使城市环卫管理职能。这种情况一般发生在城市规模比较小，市领导对环卫工作特别重视，环卫管理部门负责同志工作能力特别出色等情况下。这种设置的优点是职能独立，指挥顺畅，市领导能及时直接掌握环卫管理的第一手资料情况，及时处置涉及环卫管理的相关事项。这种体制的缺点也是非常明显的。由于环卫管理部门的职能比较单一，涉及面窄，事务性强，行政功能相对弱化，工作协调的难度相对要大。

（2）在城市管理部门下设二级部门行使环卫管理权。如在市住建局、城管局的大架构下，设立环卫局（处、科）。环卫管理的职能仍然独立，指挥顺畅。这种体制的好处是，环卫管理职能和城市管理的其他职能相结合，能形成管理的合力，管理的力度更大。缺点是环卫的管理权限受到一级部门的制约，环卫管理部门负责人协调的工作量增加，易产生矛盾。

（3）在城市管理部门内部设立环卫业务管理处（科）室，作为环卫业务主管部门。环卫行政管理的权限归属城市管理的主管部门，环卫业务主管部门负责业务工作的指导和日常工作的具体落实。这种体制和第二种体制的区别在于环卫行政和业务管理的职能合一。优点是一级部门的监控更强，缺点是业务管理的职能弱化，易产生推诿塞责现象。

上述三种体制一般是在城市发展到一定规模，管理要求规范，对城市环卫服务要求较高的情况下采用的体制。

（4）指定式的体制设定。在一些城市形态尚不完善的小城市，环卫管理的任务还不重，环卫方面的问题对城市发展影响较小，在城市其他发展任务繁重的情况下，政府往往忽视环卫管理，指定特定的人或机构，负责环卫管理。这种情况往往谈不上正规的环卫管理，但也确实做了一些环卫管理的工作。这是一种过渡性的环卫管理体制。

环卫管理体制的确立，常常是和城市环卫管理的任务相联系的，是和城市的发育形态同步的，是和城市发展的定位相适应的。任何一种体制都有利有弊。建立和城市发展相适应的环卫管理体制，是做好城市环卫管理的一项基础性工作，应引起城市政府领导的高度重视。

（三）职能划分

将政府赋予的职能科学地划分到环卫的管理层和作业层，保证体制顺利运转。

管理职能的划分是通过部门内部机构设置的形式完成的。根据管理的内容，分解到内部科室。根据管理的需要，随时予以调整。

作业任务的划分比较复杂。首先要划清环卫专业单位作业和社会单位作业的界限。城市的地域空间的权属单位不同导致作业责任主体不同，环卫部门之外的其他责任主体经常不太愿意承担环卫管理和作业的责任。此项工作做不好，将导致环卫管理和作业在城市的地域空间出现空白，产生管理死角，发生环境卫生事件。在环卫专业单位之间，也有不同的隶属关系，有不同的作业主体。要将责任划分得不交叉、不遗漏；同时，还要注意根据城市管理的需要和作业主体的变化，及时予以调整。

二、运行机制

要保证环卫管理体制的正常运行，保证城市环境卫生管理的效果和质量，必须建立健全环卫管理的运行机制。

(一) 督查检查机制

环卫工作存在作业时间长，作业形式比较简单，每天重复等特点，使从业人员极易产生轻视思想和心理疲劳，唯一方法是建立完善的督查检查机制。有人总结说"文艺靠调演，体育靠比赛，环卫靠检查"，这是用简单的语言概括出了行业特点，是非常有道理的。环卫部门要组建专门的督查队伍，专职专责，配备专门的车辆、设备，不间断地巡查路面，发现问题，及时调度处理。要建立环境卫生检查制度，定期组织规模化的检查，对作业主体的工作进行全面检查，形成资料，作为评先创优、激励约束的依据。通过不断的多种形式的督查检查，保持环卫管理的长效和质量。

(二) 激励约束机制

对工作认真、埋头苦干、社会公认的优秀员工，要通过评选劳动模范、先进工作者、记功等形式，给予荣誉和物质奖励。对管理到位、经济和社会效益好的作业单位给予团体荣誉和物质奖励。对社会反响差、造成设备损毁、检查结果落后的单位和个人，给予经济处罚和组织处理。总之要从激励和约束两个方面下大气力，形成积极向上的工作氛围。

(三) 持续的财政投入机制

环卫工作属于公共服务，它的资金来源于政府财政。环卫管理具有持久性、时间跨度大等特点，决定了它的消耗是巨大的。基础设施的投入不会是一劳永逸的，人员经费、设施使用和维护经费逐年增加。要维持城市环卫体制的良性运转，须建立持续的财政投入机制，保证每年用于环卫管理的经费保持一定比例的增长。

（四）竞争机制

这些年，相当多的城市有计划地逐步放开了环卫作业市场，引入竞争机制，结束了环卫作业由政府事业单位一统天下的局面，促进了竞争。民营企业进入城市环卫作业领域，事业单位也在转变经营机制。在这种情况下，建立有利于公平竞争的机制就非常必要。民营企业和事业单位各有自身的优势和劣势。建立起公平竞争的环境，就会激励各作业主体相互砥砺、相互学习，推动环卫行业的健康发展，促进环卫管理水平的提高。在环卫系统内部，也要建立公平竞争的机制，鼓励人才成长，激励业绩攀升。

各城市的情况不同，环卫管理的体制不可能千城一面，而应该根据城市的发展阶段和经济、财政状况，确立符合本市实际的环卫管理体制。在环卫管理体制确立以后，根据城市环卫管理的要求，建立有利于环卫管理体制良性循环运行的机制，保证城市环卫管理的健康有序开展。

第二节　编制科学的环境卫生专业规划

环卫工作，作为城市一项必不可少的管理工作，其目标和方向相对清晰。可以通过环卫专项规划，将其发展方向、目标、步骤、措施予以确立，经过一定的程序加以论证，作为城市发展总体规划的一部分，通过相应的程序审批后组织实施。

编制环卫专业规划，是环卫管理的一项基础性工作，是城市环卫管理的基本建设，应投入一定精力、人力、物力，将环卫专项规划做得科学、超前，具有可操作性和可实施性。环卫专业规划的基本内容有：

（1）指标体系。主要包括环卫人员编制和作业管理规划，生活废弃物的处理处置与管理规划，垃圾收运规划与环卫机具、车辆配置，环境卫生公共设施规划，环境卫生工程设施规划，环境卫生应急设施规划，环卫工作场所规划等。这一系列指标组成城市环卫今后一段时期内事业发展的指标体系，是城市环卫管理的目标方向。

（2）近期规划项目。在明确环卫工作一段时间内发展的目标体系的同时，规划应提出近期工程建设项目的规模、投资、建设期限等计划，提出分期建设计划和阶段性的投资安排，使规划具有可操作性。

（3）总体资金预算。规划要对近、远期环卫设施建设投资及运营、管理的费用进行估算。综合环卫作业量预测，形成环卫从业人员、设施设备、用地等方面的规划，按可比价格预测城市环卫行业规划期内的总体资金需求量，作为领导决策和财政资金安排的参考依据。

（4）实施规划的措施。要从本市的实际出发，从政策保证、资金筹措、实施方案等方面提出实施规划的具体措施。

规划要按程序审批，纳入城市总体规划的体系中，在城市建设的进程中抓好落实。规划确立的环卫管理的基础目标数据，为城市环卫行业的发展和管理水平的提升提供导向作用，这对提高环卫管理的目标性、针对性、时效性意义重大。

第三节 做好年度财政预算的编制和执行

环卫行业是个消费性行业。为了维持城市的环境卫生质量，每年要消耗政府大量的资金。随着法治政府建设的进程不断加快，政府的财政支出日益透明。前面提过，预算管理是政府领导环卫工作的一种手段。政府预算管理的依据是《预算法》。因此，根据《预算法》的规定，编制好年度环卫管理工作所需的经费预算，是环卫管理部门一项年度例行工作，对环卫管理工作的顺利进行，特别是对环卫管理所需的基础设施建设、设备的购买和维修，具有很强的制约作用。

城市每年都在建设，区域在不断扩大，环卫管理的外延一直呈扩张趋势，每年都要新增管理设备设施。已有的设备设施，随着使用日期的延长，消耗折旧、损毁的需补充更新。随着环保标准的提高，一些不达标的设施设备要淘汰。物价上涨等因素，持续地将环卫工人的工资标准推高。在环卫管理的工作量增加的情况下，所需环卫工人的数量每年都在增加。在城市的同一作业空间，环卫作业的质量要求每年都会有不同程度的提高，管理和作业的成本逐年上升。这许多变量，都要通过预算反映出来；通过预算的渠道，落实管理所需的资金。只有这样，环卫管理工作才能顺利进行。有的工作人员不愿在预算编制上下功夫，而在预算调整上大费力气，结果往往是事倍功半，误时误事。

一、预算编制和批准

每年年底，财政部门都会安排时间，通知各主管部门编制下一年的财政预算草案。这时，应安排专门时间，认真审查本年度财政预算的执行情况，掌握财务收支基本数据，梳理明年基建项目和设备购置计划，预测明年预算增加或减少的幅度、数额；对在建项目的结转资金心中有数，对今年尚未完成的大宗财政开支做出安排。在做好充分准备的基础上，提出明年的预算草案。

在预算酝酿讨论阶段，要和财政部门充分沟通，让其了解预算的依据。要与市政府分管领导充分沟通，对明年要做的工作的列项、意义、资金需求汇报清楚，在市政府和领导层面上获得支持。

一旦草案获得批准，第二年工作的任务、目标就有了财政资金的充分保障。环卫管理工作就可以在此基础上安排推进了。

二、预算的执行

年度财政预算执行中，对经常性科目，按时间点控制，通常不会有大的问题。难点是掌握非经常性科目。例如，结转项目，一般影响因素比较复杂，解决难度较大。新安排的基建项目和设备采购项目，执行中也会遇到不少问题。因此，对此类项目，要早安排，做好充分的准备，保证项目的正常进行。切忌工作拖拉，造成时间紧迫，仓促推进项目，最终导致项目实施粗糙甚至搁浅，造成财政资金浪费。要科学组织年度项目的实施，将预算的资金高质量用好，为环卫管理创造良好的物质基础。

三、预算的调整

因环卫管理的需要，每年都有可能增加新的基建项目和设备采购项目；因临时增加的工作量，可能要增加经费；因项目进展不顺利，工期可能延长。种种原因，都有可能影响预算的执行，需要对预算方案进行调整。对预算的调整，要遵循实事求是的原则，对影响预算执行的因素进行客观分析，在与财政部门充分沟通、争取市政府分管领导充分理解的基础上进行；要尽量争取预算项目的结转，而不是中断项目的执行。

财政预算的编制和执行，对环卫管理的影响是长远的。对环卫设施和设备水平的提升是直接的，进而在一定时期内影响环卫管理水平的提高，应引起环卫管理部门领导的高度重视。

第四节　年度环境卫生重点工程的筛选和实施

近年来，政府每年都会将关乎国计民生的领域筛选部分项目列入重点工程。通过这些重点工程的实施，改善城市基础设施，提升城市的整体竞争力，同时提升城市政府的形象。环卫工作横跨民生和环保两个领域，特别是在城市形态发展到一定阶段后，社会的关注度很高。因此，通过主管部门的努力，将环卫重点工程列入市政府的重点工作，尽快提升环卫管理所需的设施和装备的水平，进而提高环卫服务城市的能力，具有重要的现实意义。

一、及时发现制约环卫管理的瓶颈问题

在城市环卫管理的实践中，总有一些问题，靠常规的管理无法有效解决，如基础设施缺乏、区域环境卫生面貌改善困难等。有些涉及面比较宽广、比较重大的问题会通过不同的渠道进入城市政府高层领导的视野里，引起领导和社会的关注。这些问题在一定的时期内，会成为制约城市环卫管理水平提升的瓶颈问题，必须及时解决。城市环卫行政和业务主管部门，对此要有清醒的认识，采取有力措施，在尽可能短的时间内处理。

二、深入进行调查研究，提出切合实际的解决方案

发现问题后，解决问题不能就事论事。既然是影响全局的事情，必有其发生的原因、发展的过程。要通过深入细致的调查研究，找出事情发生的原因、影响因素，在此基础上，探讨解决的方案。要进行技术可行性、经济可行性、管理可行性的分析调研，理解问题解决的政治意义和社会意义，在充分调查研究的基础上，提出有针对性的解决方案。

三、按程序进入市政府的决策流程

政府对每年的重点工程的筛选也是有相应程序的。一般先由各部门提报，组织专门班子进行筛选，并组织专人调研，形成初步意见，在一定层级的会议上初定。这上上下下的反复调研、会商，一般要经过几次政府常务会议，时间跨度数月，然后提交市人民代表大会讨论，经市人民代表大会批准后组织实施。环卫行政和业务主管部门，对提报的重点工程，要密切跟踪，根据需要及时补充相关材料，在相关会议上提供高水准的汇报，争取提报的重点工程列入市政府的年度重点工程。

四、组织好重点工程的实施

对批准实施的重点工程，有的会通过媒体向社会公布，引起社会的关注和监督；有

的会在政府内部通报，在体制内掌握实施。无论哪种情况，一旦列入政府年度重点工程或工作，其意义就超出了部门本身，就具有较强的社会意义。重点工程或工作本身对环卫管理有巨大的促进作用，又在整体上推动着城市管理的进步，同时又是市政府对社会的承诺，因而要全力以赴的组织实施。要组织强有力的工作班子，领导牵头，及时解决工程实施中的问题。既然是重点工程或工作，其实施过程中必然存在这样或那样的问题。有的可能涉及立项、环评、征地补偿等协调事项，工作难度大、时间跨度长，因此，应集中精力，沉下心来，认真研究解决实施中遇到的问题。工作结束后，应按要求组织验收，及时向政府写出实施报告，兑现政府向社会的承诺。

筛选环卫管理方面存在的难点、重点问题，提出切实可行的解决方案，列入市政府重点工程或工作予以实施，不是每年都必须纳入的工作，不是经常性的工作。但它有助于短时期内提升环卫管理水平，改善城市环境卫生面貌，对提升环卫管理的影响力有重大影响，同时对提升城市环卫部门的社会地位和公信力有重要的作用，应引起中小城市环卫主管部门的高度重视。

【管理实践】

我国中小城市环境卫生管理体制的几种类型

我国的城市政府，是一级区划行政管理机构，也是一级政权组织，享有对城市事务的全面管理权。在组织城市管理的过程中，有一定的政府管理机构的设定权限。由于各地城市的发展阶段不同，政府领导对城市环卫管理工作的认识上存在差异，因此在城市环卫管理体制的确立方面，没有统一的模式，各地的情形不一。概括起来，大约有以下几种。

一、独立体制

这种体制是在政府机构组成的框架内，设立独立的环卫管理机构，行使政府对城市环卫的管理职能，机构的名称一般为环卫管理局或环卫管理处，由市政府分管城市管理的领导分管，独立机构、独立职能、独立财政。内设有若干个行政和业务管理科室，行使城市环卫的行政和业务管理权限。这种体制一般出现在城市立市时间较早，经济比较发达，对环卫工作比较重视的中小城市。这种体制下的环卫作业，一般由城市环卫管理机构自行组织，实行事业性质的组织形式。这种体制的优势是：职能独立，指挥顺畅，部门内部协调容易；便于管理，作业组织相对容易；管理效率较高，特别是在应对处理突发事件时，这种体制的优越性更加突出。这种体制的劣势是：由于环卫管理在整个城市管理中的职能偏弱，导致外部协调相对困难；作业主体的事业体制易造成人浮于事，增加财政成本；作业管理特别是对作业人员的管理难度较大，作业质量难以持久。随着城市管理体制的改革和环卫作业市场化的推进，这种管理体制的适应空间在逐渐压缩。

二、二级部门体制

二级部门体制是在城市政府职能部门的架构中，在一个大的城市建设或管理的部门下面，设立相对独立的环卫管理部门，承担城市环卫管理的业务职能。在中小城市，一般在住房和城乡建设局或城市管理局下，设立相对独立的环境卫生管理局或环境卫生管理处；政府部门的一级局承担城市环卫管理的行政职能，环卫部门承担城市环卫管理的业务管理职能；在环卫业务管理部门中设立若干个科室，具体承担环卫业务管理的职能。在一级局的领导班子成员中，由一名领导分管环卫局（处）的工作。在一些中小城市，为了便于指挥协调，直接由一名一级局的领导担任环卫局（处）的局长（处长）。在行政部门的领导下，环卫业务主管部门全面负责城市环卫的业务工作，组织城市环卫的作业管理。根据城市的经济发展水平和管理目标，确立环卫作业管理的体制。这种体制的优势是：将城市环卫管理纳入城市管理的系统，在整体上提高了环卫管理的地位和重要性；将环卫管理和城市其他管理融为一体，跳出环卫看环卫、管环卫，在体制上为环卫管理的提升打开了空间，也为从事环卫管理的领导、职工打开了管理的视野；在环卫管理涉及有关问题时，无论是在内部还是外部，其协调的力度会加大；环卫的行政管理和业务管理职能划分明确，分属不同的层级，责任清晰，便于对城市环卫管理实施有效的领导；对环卫作业管理和监督考核有较强的制约能力。这种体制的劣势是：由于行政和业务管理分置，易产生脱节，需加强内部协调；遇到棘手问题时，会产生推诿扯皮现象。这种体制是一种综合性的城市管理体制，适应现代城市管理的需求，在目前中小城市环卫管理体制中占主体地位。

三、附属科室体制

附属科室体制是在城市政府一级管理部门的内部，设立环卫管理的业务科室，承担环卫管理的业务职能。环卫行政管理的职能由一级管理部门承担，与业务科室平行设立环卫作业管理机构，负责环卫管理作业的组织实施和日常管理。环卫业务科室只负责有关数据的汇总，上情下达，文件流转等机关性质的工作。这种体制的特点是两头大、中间小，即一级行政机关的管理职责强化，一部分环卫业务管理的职能也划入了行政机关；作业管理机构的职能强化，部分环卫业务管理的工作内容下移至作业管理机构，如日常作业的监督检查。这种体制的优势是：城市环卫管理职能切块给一级管理部门，政府对环卫的管理比较简单，政府只对一级管理部门下达指令，在环卫的行政、财务、人事管理等方面省心省事。这种体制的劣势是：管理环卫的一级部门一般职能较多，事务繁杂，在众多的职能和事务中，城市环卫管理往往处于较后的位置，在领导精力、财务安排、人员配置上被边缘化，对城市环卫管理水平的保持和提升不利；行政和业务管理的职责边界不清晰，易造成误时误事；环卫业务科室的业务主管功能往往不能充分发挥出来，尤其是对作业主体的监管缺位，会在整体上影响城市环卫管理质量的提高；环卫作业管理自行负责，缺少监督，极易造成管理混乱。在城市管理体制改革中，由于历史的原因，这种体制还在部分中小城市中存在，但比例在不断缩小。

城市环境卫生管理体制的形成有历史的、现实的各种原因，每一种体制都有它的优势和劣势。在实际工作中，要认清本城市管理体制的特点和优劣势，扬长避短，把城市环卫管理提升到一个新高度。

【管理实践】

荣成市将市域内公路沿线环境卫生纳入城乡环境卫生一体化考核监管

因为体制的原因，我国城市区域内的公路属于不同的管理主体。有的属于公路系统，有的属于交通系统，与公路和交通系统管理的公路相连接的城区道路的建设和管护权则归属建设系统。这三大系统在道路管护上各有自己的法规依据和管护队伍，形成了各自为政的现实状况。由于各自的管护标准不同，道路范围内的卫生状况差异较大，群众对此颇有微词。在实施城乡环卫一体化管理的实践中，为提升城乡环境卫生整体管理水平，解决制约城市形象提升的域内公路沿线环境卫生这一瓶颈问题，在不改变管理主体的情况下，山东省荣成市打破部门各自为政的格局，将市域内的公路沿线的环境卫生管护全部纳入城乡环卫一体化考核监管范围内，取得了良好的效果。

一、考核范围

市公路局负责日常管理的干线公路、市交通运输系统负责日常管理的县乡公路、市城乡建设局负责管理的主城区内的市政道路及其在上述道路范围内设置的公交车候车亭、公交车候车厅及公交站牌，各镇街负责管理的辖区内的候车厅，市公交集团负责管理的公交站牌。

二、考核内容

干线公路、县乡公路用地范围内所有区域，主要包括边沟（无边沟的路段向两侧路沿石外延伸 6 米）、内外边坡、路肩、路面、桥梁、中央分隔带、泄水槽、平交道口及公交候车厅（牌）等的设施维护和日常卫生保洁。

三、考核方法

建立常态性的考核制度。市域内公路沿线环境卫生的考核工作每月进行两次，由市城乡环卫一体化办公室自行确定考核时间和范围，采取暗访的形式组织实施。考核中发现问题均现场记录并拍摄图片存档，两次考核成绩的平均得分为当月环境卫生的考核得分。

四、考核约束

将考核结果作为管理约束和月度管护经费发放的依据。

在日常检查中发现问题被扣分的，按一定的标准扣减当月管护经费；若未在规定时间内完成整改的则双倍扣分和扣款；若在一个月内仍未完成整改的，每个问题点加扣一定数额的管护费用。

根据月度考核平均得分情况，将管护经费发放分为 100%、90%、80%、50%四个等次。

这样，对从事公路沿线环卫作业管护的单位及职工形成了强有力的约束。

在城市政府组织实施城乡环卫一体化管理的实践中，乡镇、村庄因为有健全的组织系统，比较容易落实各项工作措施。而在乡镇管理事权之外的环境卫生问题，管理和落实的难度较大，容易形成环卫一体化管理的死角或薄弱环节，从总体上制约政府城乡环卫一体化管理目标的实现。荣成市统一考核，将全域的环境卫生管理纳入城乡环卫一体化考核的架构内，解决了各行其是、各自为政的问题，为其他中小城市实行城乡环卫一体化管理提供了一个有益的启示。

第六章

建设完备的适应环境卫生管理需要的基础设施

城市环卫基础设施，是环卫管理的物质基础。现代社会发展，已经进入信息化、网络化时代，城市管理的手段不断升级创新。但任何管理手段，要达到预期的管理目标，都需要借助一定的基础平台才能实现。城市的各种各类环卫基础设施，就是实现城市环卫管理的基础平台。人们的生活水平和质量不断提升，对环境卫生管理也提出了较高的要求。要实现城市环境卫生管理的高水平，必须建设与之相适应的城市环卫基础设施。

城市环卫基础设施包括公共设施、工程设施、其他设施、专用车辆通道等。

第一节　环境卫生公共设施

居住区、商业文化大街、城镇道路、商场、集贸市场、影剧院、体育场（馆）、车站、客运码头、大型公共绿地等场所附近及其他公众活动频繁区域，应设置垃圾收集点，配置垃圾收集容器或垃圾收集容器间，建设公共厕所、废物箱等环境卫生公共设施。

一、垃圾收集点

供居民使用的垃圾收集投放点的位置应固定，符合方便居民使用、不影响市容观瞻、利于垃圾的分类收集和机械化收运作业等要求。

在目前国内大多数城市尚未对居民垃圾实行分类收集的情况下，在满足现有收运方式使用的同时，应考虑适应未来垃圾分类收集的发展需要，留有充分的场地空间。

垃圾收集点的服务半径不超过 70 米。在规划建造新的住宅区时，未设垃圾收集站的多层住宅每 4 幢应设置一个垃圾收集点，并建造垃圾容器间，安置活动垃圾箱（桶），容器间内应设排水和通风设施。

各类垃圾存放容器的容量和数量应按使用人口、各类垃圾日排放量、种类和收集频率计算。垃圾存放容器的总容纳量必须满足使用要求，垃圾不得溢出容器而影响环境。

垃圾日排出量及垃圾容器的设置数量应留有充分的余地。

有毒有害垃圾必须单独收集、单独运输、单独处理，其垃圾容器应密封并具有便于识别的标志。

二、公共厕所

凡旧城区住宅区改建和新建、扩建、改建的住宅小区，商业文化街、步行街、交通道路，火车站、长途汽车站（公交始末站）、大型社会停车场（库）、地铁站、轻轨站、客运码头、旅游点、公园、大型公共绿地、体育场（馆）、影剧院、展览馆、菜市场、集贸市场等人流集散场所附近，应建造公共厕所。公共厕所的规划、设计和建设应符合市容环境卫生要求，且符合《城市公共厕所规划和设计标准》。

城市公共厕所的设置数量因用地性质不同而有所区别。公共管理与公共服务用地区域设置密度要求 $4\sim11$ 座/千米^2，居住用地区域设置密度要求 $3\sim5$ 座/千米^2，交通设施用地区域设置密度要求 $5\sim6$ 座/千米^2，而工业和仓储用地设置密度要求为 $1\sim2$ 座/千米^2。相关规范对设置标准、建筑面积、占地面积都有不同的要求。

城市公共厕所分为附属式和独立式。不管哪种形式，公厕都应设置明显统一的标志。

公共厕所设计要求内部空气流通、光线充足、沟通路平；应有防臭、防蛆、防鼠等技术措施；应设置冲洗设备、洗手盆和挂衣钩，设置老人、残疾人专用蹲位和无障碍通道；注意防冻和排水；有条件的配建采暖和通风设施；应按不同的等级标准和使用性质进行装饰和配备设备。

公共厕所的粪便严禁直接排入雨水管、河道和水沟内。有污水管道且下游建有污水厂的地区，应排入污水管道；没有污水管道的地区应建化粪池等排放系统；化粪池抽粪口不宜设在公共厕所的出入口处。

三、废物箱

道路两侧或路口，各类交通客运设施、公共设施、广场、社会停车场等的出入口附近应设置废物箱。废物箱应美观、卫生、耐用，并能防雨、抗老化、防腐、耐用、阻燃。废物箱的设置应便于废物的分类收集。分类废物箱应有明显标志并易于识别。

废物箱的设置间距因道路等级差别而不同。商业、金融街道的设置间距为 $50\sim100$ 米；主、次干道，有辅路的快速路的设置间距为 $100\sim200$ 米；支路、有人行道的快速路的设置间距为 $200\sim400$ 米；广场应按每 $300\sim1\,000$ 平方米设置一处；乡镇建成区的道路两侧及各类交通客运设施、公共设施、广场、社会停车场等的出入口附近应设置废物箱，并参照城市的设置标准乘以相应的系数予以调整。

第二节　环境卫生工程设施

环境卫生工程设施主要指城市垃圾的收集、转运、处理设施。相比其他公共设施，环境卫生工程设施占地面积大、建设周期长、投资和运营费用高、选址难、管理要求高，对城市环卫的管理具有决定性影响。

环境卫生工程设施应根据安全、环保、经济的原则选址，应设置在交通运输方便、市政条件较好并对周边居民影响较小的地区；生活垃圾及其他垃圾处理、处置设施宜位于城市规划建成区夏季最小频率风向的上风侧及城市水系的下游，并应符合城市建设项目环境影响评价的要求。

一、垃圾收集站

生活垃圾收集站是指将分散收集的垃圾集中后由运输车清运出去的小型垃圾收集设施，主要起到垃圾集中和暂存的功能。它在环卫工程设施中数量大，在城区中分布广，其建设管理水平直接影响到居民的生活环境。垃圾收集站的建设布局是与城市的前端垃圾收集方式相关联的。

收集站的类型分为直装式和压缩式两种。压缩式收集站配有垃圾压缩机，以增加垃圾的单车运量。收集站的服务半径，在采用人力车收集的区域，不宜超过 400 米，最大不宜超过 1 000 米；在采用小型机动车收集的区域，服务半径不宜超过 2 000 米。一般而言，在封闭的居住小区或居住小区及村庄人口超过 5 000 时，应设置收集站；居住小区人口少于 5 000 时，可与相邻区域联合设置收集站；乡镇建成区垃圾日产量超过 4 吨时，宜设置收集站。其规模应根据服务区域内规划人口数量产生的垃圾最大月平均日产量确定。

收集站的设备配置应根据其规模、垃圾车车厢容积及日运输车次来确定。建筑面积不应小于 80 平方米。站前区布置应满足垃圾收集小车、垃圾运输车的通行，符合方便、安全作业的要求。建筑设计和外部装饰应与周围居民住宅、公共建筑及环境相协调，应设置一定宽度的绿化带，配置给排水设施。

二、垃圾转运站

在经济条件较好且垃圾最终处理场所距离城区较远的城市，为了降低运输成本，减轻城市交通压力，提高运输效率，改善市容观瞻，可以建设垃圾转运站，实现垃圾物流的高效运转。

垃圾转运站宜设置在交通运输方便、市政条件较好并对居民影响较小的区位。垃圾转运站的建设应符合城乡总体规划和环境卫生专项规划的要求，满足供水、供电、污水排放、通信等方面的条件，综合考虑服务区域、服务人口、转运能力、转运模式、运输距离、污染控制、配套条件等因素的影响。

垃圾转运站的日转运垃圾能力，可按规模分为三型五类。设计日转运量大于 450 吨属大型转运站，其中设计日转运量大于 1 000 吨的为Ⅰ类，设计日转运量大于 450 吨小于 1 000 吨的为Ⅱ类。设计日转运量 150～450 吨的属中型转运站，为Ⅲ类。设计日转运量小于 150 吨的属小型转运站，其中大于 50 吨的为Ⅳ类转运站，小于 50 吨的为Ⅴ类转运站。当垃圾运输距离超过经济运距且运输量较大时，宜设置垃圾转运站。平均运输距离超过 20 千米时，宜设置大、中型转运站。乡镇宜设置转运站。在采用小型转运站转运垃圾的城镇区域，宜按每 2～3 平方千米设置一座小型转运站的标准布置。用地标准应符合设计规范。

垃圾转运量可按下列公式计算：

$$Q_d = K_s \times Q_c$$

式中：Q_d—— 转运站设计规模，吨/天；

   Q_c—— 服务区垃圾清运量（年平均值），吨/天；

   K_s—— 垃圾排放季节性波动系数，指年度最大月产生量与平均月产生量的比值，按当地实测值选用。若无测定值时，一般可取 1.3～1.5；特殊情况下，可进一步加大波动系数。

垃圾转运站有水平压缩式和垂直压缩式两种形式。

垃圾转运站外型应美观，与周围环境相协调。垃圾进出通道、现场作业应实现密闭，严格控制扬尘、噪声、气味，达到国家环保控制标准。

垃圾转运站应设置垃圾称重计量系统、监控系统和除尘除臭系统，有条件的城市要做到和监管单位的信息共享，进行实时监管。

三、垃圾、粪便码头

在使用船舶外运垃圾的城市，应设置垃圾、粪便码头。

垃圾、粪便码头设置应有供卸料、停泊、吊档等使用的岸线和陆上作业区。陆上作业区应安排车道、计量装置、大型装卸机械、仓储、管理等用地。

码头所需的岸线长度应根据装卸量、装卸生产率、船只吨位、河道允许船只停泊档数确定。所需陆上面积按每米岸线不少于 15 平方米配置。在有条件的码头，应为改造成集装箱专业码头预留用地。码头应建设防尘、防臭、防散落下水体（垃圾、粪便、污水）的设施。粪便码头应建造封闭式防渗贮粪池。

四、水域保洁及垃圾收集设施

需要进行水域保洁的城市，可根据需要设立水域保洁管理站或水域垃圾上岸点等水域保洁工作基地。基地的规模视生产、管理需要而定，应有水上岸线和陆上用地。可根据保洁需要采用定点拦截设施、配备人工打捞船和机械清运船。水域垃圾上岸点宜结合转运站设置，配备垃圾收集容器及滤水设施。水域保洁管理站应按河道分段设置，宜按每 12～16 千米河道长度设置一座。应有满足水域保洁打捞垃圾上岸转运、保洁及监察船舶停靠、水域保洁监管办公及保洁工人休息等功能所需的岸线和陆上用地。水域保洁管理站使用岸线每处不宜小于 50 米，陆上实际用地面积不宜小于 800 平方米。

五、垃圾处理设施

中小城市的垃圾处理的方式大多为卫生填埋，少数为好氧静态堆肥。近年来，随着各地经济实力的提升和填埋厂选址的难度增大，一部分发达的中小城市也开始建设垃圾焚烧厂。无论采用何种处理方式，均应符合《环境卫生设施设置标准》的要求，并应按各类工程技术规范和建设标准进行建设。

（一）卫生填埋场

1. 选址

填埋场选址，应综合考虑地理位置、地形、地貌、水文地质、工程地质等条件对周围环境、工程建设投资、运输成本和运输费用的影响，并符合城市建设总体规划和城市环境卫生专业规划，满足环境保护的要求。应充分利用天然地形以增大填埋容量，尽量延长使用年限并达到相关要求。选址还应交通方便，运距合理；人口密度较低，土地利用价值较低，征地费用较低；位于夏季主导风向下方，距人畜居栖点 500 米以外，远离水源。

2. 主体工程建设

填埋场主体工程包括：场区道路，场地平整，水土保持，防渗工程，坝体工程，洪、雨水及地下水导排，渗滤液收集、处理和排放，填埋气体导出、收集处理或利用，计量设施，绿化隔离带，防飞散设施，封场工程，监测井等。

3．配套工程建设

填埋场配套工程主要包括：进场道路（码头），机械维修、供配电、给排水、消防、通信、监测化验、加油、冲洗和洒水等设施。

4．附属工程建设

填埋场附属工程主要包括办公场所、宿舍、食堂、浴室等。

（二）垃圾焚烧厂

1．焚烧厂的选址

应符合城市总体规划、城市环境卫生专业规划和国家现行有关标准和规定；满足工程建设的工程地质条件和水文地质条件；不受洪水潮水或内涝的威胁；受条件限制，必须建在受到威胁区时，应有可靠的防洪、排涝措施；应避开重点保护的文化遗址、风景区及其夏季主导风向的上方；充分考虑焚烧产生的炉渣及飞灰的处理与处置；运距经济合理，有可靠的电力供应。具备可靠的供水水源及污水排放系统；充分利用焚烧余热发电的焚烧厂，应考虑上网的方便；利用余热供热的焚烧厂，宜靠近热力用户。

2．焚烧厂的主体工程建设

主体工程包括受料及供料系统、焚烧系统、烟气净化系统、余热利用系统、灰渣处理系统、仪表与自动化控制系统。

3．焚烧厂的配套工程建设

配套工程包括道路、供配电、给排水、污水处理、消防、通信、暖通空调、机械维修、监测化验、计量、车辆冲洗等设施。

4．焚烧厂的附属设施建设

附属设施包括办公用房、食堂、浴室、值班宿舍、绿化等设施。

（三）垃圾堆肥厂

1．堆肥厂的选址

垃圾堆肥厂的选址应符合城市总体规划、城市环境卫生专业规划和国家现行有关标准的要求，满足工程建设的工程地质条件和水文地质条件；统筹考虑服务区域，结合已建成或拟建的垃圾处理设施，合理布局，利于综合处理；综合考虑运距、对周边环境的影响、交通运输的便捷等因素；充分利用已有基础设施，减少工程设施投资。

2．堆肥厂的主体工程建设

主要包括计量设施、前处理设施、发酵设施、后处理设施等。

（1）计量设施主要包括：地衡、控制与记录等设备及相关建（构）筑物。

（2）前处理设施主要包括：受料、给料、破袋、分选、破碎、输送等机械设备及相关建（构）筑物。

（3）发酵设施主要包括：与高温好氧发酵工艺相匹配的机械设备及相关建（构）筑物。

（4）后处理设备主要包括：对发酵稳定后的堆肥物料进行进一步处理所需的破碎、分选、输送等机械设备及相关建（构）筑物。

3．堆肥厂配套设施建设

堆肥厂的配套设施主要包括：厂内道路，维修、供配电、给排水、消防、通信、监测化验、消杀和绿化等设施。

4．堆肥厂的附属设施建设

堆肥厂的附属设施主要包括：行政办公用房，机修车间、计量间、化验室、变配电室、食堂、浴室、值班宿舍等设施。

六、其他垃圾处理设施

在有条件的城市，可以根据总体规划设置大件垃圾处理设施和生活垃圾分拣设施，对可用物资进行回收或资源化利用。

可以根据城市的经济发展水平和易腐垃圾的产生量，在住宅区、宾馆、饭店、大型食堂配置易腐垃圾生化处理机，就地处理单位产生的易腐垃圾，减少后续处理量和对环境的影响。

可以根据城市总体规划和专业规划，有计划地建设建筑垃圾和工程渣土处理场和储运场，实现建筑渣土和工程渣土的综合利用。

居民区和公共场所收集的有害垃圾，应收集集中后进行安全处置。

在污水处理率低，大量使用旱厕及粪便污水处理设施缺乏的城市可建设粪便处理厂。粪便处理厂应建在城市规划建成区边缘并宜靠近规划建设的城市污水处理厂。其周边应设置不小于10米的绿化隔离带，与住宅、公共设施等的距离不小于50米。处理厂的贮粪池应封闭并采取措施防止渗漏、气爆和燃烧。北方地区应采取防冻措施。

第三节 其他环境卫生设施

其他环境卫生设施是指环卫管理、作业过程中需配套的设施。主要有环卫管理基层站（所、队）、环境卫生清扫及保洁工人休息点、环境卫生车辆停车场、洒水（冲洗）车供水器、车辆清洗站、环境卫生车辆专用通道等。

一、环卫管理基层站（所、队）

一座城市，环卫作业基本是分区管理的。管理机构下移，才能及时发现和解决问题。一般环卫管理基层机构称站或队或所。不管称谓如何，通常服务人口 1 万～5 万设一个。基层管理布局合理，功能齐全，城市的环卫管理才会井井有条。基层管理站（所、队）应有基本的管理用房、生活设施和简单的维修工棚、维修工具。

二、环境卫生清扫、保洁工人休息点

城市道路、公共场所清扫保洁的任务面广、量大，需要大量的工人。这些工人平日工作分布在不同的区域，日晒雨淋，环境艰苦。每日上岗前要集合点名，作业中间要喝水吃饭，因此，休息点的建设非常必要。这也是城市环卫设施建设的短板，应认真研究，加强休息点的建设。

环卫工人休息点应满足休息、更衣、洗浴和停放小型车辆、工具的功能需要。可单独设置或与其他环卫设施合建。作息场所的面积和设置数量，宜以作业区域的大小和环卫工人的数量计算。

三、环境卫生车辆停车场

建设环卫车辆停车场，一是工作需要，宜设置在环卫服务区内以减少空驶里程；二是减少对环境的影响，应避开人口稠密和交通繁忙区域。当停车场停放车辆数量、大小不确定时，可按 2.5 辆/万人规划设置，用地可按每辆大中型车辆用地面积不超过 150 平方米、小型车辆用地面积不超过 100 平方米、微型车不超过 50 平方米控制。

四、洒水（冲洗）车供水器

有的城市对道路洒水要求很高，既有城管的严格要求，又有环保的严格要求，洒水

成为环卫的一项经常性工作。在一些经济发达的中小城市，对特殊区域、地段明确提出了冲洗的要求和规定，道路冲洗成了城市环卫管理的一项内容。供水器的建设成为环卫基础设施不可或缺的一项工作。

洒水车和冲洗道路专用车辆的给水，可利用市政给水管网，也可以利用其他水源。利用市政给水管网时，供水器的间隔应根据道路宽度和专用车辆吨位确定。供水器宜设置在次干道和支路上，间距不宜大于 1 500 米。

五、环卫车辆清洗站

环卫车辆装载物的特殊性要求对运输车辆进行高频次的清洗。

环卫车辆清洗站应按城市总体规划和环境卫生专业规划进行设置。应避开交通拥挤地段和车流量较大的道路交叉口，宜与停车场、加油（气）站合并设置。清洗站应有自动清洗装置，车辆清洗水经沉淀、除油处理后，可就近排入城市污水管网。

六、环境卫生专用车辆通道

通往环境卫生设施的通道，应满足环境卫生专用车辆进出通行和作业的需要。其道路宽度、坡道、载重负荷等要严格按国家规范进行设计。对于垃圾转运站、粪便处理厂、垃圾处理场的道路建造，要充分考虑车型的要求。

第四节　建设环境卫生基础设施应遵循的原则

城市环卫管理已经告别了发动群众突击式、运动式管理阶段，进入了规范化、法制化管理时期。但城市环卫基础设施建设和需要之间的矛盾将长期存在。一是基础设施投入资金相对不足是每一个城市特别是中小城市都面临的问题；二是城市发展加快，环卫基础设施建设相对滞后是普遍存在的问题。

环卫基础设施是城市环卫管理的核心问题之一，决定环卫管理的效率和水平，应下大气力抓紧抓好。抓好城市环卫基础设施建设，应掌握好以下原则：

一、科学规划，合理布局

各个城市所处区位不同，经济发展阶段不同，环卫管理的历史传承不同，环卫管理中存在的问题不同。基于这些因素，环卫基础设施建设的内容、项目是有差异的。要使环卫基础设施建设和环卫管理的需要紧密衔接，就必须有一个科学的规划。要在城市总体规划的框架内，编制一个符合城市发展和环卫管理需要相适应的环卫专业规划。对环卫管理的任务量要有科学的预测，根据环卫管理的实际需要和预测的管理任务，做好环卫基础设施建设的规划。要对环卫管理需要的基础设施的形式、规模、分布、用地等，通过控制性详规加以明确。要形成环卫基础设施的体系。各项基础设施之间的功能配置要合理，和环卫管理使用的装备相适应，避免投资浪费。规模要适中，以满足管理需要为度。分布要合理，以最大限度节约土地，节省时间，提高效率。在规划的控制指导下，力争早日建成投入使用。环卫基础设施易产生"邻避效应"，建设时机掌握不住易使规划布局的项目搁浅。

二、明确目标，稳步推进

对规划中确定的环卫基础设施建设目标，要做出年度实施计划，分步实施，稳步推进。每年都要争取安排一定的资金用于环卫基础设施的新建和升级改造。这样，经过一段时间的努力，就能建成系统配套的城市环卫基础设施，为实施高水平的环卫管理创造条件。

三、突出重点，带动配套

环卫基础设施中，有的居于比较核心的重要地位，对城市环卫管理水平的提升具有重大的影响。例如，大型垃圾转运站，在城区距离垃圾处理场所较远的城市，对垃圾收集系统的影响就是决定性的；垃圾处理场，对整个城市垃圾管理系统的影响也是决定性的。在抓好这些重要环卫基础设施建设的同时，要注意环卫基础设施和环卫装备的配套，这样，当这些重点环卫基础设施投入使用时，就能带动整个城市的环卫基础设施升级。

四、抓住难点，求得突破

任何一个中小城市，在任何一个发展阶段，都存在环卫管理的薄弱环节，都有历史遗留的或现时形成的管理方面的问题。领导、群众、舆论对这些问题都会在一定时期内予以重点关注，形成社会热点。这些社会热点的背后，有各种各样的原因，解决起来比较困难，成为工作中的难点。除极个别情况外，在较长时期存在的环卫管理问题，其背后一定会有环卫基础设施缺乏的因素。在分析解决城市环卫管理的热点难点问题时，将环卫基础设施的增加建设作为解决问题的一个手段，往往能起到从根本上解决问题的作用。因此，中小城市的环卫行政和业务主管部门的领导，对本市的环卫基础设施中存在的薄弱环节和工作中的难点问题，要时刻做到心中有数，掌握有利的工作时机，采取有效的工作措施，力争在最短的时限内，补上城市环卫基础设施的短板，进而促进城市环卫管理难点问题的解决。

五、积极作为，抓好配建

根据国家相关法规的规定，城市在新建小区和旧区改造以及改建、扩建大型公共建筑时，应该配套建设相应的环卫公共设施和环卫工程设施。但由于落实主体不明确，这项规定在大多数中小城市的规划建设中流于形式。这样导致的直接后果就是城市环卫基础设施不足，用于环卫基础设施建设的空间被挤占，后期建设难度大，增加了政府的公共支出。要改变这种状况，环卫主管部门要建议政府出台地方性法规，对城市建设中环卫基础设施的配套建设做出具有可操作性的规定，明确责任主体，抓好落实和验收，使城市环卫基础设施的建设和城市的建设发展同步，减少后期插建的难度，减少政府的公共支出。

【工作探索】

建立乡镇垃圾的预处理机制

实行城乡环卫一体化管理，一个重要的问题是乡镇垃圾的无害化处理。乡镇垃圾的产量小，单独建设垃圾处理设施是不经济的，且会带来一系列的环境问题。比较现实的做法是和城市的垃圾处理设施实行共享或实行区域联建。无论哪一种做法，都会出现垃圾运距较远的问题。垃圾运距较远的直接后果就是运费的增加，还会间接地影响到乡镇垃圾运输的组织形式和二次污染的防治问题。与城市相比，乡镇的垃圾成分中无机物的含量偏高，而无机物对环境的污染是可控的。如果采取一定的技术手段，对乡镇垃圾进行简单的预处理或人工干预，将垃圾中的无机物留在乡镇就地处理，只将垃圾中的有机物运至城市的垃圾处理场所进行无害化处理，就会大大减少乡镇垃圾的运输量和运输成本，并对垃圾的后续处理产生积极的影响。

一、对垃圾进行简单分类

根据乡镇垃圾最终运往处理场所的处理手段，设计有针对性的垃圾分类方案。首先是将垃圾中的无机物分出，主要是控制建筑垃圾和装修垃圾混入生活垃圾，并将垃圾中的玻璃、陶瓷等等无机物分出。其次是将垃圾中的可利用物分出，如垃圾中的金属罐、塑料瓶、大件垃圾等。将这两部分垃圾分类后，大约能使垃圾减量30%。最后将减量后的垃圾运往城市或区域的垃圾处理场所。依靠乡镇完善的基层组织，配合其他的激励手段，这样简单的垃圾分类是完全能在短期内完成的。

二、对垃圾进行好氧消化处理

好氧消化就是好氧堆肥。经过几十年的研究，我国垃圾的好氧堆肥工艺已经十分成熟。由于处理规模的限制，使其推广使用受到制约。此外，人们对垃圾堆肥抱有不切实际的想法，认为靠堆肥产品的自身价值就能维持运行，在政策上研究支持不够，使垃圾堆肥工厂的运行举步维艰，压缩了垃圾堆肥工艺的使用空间。特别是近年来国家环保政策的一再收紧，垃圾堆肥过程中的异味控制难度较大，引来社会的一片责难，使垃圾堆肥推广使用的社会环境更加不利。但随着各种环保技术的进步，垃圾堆肥的技术手段也有了巨大的发展。异味控制、堆肥过程控制、设施设备等方面取得了实质性的进步。如果将其用于垃圾的预处理，是一个有优势的选项。

针对现有的垃圾混合收集模式，可在乡镇建设比较简单的垃圾好氧消化预处理设施。由于垃圾有明确的去向，消化处理的主要目的是完成垃圾中易腐垃圾的消化、部分水分的去除、无机垃圾的筛分。这样，在工艺的选择上就比较简单，主要有破碎、发酵、熟化、筛分等环节，大约半个月的时间，就可以实现垃圾的无害化和减量化。熟化后的垃圾，经过筛分，筛上物运往垃圾处理场所做最终处理，筛下物可以在乡镇就地处理。如此进行预处理的垃圾，重量可以减少大约50%，其中水分能够减少30%左右。既能大大减少乡镇垃圾的运输量，降低运输成本，又能提高垃圾的热值，减少垃圾处理场所的污水产量。对实行垃圾焚烧的城市而言，是一条不错的途径。对城市大型环卫设施实行市场化运行管理的城市，还可以降低部分费用。

【工程案例】

中小型智能控制好氧发酵垃圾堆肥项目

垃圾好氧发酵堆肥工艺具有发酵时间短、腐熟彻底、过程易于控制等优点。随着智能控制技术和各类机械装备水平的提高，好氧堆肥工艺在使用过程中的技术含量大幅提高，在垃圾处理特别是乡镇垃圾处理中的应用空间有了较大的提升。由于乡镇的垃圾产量不大，好氧发酵堆肥过程中的异味较易控制。青岛三色源科技环保有限公司在探索乡镇垃圾处理的实践中，将垃圾好氧发酵堆肥工艺与智能控制相结合，做出了比较成功的工程案例。

项目的技术路线如图 1 所示。

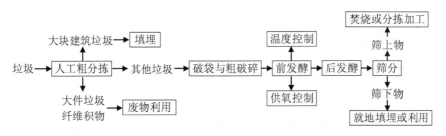

图 1　中小型好氧发酵堆肥技术路线

垃圾好氧堆肥是依靠垃圾中固有的专性和兼性好氧细菌降解垃圾中的易腐有机物的过程。堆肥过程中，在合适的水分、通气条件下，使微生物繁殖并降解有机质，从而产生高温，杀死其中的病原菌及杂草种子，并使有机物达到稳定化，实现垃圾无害化处理的同时兼顾资源化利用的目标。该项目的特色在于发酵阶段的自动控制。垃圾好氧堆肥的影响因素有温度、含水率、pH 值、垃圾物料的颗粒度、垃圾中的有机质含量、垃圾堆体中的含氧量、垃圾堆体体积、碳氮比等。由于该项目是以乡镇生活垃圾的无害化处理为目标，因而在堆肥产品的深加工上不再着力，故而工艺大大简化，周期缩短。在影响垃圾堆肥的因素中，含水率、pH 值、垃圾中的有机质含量、碳氮比四项，现有的垃圾成分基本满足要求，故不需人工干预，大大降低了处理成本。

在好氧堆肥中，微生物活性是保证有机固废快速降解的关键，而温度是影响微生物活性的重要因素。好氧堆肥有一个变温的过程，中温菌和高温菌分别在不同温度阶段发挥主要作用。堆肥过程的温度区间为 30～60℃。升温和降温阶段的垃圾堆体温度一般低于 45℃，此阶段以中温菌为主。高温阶段的垃圾堆体温度一般为 45～60℃，此阶段中温菌受到抑制或死亡，活性变差，数量减少，高温菌数量增多并占主导地位。温度和微生物的活性之间有着极大的关联性。正是由于微生物的作用，分解消化垃圾堆体中的有机质，产生放热反应，才使得垃圾堆体中的温度上升，而温度上升又加速了垃圾堆体中微生物的生长，这是一个相互作用的过程。从以上分析可以看出，垃圾好氧堆肥的过程，是好氧微生物发挥作用的过程，而适宜的温度是好氧微生物发挥作用的前提。影响温度的主要因素有垃圾堆体、堆体的物料尺寸、堆体中的氧含量等。采取相应的工程措施，促使堆体温度快速上升并较长时间保持，可以大大优化堆肥工艺。

在垃圾好氧堆肥过程中，氧气的消耗是很大的。因此，保持垃圾堆体中的氧含量是非常重要的。影响垃圾堆体中氧含量的因素有垃圾堆体的体量、垃圾堆体的颗粒大小以及垃圾堆体中氧的补充。

垃圾堆体的体量过小会增加堆肥占地，影响作业效率，同时严重影响堆体的保温，延长发酵时间，给垃圾堆肥增加成本。堆体体量过大，会增加机械作业和布氧送风的难度，易产生供氧不均，出现厌氧状态，产生大量臭气，影响堆肥效果。因此，垃圾堆体的体量是一个重要的指标。

垃圾物料的颗粒大小对堆体的升温、保温、保氧、水分蒸发、发酵效果、发酵时间有直接的影响。垃圾的颗粒小，升温快、保温好，但供氧困难、水分蒸发效果差；垃圾的颗粒大，则升温慢、保温差，但供氧比较容易、水分蒸发效果好。因此，垃圾物料的颗粒尺寸要掌握在合理的范围之内，以获得相对较短的发酵时间和较好的发酵效果。

垃圾堆体中的氧含量适宜是垃圾堆肥的关键。缺氧必然出现厌氧状况，出现臭气异味，延长发酵时间。过量供氧会造成散热过快、堆体保温困难的现象。合适的氧含量是保证垃圾堆体温度和发酵效果，缩短发酵时间的关键因素。

该工程的人工粗分拣、破袋与粗破碎、后发酵、筛分工艺与其他堆肥工程大同小异，其闪光点在前发酵的控制上。在工程实践中，使用了温度和氧含量双控的模式。在垃圾堆体中设置温度、氧含量探测探头，设定启动数值连接到控制器，控制器连接电机。当垃圾堆体中的温度过高或氧含量过低时，送风电机启动送风供氧，实现为堆体降温和保持堆体氧含量的目的。这种自动控制大大节约了人工和电力消耗，提高了发酵效率，缩短了垃圾的腐熟时间。根据工程实践的数据，一般在堆体完成一天后，堆体内的温度就可以达到 70℃左右，并能够连续维持 5 天左右。堆体的消减速度很快，水分蒸发效率很高，基本不产生污水。温度达到高峰后逐渐降温，约 10 天便可完成高质量的前发酵过程。前发酵过程结束后，将堆体垃圾移至后发酵区域静置一段时间，就可以进行筛分，然后将筛上物和筛下物分别处理。经实际检测，垃圾的腐熟度完全达到了国家堆肥的要求，实现了垃圾的无害化处理。

第七章
建设一支适应中小城市环境卫生管理需要的环卫队伍

科学技术的进步，使得设施、设备、装备在城市管理中的作用日益明显，但它不能证明人在城市环卫管理中的地位弱化；相反，新技术新设备的大量使用，对人提出了更高的要求，要求环卫从业人员有高尚的职业精神、高素质的专业修养和高水平的管理技能。因此，建设一支高素质的环卫队伍，是做好中小城市环卫管理的基本条件之一。

第一节　城市环境卫生管理的实践需要高素质的环卫队伍

经济的发展和技术的进步，使得环卫设施水平和装备水平提高到一个新的层次，环保和民生的双层标准对城市环卫管理提出了新要求。环卫管理已经从城市管理边缘的地位进入城市管理的中心地位。

一、技术进步需要优秀的专业技术人员

我国环卫行业，在初创阶段，曾经以简单的工具和繁重的体力劳动为特征，长时期处于比较原始的状态，行业被边缘化，从业人员被讥讽为"傻大黑粗"。当时的清扫保洁工作，以扫帚、挑担、竹篓为主要工具；清扫的垃圾，以人力车外运为主，条件好的城市使用牛车、马车外运。20世纪七八十年代，拖拉机在相当多的城市里仍然发挥主要运力的作用。机械化程度低，增加了环卫工人的劳动强度，损害了环卫工人的身体健康，也对环卫行业的形象产生了消极影响，制约了行业的发展。当时由于整个国家的经济发展水平低，技术装备长时期不能适应国民经济的发展需求，包括环卫管理的装备，长期与环卫管理的需要有很大差距。20世纪90年代，在山东、河南、河北交界的地方，公路保洁使用了一种拖拉机拉的土造扫路车，工作时尘土飞扬，几把竹扫帚围绕固定柱上下翻飞，将道路上的土和漂浮物扫到公路的边缘。当时四川泸州生产的熊猫牌扫路车是

真正"高大上"的设备，但购置价格和使用成本使许多城市望而却步，且功能存在缺陷。在垃圾转运方面，天津生产的吊龙式转运站，现在看缺点很多，但当时也风靡华北。垃圾处理更是落后，堆放是唯一手段。因此，后来一段时期，几乎每个发展速度较快的城市，都有垃圾堆体被快速建成的建筑物围在中间，研究城市中垃圾堆体的处理一度成为大学的课题。在以人工为主要保洁手段、简易堆放为主要形式的垃圾管理阶段，对环卫专业人员的需求不高，整个行业的专业技术人员比例小、文化程度低。随着国家经济发展和技术进步，环卫管理的装备水平大幅度提高。现在，任何一个城市，哪怕是乡镇一级，只要有环卫机构，就有环卫机械装备。一个小城市的装备有几十台，一个中等城市的装备有上百台甚至数百台。道路清扫的机械化作业率在稳步提高，垃圾清运、中转的机械装备水平，其机械化、自动化的程度不逊于其他行业。垃圾处理基本完成了从简易堆放、填埋到卫生填埋、焚烧、堆肥等无害化处理的转变，垃圾资源化利用的热潮方兴未艾，在国家政策的调控下，大量资金、人才涌入垃圾处理行业。在这种形势下，专业技术人员的作用日益明显，环卫管理中的专业素质显得愈加重要。在城市环卫管理的实践中，对优秀环卫技术人员的需求越来越多，要求越来越高。在今后的一段时期内，这种需求将保持居高不下的态势。

二、城市环卫管理目标的升华，需要优秀的管理人员

在相当长的一段时期内，环卫管理的目标比较模糊，标准比较低，处于维持基本的环境卫生状况，群众无大的意见即可的状态。随着各城市规划的持续实施，城市的目标定位愈发清晰，城市环卫管理的目标和城市发展的目标趋于一致，也变得明确清晰起来。居民对环境的要求逐步提升，对道路保洁、垃圾管理的标准的心理预期逐步提高。国家一系列环保政策的实施，对城市空气质量、城市洁净程度的要求逐步细化规范，城市环卫管理越来越受到重视。城市环境卫生工作，既涉及城市居民的生活环境质量，关乎民生，又是城市环境保护的重要内容，关乎地方、区域乃至全国的环境保护，成为地方政府施政的重要问题。在此背景下，城市环卫管理对行政主管部门和业务主管部门的要求达到了新的高度。城市环卫管理要高瞻远瞩，统一规划，科学组织，服从和服务于城市建设发展的总目标。要把国家关于城市环卫管理的方针政策和本市的管理实际相结合，保证城市管理和环境保护双重目标的实现，为城市居民创造优良的居住和工作环境。要针对城市环卫管理中存在的问题，提出实事求是的解决办法，保证政府施政目标的实施，保证居民利益不受侵害，保证国家、政府城市环卫管理法规的正确落实，这就对城市环

卫管理的目标、理念、组织、执行、监督等工作环节和方式方法提出了新的要求。城市环卫管理目标的明确和标准的提升，对改善城市居民的生活环境是一个极大的促进，也对城市环卫管理提出了新的要求，对城市环卫管理人员的管理素质和专业知识提出了更高的标准。

三、城市环卫管理的标准化、规范化、精细化，对环卫作业队伍素质提出了新的要求

在国家层面上，出台了一系列的环卫作业标准。由于各种原因，很多城市在实施中都有不同程度的放宽的现象。这里面，有投入不足的原因，也有管理不到位和环卫作业组织的问题，更主要的是反映了环卫作业队伍的素质不适应城市环卫管理的需要。随着环卫管理的力度加大，对环卫作业队伍的素质提出了新的要求，环卫工作人员必须要有较高的职业道德。不能把环卫工作仅仅理解为清扫道路和清运垃圾，而要从城市管理的角度看待自己的工作，将平凡的日常工作与城市的管理目标统一起来。要有较高的作业能力，特别是部分操作机械的人员，要熟练掌握机械的性能和操作要领，爱护设施设备；要按规定的程序作业，减少随意性；要按作业标准衡量工作质量，避免我行我素。在部分经济发达地区和旅游城市，在部分城市的特殊区域，都实行了精细化的管理要求，从作业标准、时间、方式都有了新的规范，对作业人员的素质要求更高。

四、环卫行业的融合提升，需要懂经营会管理的复合型人才

改革开放以来，随着国家经济的发展和人们观念的更新，环卫行业以全新的姿态出现在世人面前。环卫作业、垃圾处理既是城市环卫管理的内容，又是社会主义市场经济条件下一处处财富的宝藏。社会上的一些有识之士捷足先登，携带雄厚的资金与先进的技术介入环卫领域，既创造了丰厚的物质财富，又促进了环卫行业的发展和环卫管理水平的提高。一些城市的政府，抓住时机，推动环卫作业的市场化服务。部分业内人士，在政府的支持下，扔掉"铁饭碗"，敢于吃"螃蟹"，组建环卫企业，从事环卫作业。在国家经济和社会发展大潮的冲击下，环卫作业出现了与其他行业的融合，拓宽了环卫行业的领域，丰富了环卫行业的内涵，如物业管理，城市楼房立面的作业清洗，大件垃圾的清运拆解，电子废弃物、医疗废弃物、餐厨废弃物、建筑废弃物的分类管理等。有的城市用管理宾馆的理念管理公园的卫生与花草，有的城市用机场管理的标准管理垃圾转运站。这些实践说明，环卫的领域已经涵盖城市管理的较大空间，环卫与其他各种城市

管理的界面开始模糊和交融。这种情况下，对环卫管理的复合型人才的需求非常旺盛。

经济的发展促进了城市形态的发育，城市功能的完善带动了区域经济的发展。城市作为区域经济的平台，要求城市管理，包括环卫管理在较高的水平上运行。因此，建设高水平的环卫管理队伍，提高环卫从业者的素质就显得非常必要。由于中小城市的环卫管理比较薄弱，在新的形势下，建设高素质的环卫队伍的任务更加繁重。

第二节　中小城市环境卫生队伍建设中存在的问题

目前，在广大的中小城市，环卫管理的地位越发重要，要求对城市进行高标准的环卫管理。同时，各中小城市面临的一个现实问题是，在环卫队伍建设上，存在结构上的重大缺陷，与城市环卫管理的要求不相适应。

一、环卫队伍总体上年龄偏大，文化偏低

这主要表现在环卫作业队伍和环卫基层管理人员的整体结构上。基层清扫保洁队伍的主体是 50~60 岁的人，有的是城镇下岗职工，有的是退休职工，相当一部分是城市近郊的农民或进城务工的农民。他们的文化程度较低，劳动技能不高，加上体力偏弱，承担不了复杂的劳动。垃圾清运人员的组成比清扫保洁人员的组成要稍好些，机械操作人员的劳动技能较高。跟车作业人员，除了年龄稍小以外，在劳动技能上和道路清扫人员无大的差别。从事环卫管理的基层人员，大多是从一线选拔出来的具有一定工作经验的工人，文化程度不高是普遍现象。这部分人的优势是工作经验丰富，年龄相对于一线作业人员较轻。

环卫作业队伍年龄偏大、文化程度偏低的现状，影响整个队伍的职业精神的形成，在工作中和社会沟通上存在不足，易形成误解和矛盾。对环卫管理的目标任务理解不到位，工作主动性、自觉性不高。工作中协作精神不够，易产生"漏洞"和推诿现象。这种年龄、文化、结构上的矛盾，将在较长的时期内存在于中小城市环卫队伍中，对城市环卫管理目标的实现有一定的影响作用，应引起各级领导的重视。

二、人员结构不合理

一是专业技术人员缺乏。近年来，各级政府投资建设了大批的环卫基础设施，购买了许多功能先进的设备。由于人员培训跟不上，致使大量的设施设备的运行使用出现问

题。一般来说，每个垃圾填埋场都建有污水处理设施，用于处理填埋场产生的垃圾渗滤液。但真正运行的不多，除了运行费用不足等原因外，没有合格的运行维护人员也是重要原因，这直接导致了垃圾填埋场不能良性运行，给环境造成了潜在的巨大隐患。还有的城市在建设大型环卫基础设施时，没有合格的专业技术人员的参与，造成投资失误，严重损害政府形象，浪费政府资金。

二是管理人员的素质有待提高。各级环卫行政和业务管理人员，按照职责负责或点或线或面的管理工作。在环卫管理要求低、设施设备简单的情况下，仅靠经验管理即可。在国家、政府和居民对环卫工作均提出较高要求的形势下，单靠经验进行管理就远远不够了，环卫管理人员的素质、水平就显得非常重要。在决策上，要求高瞻远瞩，站在行业角度，着眼城市管理全局，了解世界的、全国的行业发展状况，根据城市实际，做出科学的决策。对行业管理，同样要从城市管理的全局，将环卫管理融入城市管理。对设施设备、队伍的管理，要严格遵守国家的法规，又要从本市实际出发，坚持创新。以此标准衡量，显然目前从事环卫管理人员的素质是不够的。在相当数量的中小城市，环卫工作地位仍然被边缘化，环卫工作矛盾交织，部门领导左右支绌，被动应付，城市环卫管理长期在低水平上运行。要改变这一状况，环卫管理人员特别是主要负责人的工作能力和政治素质都迫切需要提高。

三、作业队伍的临时工性质

在各中小城市，从事道路和公共场所清扫保洁、垃圾清运和公厕管理的人员，是一个庞大的群体。一座小城市有数百人，一座中等城市甚至有上千人。这些环卫工人大多数是临时工性质，在工资、奖金、福利等方面的待遇较低，缺少全面的社会保障。使用这支临时工性质的队伍，政府的管理成本大大降低，但也带来了一些负面效应。他们的工作责任心、凝聚力不强，经常发生不受法律约束的离职，不愿接受规范化的管理，大大增加了管理的难度。在工作中，由于是临时工性质，缺少系统的培训，专业技能不够，因而作业质量不高，安全事故频发，制约了整个城市环卫管理水平的提升。他们的待遇低，没有系统的社会保障，因身体和年龄原因离职后，个人风险和社会负担会大大增加。

第三节　采取有效措施，加强环境卫生队伍建设

环卫队伍在城市环卫管理中居于核心地位，属于中心环节。一切管理措施，都要通

过这支队伍落到实处；先进的设施设备，要靠这支队伍的有序管理才能高效运转；城市环卫管理中的问题，要靠这支队伍的聪明才智加以解决。在中小城市，管理的规范化、标准化水平不高，很多情况下，要靠人的主观能动性去弥补管理制度上的缺陷和设施的不足。因此，采取有效措施，建设一支高素质的环卫队伍，对做好中小城市的环卫管理具有重要的现实意义。

一、改善环卫队伍的专业结构

要适应环卫管理的专业化的要求，采取多种方式，吸引一批有专业知识的人才进入环卫队伍。环卫设施设备的运行，需要一批机械、化工、环保、管理方面的人才，可以从大学毕业生里挑选，也可以从社会上招聘。通过补充这方面的人才，使环卫的设施设备能够有效运转，从而带动城市环卫管理水平的提升，使政府的公共投资发挥更大效益，使管理成本能控制在合理水平上。

二、提高管理人员的管理水准和专业素养

同样的投资因管理水平不同会产生不同的社会和经济效益；同样的设施设备因管理水平不同会产生不同的运行效率和运行成本。因此，提高管理人员的管理水平和专业素养就显得非常必要。

管理人员的管理水准首先表现在对管理目标的认知上。通过管理实现管理目标，有大局意识，有坚强的信念，无论碰到什么困难，都坚定地为实现管理目标而努力。其次，管理人员的管理水准体现在管理活动的组织上。环卫管理目标的实现，是通过严密的组织活动进行的。在城市环卫管理的实践中，有正常的管理组织活动，有突击性、临时性的组织活动，还有大小范围不同、多层次的组织活动。这种长周期、大范围的组织活动，对环卫管理的能力和水平要求很高。最后，体现在管理过程的把控上。在实现管理目标，组织各种管理活动中，能把过程控制得有序，对管理过程出现的问题能及时有效解决，就充分反映了管理者的高水准。

管理人员的专业素养表现在对专业知识的掌握和对专业管理的把控上。在环卫作业的各个环节，机械装备的大量使用，检测检验手段的普及，各种装备设备的使用调度及衔接，对作业人员的专业要求不断提高，与此相伴的，是对环卫管理人员的专业素养要求的提升。管理人员只有全面掌握了相关的专业知识，才能在工作中进行高效率的专业管理。

要提高管理人员的管理水准和专业素养，唯一的途径是培训和实践。要通过各种手段和机会，培训各级环卫管理人员。要从政治思想、业务素质、管理知识、专业知识、职业道德诸多方面进行系统严格的培训，并在实践中加强锻炼培养，以求适应日益提高的城市环卫管理的需求。

三、为重要岗位选配合格的人员

毋庸置疑，环卫管理机构中，也存在人浮于事的现象。在机构中设置的二级或三级管理岗位，并不是每个岗位的重要性是一样的。有的是主要业务岗位，有的是辅助岗位、后勤岗位。世界上没有一种人事管理制度是十全十美的，都有优点，也有缺陷和不足。好的制度，就在于能给优秀的人才提供脱颖而出的机会，并不能说在好的制度下，每个人都是优秀的人才。人尽其才，才尽其用，是人事管理的原则之一，它本身就承认了人的能力的差别性。把优秀的人才选配到能发挥作用的岗位上，就能突破管理的难点，牵一发而动全身，以点的突破带动面上工作的全面推进。

为重要岗位选配合格人员，既要慎重，又要果断。要充分了解岗位的职位要求，对岗位需要的政治和专业素质、组织和协调能力、本岗位与其他岗位的制约关系要有充分的认识，准确把握选人的条件。要对备选人员进行深入的了解和考察，确认其各项素质，特别不要偏听偏信。要通过工作考察其能力，对备选人员的经历、业绩也要深入了解。人员到岗位后，还要继续考察，看其是否具备岗位的任职能力。人是会变的，环境的变化会引起人的思想、行为等一系列变化。如果发现特别不适应的状况，要果断予以调整。

四、改善环卫队伍的人员结构

要正视环卫作业队伍年龄大、文化低、临时性的问题，通过行政的、经济的各种手段，改善环卫队伍的人员结构，为提升城市环卫管理水平打好人员基础。

要结合工作实际，逐步提出规范性的环卫从业人员的基本条件。从年龄、学历、经历、体力各方面予以规范，防止无章可循。在工作实践中，有的中小城市在环卫重要设施和设备的投入使用时，定向地、有针对性地聘用合格人员，在一定范围内改善了环卫从业人员的文化和年龄结构，也不失为一个好的工作方法。要注意利用一切机会改善环卫人员的年龄和文化结构，特别是在城区扩大环卫服务范围时，对新进人员，也要适当提高从业人员的标准。

随着《劳动法》的实施范围不断扩大和政府财力的增加，要逐步将环卫从业人员工资、福利、保险规范化，在逐步提高环卫人员待遇的同时，提高环卫从业人员的任职条件，进而改善环卫队伍的人员结构。

【管理实践】

山东省荣成市环境卫生管理处对干部职工的考核管理

考核是人事管理的基本方法之一。在现代管理中，管理的外延和内涵不断扩大，考核在人事管理中的重要性不断提升，考核的方式方法也在不断创新。同时，在组织对干部职工的考核中，也存在许多问题，主要是考核的目标、方法、组织、程序等环节设计不合理；考核过程中的人为因素和印象成分干扰了考核的客观公正；考核实施不够严谨，量化指标不细，随意性大等。为了加强对干部职工的考核管理，各级环卫部门结合自身实际进行了认真的探索，创造出了许多好的经验和做法，对促进工作落实和加强环卫队伍建设起到了很好的导向作用。山东省荣成市环卫管理处对干部职工的考核有其独到之处。

该市环卫实行二级部门管理体制，城乡建设局是环卫管理的行政主管部门，环卫管理处是城市环卫业务主管部门并负责环卫作业的组织管理。现有职工1 000多人，负责城区500多万平方米道路的清扫保洁、日产300多吨垃圾的清运、城区30多座公厕、150多台环卫作业机具的管理工作，队伍管理的任务十分繁重。该处对干部职工实行了非常严格科学的考核，取得了队伍管理和作业管理的两个一流的成绩，其主要做法是：

一、考核对象

将环境卫生管理处干部职工全部纳入考核范围。包括正式职工和合同制职工以及长期临时工。

二、考核内容和方法

（一）考核内容

建立"4+3"规范化管理考核体系，"4"是指四项基本考核，具体为公共管理考核、民主评议考核、中心工作考核、业务工作考核；"3"是指三项附加考核，具体为风险管控考核、创新激励考核、市级征信考核。

（二）考核方式

办公室牵头负责干部职工考核工作，采取"周调度、月考核"方式。办公室每周调度汇总一次工作，掌握各项工作进度和质量情况；处领导班子每月底前召开一次会议总结点评本月工作，对所有干部职工进行一次考核评分。考核采取"百分制"公开评分，年底12个月得分总和即为每人年度得分。

（三）考核类别

分领导班子成员、一般干部职工两个类别，分类打分排名。

三、考核标准

（一）公共管理考核（20分）

主要包括日常考勤管理、负面清单管理、请销假管理、参加会议和活动管理、带班值班管理、卫生秩序管理、财务管理、保密纪律等。其中日常管理、请销假管理等以天为单位进行考核，参加会议和活动、带班值班管理、卫生秩序管理、财务管理、保密纪律等以次为单位进行考核。以上考核项为扣分项。除此之外，还设置了规范化管理的奖分项和扣分项。

（二）民主评议考核（20分）

干部职工每月进行一次民主评议，分为"优秀、称职、基本称职、不称职"四个等次，分别以不同的分值标准赋予不同的等次，其中"优秀"等次为同类考核人员的20%。

（三）中心工作考核（20分）

中心工作的确定由处党支部集体研究议决。凡是上级党委、处党支部、月度例会部署的重点工作，均列入重点工作。处党支部对确定的中心工作事项，按照轻重缓急、难易程度分为A、B、C三类，分别赋予不同类别的工作不同的分值。凡参加中心工作的人员，圆满完成工作任务，按多劳多得原则，获得考核分数。完不成工作任务或受到批评的，酌情扣减相应分数。

（四）业务工作考核（40分）

干部职工所负责的常规性工作即为业务工作，实行奖惩分考核。一般干部职工以科室为单位进行，班子成员以分管科室主要负责人业务工作得分平均值为业务考核得分。得分有加分项和扣分项.

（五）附加考核

附加考核包括风险管控考核、创新激励考核和市级征信管理考核三项内容。风险管控考核主要包括党风廉政建设、中央八项规定落实情况、问责条例遵守情况等规定的内容。具体为尚未触及纪律红线但在推进工作中存在的不严不实、落实不力问题，岗位工作中的薄弱环节、盲点问题，以及本单位、本辖区以外的重大社会风险隐患。风险管控考核设加分项和扣分项。创新激励考核主要包括思路创新、制度创新、方式方法创新、创新结果运用四个方面，不设基础分，设加分项。市级征信管理考核设加分项和扣分项。干部职工有正面行为的，视影响力大小给予不同等次分值的奖励；干部职工有负面行为造成不良影响的，视情况给予扣减分值的处罚。

四、考核结果的使用

每月底将考核结果在单位内进行公示，年终由办公室计算出每名干部职工的年度总得分，作为核算年度绩效工资及评优选模的重要依据。

（一）绩效工资

1. 年度考评

考评对象为全体干部职工。年初确定年终考评奖励工资的数额，年终根据每位职工全年考核情况予以一次性发放。

2. 月度考评

考评对象为一线岗位职工，每月确定一定数额的奖金，由各科室按照考核细则，根据每月考核情况予以发放。

（二）评优选模

按照干部职工年度考核总得分高低排序，分类确定先进个人名单。评优选模实行一票否决制度。

这个考核制度人为干扰少，弹性小，可操作性强。考核项目设置比较合理，既有基本的考核，又有附加的考核，有常项，有变项，适应环卫日常管理复杂多变的特点；每月进行一次考核，坚持了考核的经常性，避免了考核的突击性；以每月的考核相加为年终考核结果，激励职工长期稳定的工作业绩，能够有效地防止领导印象干扰考核的现象；将领导班子与职工分别考核，能够避免领导挤占职工业绩的现象发生；年初设定考核奖金的数额，公开透明，目标导向作用极强。这个考核办法对中小城市环卫职工考核有很好的借鉴作用。

第八章
城市道路和公共场所清扫保洁管理

城市道路和公共场所清扫保洁，是城市环卫工作的一项基本内容。它有两个基本目标：一是维护道路的清洁容貌，二是防止道路扬尘污染。城市道路和公共场所清扫保洁管理，应从把握工作内容、明确主体责任、加强监督检查、应急事件处置等环节抓紧抓好。

第一节　城市道路和公共场所清扫保洁的工作内容

城市道路和公共场所是指城市建成区的车行道、人行道、街巷、桥梁（立交桥、高架桥、隧道、人行过街天桥等）、地下通道、广场、停车场、公共绿地和各类车站、机场、码头、市场以及文化、体育娱乐等活动场所。上述场所的清扫保洁及相关工作即为环卫工作的内容。大体可分为以下几类。

（1）道路的清扫保洁工作。城市的路网由许多等级不同的道路构成。这些道路因功能不同而建造形式各异。主干道一般可分为机动车道、非机动车道、人行道、绿化隔离带等板块。次干道、街巷的断面功能设计要弱化许多。道路的清扫保洁始终是城市清扫保洁的重点。

（2）道路连接线点的清扫保洁。连接道路之间的立交桥、高架桥、隧道、人行过街天桥、地下通道、广场等，建筑体量不大，但人流量很大，不便于机械化清扫，清扫保洁的难度较大。

（3）交叉管理场所的清扫保洁。停车场、公共绿地等场所，分属不同的主管部门管辖，其清扫保洁易出现漏洞，管理有较大难度。

（4）城市功能性配套场所的清扫保洁。车站、码头、机场、市场、电影院、剧院、体育场馆等城市公共设施，分属不同的责任主体，清扫保洁的管理难度较大。

（5）居民小区、村庄的清扫保洁。城市建成区的居民小区一般由物业公司负责清扫保洁。城内和城外村庄的清扫保洁一般由村庄自行组织。环卫主管部门对其行使监督权。

（6）主、次干道的洒水抑尘。近年来，国家主管部门对城市主、次干道的洒水抑尘降温提出了明确的要求。实践证明，城市主、次干道的洒水抑尘有利于改善城市的环境质量状况。因此，主、次干道的洒水抑尘列入了城市道路清扫保洁的内容。

（7）冬季城区的除雪。在北方，冬季下雪会造成城市的拥堵甚至瘫痪，给城市广大居民出行带来不便，对城市一段时间内的生产生活产生不良影响。冬季城区除雪列入城市道路清扫保洁的内容，成为城市清扫保洁的一项季节性工作。

（8）道路和公共场所果皮箱的清掏与维护。在城市主次干道、公共场所、居民小区甚至村庄，都设有许多果皮箱，其清掏、清洗、擦拭是道路清扫保洁的工作内容。

（9）清理道路和公共场所的"小广告"。在当下，任何一座城市，道路和公共场所都不同程度地存在"小广告"乱贴、乱粘、乱喷的现象，被称为城市的"牛皮癣"。清除"小广告"成为城市环卫清扫保洁的一项经常性工作。

（10）清除公共场所的痰迹污渍。城市公共场所人流量大，一部分人随地吐痰、吐口香糖以及其他不良行为，造成公共场所路面、地面、景观的污染，大片的污渍严重影响公共场所的形象和氛围。清除公共场所的痰迹、污渍是城市道路和公共场所清扫保洁作业的一项经常性工作。

（11）其他维持道路和公共场所环境质量的工作。

第二节　城市道路和公共场所清扫保洁的组织

做好城市道路和公共场所清扫保洁的组织工作，要从认清城市环卫管理体制和明确作业主体两个方面入手，辅以严格明晰的管理制度与激励约束制度。

一、环卫管理体制决定管理的组织形式

一个城市环卫管理体制，既有历史传承，又要改革创新。就中小城市道路和公共场所清扫保洁的组织而言，大约有以下几种形式。

（一）一级管理形式

市设立环卫的行政主管部门和业务主管部门，直接负责全市的环卫管理工作，同时

组织全市的环卫作业。

（二）分级管理形式

市设立环卫行政主管部门和业务主管部门，承担全市的环卫管理工作。在区或街道设立环境卫生的行政和业务主管部门，承担行政辖区内的环境卫生管理和组织工作。市、区（街道）在管理职能上有分工，作业区域上有划分。

（三）混合组织形式

市设立环境卫生的行政和业务主管部门负责城区的环卫管理工作并组织作业。因种种原因，在同一城区内划出一片区域，成立专门的环境卫生行政和业务主管部门，负责该区域内的环卫管理和作业组织。两个机构间互不统属，平行存在。

由于历史的原因和领导管理理念的差异，各城市还有一些不同的管理体制。就管理体制而言，各有优劣长短，不应一概而论，但管理体制对城市道路和公共场所的清扫保洁的组织却有着很大的影响。因此，每个城市要从自己的实际情况出发，在已有环卫管理体制的框架内，围绕清扫保洁的目标要求，科学合理地组织城市道路和公共场所的清扫保洁工作。在条件成熟的情况下，尽量实行统一的作业管理。

二、划清清扫保洁作业主体的责任

城市道路和公共场所的环境卫生保洁作业责任是分属不同的责任主体的。无论采取何种管理体制，明确各保洁作业主体的责任是做好城市道路和公共场所清扫保洁工作的基础。

（一）环境卫生专业单位

一般而言，城市的主、次干道，桥梁、地下通道、广场等公共场所，由环境卫生专业单位负责清扫保洁。这些地方，是城市环卫管理的主要部位，对城市环境卫生状况有着举足轻重的影响。

（二）各公共场所的主管单位

机场、车站、隧道、体育及文化娱乐场所的用地范围和卫生责任区，公园、风景点的门前道路，广场和公共场所绿地，由各主管单位负责清扫保洁。集贸市场、商亭、摊点的经营场所，由经营管理单位或经营者负责清扫保洁。城市水域的码头、装卸作业区的专用道路和场地，由使用或管理单位负责清扫保洁。

（三）各物业管理公司

各物业管理公司管辖的居民小区的道路、公共场所的清扫保洁由物业公司负责。

（四）城区村庄

城区村庄道路的清扫保洁由村庄居委会或村委会负责。

（五）其他负有清扫保洁责任的单位

按各自的分工履行清扫保洁责任。

把各责任主体的责任划清楚，编织纵到底、横到边的城市清扫保洁网络，就有了管理督查的依据。此工作环节最忌责任不清，衔接出现问题和漏洞，导致城市清扫保洁网络的破裂。由于历史原因和城市发展，城市清扫保洁各责任主体时有变动。环卫行政和业务主管部门，要根据情况随时调整，将城市道路和公共场所的清扫保洁工作落到实处。

三、城市道路和公共场所清扫保洁的等级划分

城市道路和公共场所因所在区位不同，承载的服务功能和人流、车流量不同，对清扫保洁的要求是有差异的。按国家主管行政部门的法规规定，城市道路的清扫保洁分为四级。

（一）一级

清扫保洁等级为一级的城市道路一般包含：①城市快速路、主干道；②位于重要党政机关、外事机构周边的道路；③位于重要商业、文化、教育、卫生、体育、交通场站、旅游景区等公共场所周边的道路；④位于历史、文化保护区的道路。

（二）二级

清扫保洁等级为二级的城市道路包含：①城市次干道、支路；②位于一般商业、文化、教育、卫生、体育、交通场站等公共场所周边的道路；③位于企事业单位和市中心、公共场所附近居民区周边的道路。

（三）三级

清扫保洁等级为三级的城市道路包含位于一般企事业单位和居民区周边的道路。

（四）四级

城市清扫保洁为四级的道路包含：①远离居民区、企事业单位和公共场所的道路；②无排水管道、路沿石和人行道未硬化等简陋的道路；③城乡接合部主、次干道以外的道路；④开放式居民楼院、城中村。

要根据城市道路清扫保洁的等级要求合理安排机械和人力进行清扫保洁的作业。

四、城市道路清扫保洁的方式

城市道路清扫保洁有人工和机械两种作业方式。

（一）人工清扫和保洁

在机械清扫和保洁车辆不足的情况下或不具备机械作业条件的地段，采用人工清扫和保洁的方式，即使用人工运用无动力工具清除道路废弃物和尘土，保持道路干净整洁。

（二）机械清扫和保洁

在配备清扫和保洁机械，道路环境、路况具备机械作业运行条件的地段，运用扫路机械清除道路废弃物，减少路面尘土量，保持道路的干净整洁。

在条件具备的城市，可以使用洒水车辆，以一定压力的水流冲刷清洁道路；还可以采用喷雾方式防止和抑制道路扬尘；在重点地段，使用清洗车辆清洁道路。

道路清扫保洁的内容包括清理道路及道路旁建（构）筑物、公共设施上的非法张贴物和喷涂类宣传品，清掏道路两侧果皮箱内的垃圾和对果皮箱体内外进行擦拭。

随着城市经济社会的发展，环卫作业的机械配备会越来越充足；城市车辆的大量增加，使得人工作业环境变得恶劣起来。基于诸多因素，城市人工清扫保洁的比例逐年下降，机械清扫保洁的比例在逐年上升。应该采取切实可行的措施，提高城市道路和公共场所机械化清扫保洁的水平，以适应发展的城市管理的需要。

五、道路清扫保洁作业的要求

对城市道路和公共场所的清扫保洁，国家法规有明确的规定。由于我国区域面积广阔，东西南北经纬跨度大，各城市面临不同的地理、气候环境，因而对道路的清扫保洁，应根据国家法规的一般要求，制定本城市道路清扫保洁工作的具体要求，作为管理的依据。一般应涵盖以下内容。

（一）作业时间

原则上道路清扫和冲洗作业必须在每日早晨人流量和车流量高峰出现之前完成，结束后进行保洁作业。

一般城市环卫作业时间，都在夏季和冬季采取不同的起止时间。有的城市对清扫保洁的要求很高，清扫作业的开始时间早，保洁作业的结束时间晚，一天当中轮班作业。多数城市采用一班制作业。

（二）作业频次

道路和公共场所的清扫作业频次由各城市自行决定。对主要路段和场所，有的要求一日两次普扫，一般要求一日一次普扫。对保洁作业，各城市也规定了不同的频次。

（三）作业规范

对城市道路清扫和保洁作业，国家法规和各城市的实践都提出了明确要求。

1．人工清扫和保洁

清扫保洁人员应穿标志服，夜间作业时应着夜光标志服；不能甩段漏扫；清扫和保洁过程中应采取压尘措施；清扫和保洁过程中收集的废弃物应到指定地点倾倒，不准倒入下水井或绿地内，不准焚烧垃圾。

2．机械清扫和保洁

机械清扫行车速度应符合清扫车的技术参数要求；刷盘倾斜角度、副发动机转速和除尘系统符合车辆正常情况清扫作业时的性能要求；要到指定的地点倾倒垃圾；行车方向应与道路的行车方向一致，车速可适当提高。

3．机械冲刷

车速应控制在每小时 20 千米以内；水压应大于 300 千帕；双喷嘴出水撒布宽度小

于 6 米；冲刷后废弃物距路牙小于 50 厘米，水流冲到路牙后返水应距路牙小于 20 厘米。

（四）作业质量

作业质量有感官质量和定量数据两个方面的要求。

1．感官质量

道路整体感观应清洁，无积存垃圾、积水和污物；道路边线、中心平台、路牙、出入口、隔离带等处不应有废弃物，路面无大件垃圾；路面呈本色，无废弃物、泥沙、浮土；道路、建（构）筑物、公共设施表面无非法张贴或喷涂类宣传品；清理作业不损坏物体表面材质，作业后与原色相一致；果皮箱不冒溢，箱体周边整洁，箱体完好整洁呈本色，无污渍、异味；地下通道内外立面、通道口整体干净，基本呈本色，台阶和地面洁净，顶面无塔灰；过街天桥桥体外观干净整洁，护栏呈本色，地面和台阶干净，无污渍和积水。

2．定量数据

国家法规中有道路清洁度的指标要求：一级道路大于等于 70 分；二级道路大于等于 60 分；三级道路大于等于 50 分；四级道路大于等于 40 分。具体有单位道路数量的垃圾密度和垃圾量的定量数据要求。

由于城市道路和公共场所人员的流动性和不可控因素较多，在定量数据的取样和掌握上难度较大，各城市一般都有本城市道路清扫保洁单位长度或单位面积清洁度的指标要求，主要控制路面污染物、尘土残存量、非法宣传品数量等指标。

六、特殊情况和应急处置

在城市道路和公共场所清扫保洁工作中，经常遇到一些特殊情况，需要采取特殊的管理方式予以处理，以保证工作的顺利进行。

（一）雨雾天气

每年的春、夏、秋三季，都会有雨天、雾天天气的频发，给道路清扫保洁工作带来困难。为保证环卫工人的人身安全和身体健康，一般情况下，雨天停止作业。在影响视线的有雾天的特殊时段，也应停止作业。对停止作业带来的路面垃圾和尘土的积累，要在天气转好后及时组织人力和机械予以清除、清扫。暴风雨过后，往往有树木倒伏、树枝树干折断、树叶树枝落地现象，要配合园林管理部门，在扶正树木的同时，清理积存的枝叶，保持城市的洁净。

（二）建筑工地周边

中小城市处于建设的扩张期，建筑工地多，建筑工地周边的道路清扫保洁任务量会成倍加大。在管理上，要和施工方签订相关协议，对进出工地的车辆提出进行清洗、遮盖等具体规范明确的要求，对进出车辆给路面带来的泥土、沙石的撒漏等的清扫责任予以明确。适当加大建筑工地周边的清扫保洁力度，增派作业力量，以保证建筑工地周边的环境整洁。

（三）冬季除雪

长江以北地区冬季降雪多。降雪对城市的交通影响巨大，冬季城市除雪是全市共同面对的一项任务。一般而言，各城市都有冬季除雪的应急预案，预案中道路和公共场所的除雪、喷洒融雪剂的任务一般由环卫作业单位承担。降雪后，要按预案的要求，尽快组织人力、机械进行作业，力争在最短的时间内打通道路，保证城市交通顺畅和居民生活不受影响。

（四）一定体量的液体、散体材料在道路上撒漏

每天都有许多运输车辆行驶在城市的主、次干道上，轻微的撒漏现象是不可避免的，通过作业工人的保洁可以及时清除，对城市的交通不会造成大的影响。由于超载、超重，装载不合理，遮盖不严、车速过快等原因，造成运输散体、流体的车辆在城市道路上大量撒漏，个别车辆侧翻造成散料倾卸，而导致城市道路交通中断阻塞的事件频次也较高。这些事故，对道路和公共场所的环境质量影响很大。要加强对这类事件的处理力度，在配合有关部门处理事故的同时，要及时组织人力、机械清除倾卸物、撒漏物，保证道路及时畅通；还要通过不断工作，消除倾卸撒漏现场的痕迹，恢复道路的本色。

七、安全管理

现代城市中，人流量、车流量都比较大，使得道路和公共场所清扫保洁的环境安全系数下降。每个城市，每年都有环卫保洁工作安全事故发生，轻则人机受损，重则危及环卫工人的生命。因此，道路和公共场所清扫保洁中的安全管理非常重要，应该十分重视。

要教育职工增强安全意识。工作中时刻注意周边车辆、人群的状况，注意防范事故。既不要伤害路人，也不要被车辆、路人所伤。要遵守作业规范，不抢行、不争路、注意礼让，注意作业对行驶车辆和行人的影响。要为环卫作业的车辆、人员办理全额全员保险，在路上的清扫保洁人员还要办理意外伤害保险。要注意年纪偏大工人的身体状况。对身体、心理不适合上路作业的人员要劝退或调换工作岗位。要通过扎实有效的措施，把安全管理落到实处，确保不发生人员伤亡和车辆损坏事故。

第三节　加强监督检查和激励约束

监督检查是现代管理的重要环节。环卫作业的特点，使得监督检查更为重要。为使城市道路和公共场所的清扫保洁工作效率提高、效果长久，工人的工作热情持之以恒，应建立健全督查检查制度，辅之以强有力的激励约束措施。

一、在环卫专业单位建立完善的监督检查网络，形成道路和公共场所清扫保洁的内部督查机制

环卫专业单位是城市道路和公共场所清扫保洁的主力军，担负着城市大部分区域和主要路段、场所的清扫保洁工作。一座城市，环卫专业单位的清扫保洁工作做好了，就能够维持城市清洁的基本面。

一是作业班组的自检自查。道路清扫保洁都是划为班组进行的。这是最基本的作业单元，若干个作业单元就组成了城市的清扫保洁工作网络。要选择身体好、工作责任心强、有一定管理能力的工人当班组长，赋予其班组自检自查自纠权限。班组长除做好自己的工作外，应抽出时间巡视班组中每个成员的作业区段，发现问题，及时纠正解决。将问题解决在现场，解决在细微处，避免问题的积累。班组自检自查以感观效果为主。

二是作业主体应安排专人进行面上的督查检查。作业主体一般负责一座城市建成区内的一片区域的清扫保洁工作。应安排专人，配备专门的车辆、通信器材，负责面上的督查检查工作。要建立定点定线的巡视制度，加大对重点区位的监管督查，发现问题，及时解决。要建立巡视的记录档案工作，对发现的甩段、脱岗、较大的垃圾存留现象，除及时解决外，要做好记录工作，以便作为激励约束的依据。要根据责任区域的具体情况，在保证重点区域巡视的情况下，每天对全区域的清扫保洁工作，都要进行不间断地巡视。要做到区域全覆盖，不留死角，不留空白。巡视督查以感官质量为主。

三是业务主管部门应建立定期检查制度。对各作业主体的清扫保洁工作，业务主管部门应定期进行作业质量的全面检查评价。检查应以《城市道路清扫保洁质量与评价标准》为依据，组织有经验的管理和专业技术人员，从质和量两个方面对城市的清扫保洁工作进行检查。检查结果应记录存档，并通报各作业主体。检查至少每月进行一次，形成严格的制度和科学的方法，促进清扫保洁工作的规范化、制度化。

二、建立健全城市清扫保洁的检查制度

除环卫专业单位外，还有一些单位或团体、个人承担城市道路和公共场所的清扫保洁工作。他们的工作质量，对城市的环境质量的影响也是一个不容忽视的因素。要从城市管理的角度和高度，制定具有约束力、可操作的城市清扫保洁的检查督查制度，加强日常监管，保证城市清扫保洁工作落到实处。在重要节日、重大活动、重要节点上，环卫行政和业务主管部门要组织跨部门的专项检查，督查各责任主体落实城市清扫保洁责任的情况。

在人们的惯性思维中，会认为城市清扫保洁是环卫专业单位的事，而不清楚城市道路和公共场所清扫保洁工作主体的多元性。拥有城市公共设施产权的单位，往往对清扫保洁工作不重视，外推责任；环卫的行政和业务主管部门，又会觉得此项工作协调难度大，费力不讨好。这种种原因，致使许多城市的清扫保洁日常工作落实不好，环境效果受到影响。因此，城市环境卫生主管部门，一定要将城市环境卫生的主体责任划清楚，同时建立有约束力的检查督查制度，以此保证城市环境卫生质量的均衡性、一致性、持久性。

三、建立城市道路和公共场所清扫保洁的激励约束机制

城市清扫保洁工作时间长，工作琐碎，只有社会效益和环境效益而无经济效益，容易形成管理疲劳，需要建立具体的、可操作性的激励约束机制。

应结合城市重大活动的总结表彰工作，对活动中清扫保洁工作突出的单位和个人予以表彰，例如可与城市爱国卫生活动结合，评选先进。特别是现在各类城市创建活动很多，与城市的清扫保洁工作关系密切。要对在各类城市创建活动中，对城市清扫保洁成绩突出的单位和个人予以大张旗鼓的宣传表彰。

可结合年终总结，根据日常检查督查的结果，对在城市清扫保洁中做出突出贡献的单位和个人予以表彰奖励。在设有环卫工人节的省份，各城市可结合环卫工人节和庆祝活动，表彰并奖励优秀环卫工人。

对在城市清扫保洁中做出优异成绩受到表彰的单位和个人，除精神鼓励外，还应予以一定的物质奖励。对落实城市清扫保洁责任不力，遭到社会严重投诉或造成重大社会影响的单位和个人，应予以通报批评，并依据法律法规的规定，予以处罚。

【管理实践】

即墨市环境卫生中心城区道路深度保洁作业规范

山东省即墨市环境卫生中心是一个具有独立法人资格的国有企业，负责实施城区道路和公共场所清扫保洁工作的组织管理。该中心现有职工 800 多人，拥有环卫作业车辆 160 台，负责城区 1 000 万平方米道路的清扫保洁工作。为了使城区保洁工作达到精细化的程度，他们根据国家有关部门的法律法规和上级主管部门的规章，制定了企业关于城区道路深度保洁的作业规范。通过作业规范的实施，将市区的道路保洁水平提到了一个新高度，同时促进了整个企业管理水平的提高。作业规范的主要内容是：

一、指导思想和管理目标

认真贯彻落实上级主管部门关于道路深度保洁的部署，深入开展以克论净"深度保洁示范路"活动，以培养城市居民文明行为方式和良好生活习惯为目标，按照"标准化配置、标准化管理、标准化保洁、标准化考核"的要求，以市级深度保洁示范路创建活动为抓手，深入推进城市深度保洁，到 2020 年，力争市区 40%以上的主次干道达到深度保洁标准要求。

对全市主次干道路面、道路附属设施（路牙石、道路隔离护栏、排水口）、道路边界、节点立面、慢车道、人行道、护栏等公共设施进行深度保洁。保洁质量以克论净。实行机械清扫和冲洗的主次道路，达到车行道地面尘土量不超过 5 克/平方米，人行道地面尘土不超过 10 克/平方米；主要道路可见垃圾停留时间不超过 5 分钟；城市环境卫生面貌显著改善，市民群众对市容道路保洁工作的满意率显著提高。

二、工作组织

将城区保洁区域划分为七个大网格，每个大网格划分为若干个小网格；实行网格化管理，各大网格负责人为第一责任人，进行专业化、精细化管理。

（一）设备配置

对机械作业车辆细分为清运、机扫、应急及特种作业，建立专业化的机械作业队伍，实施精细化、规范化、标准化作业。

（二）人员配置

配备满足深度保洁管理需要的管理人员。管理人员队伍力求精简高效，避免冗余，明确职责，建立与深度保洁要求相配套的管理制度，实行科学化管理。

配备合格的车辆驾驶人员和跟车作业人员。驾驶员必须具有相应驾驶车辆的准驾资格，数量须满足相应机械化作业要求，并根据作业车辆要求配置跟车作业人员。

合理划分保洁责任路段，配置满足深度保洁需要的人工巡回捡拾保洁人员和机具，确保可见垃圾平均滞留时间不多于5分钟。

对驾驶员、跟车人员、保洁员等作业人员进行严格的专业岗位培训，熟练掌握保洁设备、机具的操作技能和流程，熟知深度保洁规范要求。

每年定期组织对保洁设备操作人员进行相关操作技能考核，确保保洁机具操作安全规范。保洁人员每年应进行体检，确保无重大疾病上岗。

三、作业模式

根据城市气候环境、城市规模、人口规模、道路状况等条件制定科学、高效、规范、精细的保洁模式，建立以机械化保洁为主、人工捡拾为辅的保洁模式。

（一）机械化作业模式

1. 基本要求

主次干道应以大型保洁机具联合作业为主，小型保洁机具巡回作业为辅。主次干道大型保洁机具联合作业应避开日间车流量大的时段，作业时间应控制在每日4~6小时。

非结冻季每日水冲作业不少于2次；冬季结冻季应采用大型真空吸尘车进行道路保洁作业。

道路隔离护栏清洗保洁以专业护栏保洁机具作业为主，人工保洁为辅；非主次干道、慢车道、人行道应使用小型保洁机具进行作业，并定期进行冲洗作业。

2. 作业频次

采取扫路车、冲洗车、洗扫车等多机作业联合模式，对主次干道、快车道进行保洁作业。

春夏秋三季，每天进行三次集中作业，坚持夜间全覆盖冲刷、冲洗保洁，白天进行重点清扫、刷洗保洁作业。

第一次高压冲洗。每日上午 6:00 前对主次干道的快车道进行全覆盖冲刷、清洗保洁，每日高压冲洗次数不少于 1 次。最低气温为 0℃ 及以下时暂停冲洗作业；冲刷作业时不得漏洒（漏冲），注意调整高度和水压，先用后侧喷沿道路中间向两侧冲刷，再用前侧喷冲洗路沿石；作业结束后，应做到路面、侧石、交通隔离带以及道路相关公共设施周围无泥沙和积水。

第一次机扫作业。每日 7:00 前完成。

第二次机扫作业。每日 14:00—16:00（避开上下班高峰期）。

3. 作业规范

作业车辆出车前应做好车辆的例行检查，确保车辆设备安全、整洁、性能完好；清扫保洁车辆标识应清晰完整，车容整洁，作业过程中无吊挂、飘洒、滴漏等现象；机械化清扫保洁、冲洗作业时不得漏扫、漏冲，机扫车、冲洗车、人工洗刷相互配合，以消除路面的积泥、沙石、污迹；机械清扫保洁时需采取降尘措施，干、吸扫路车全密闭不得扬尘；机械化清扫保洁、冲洗车作业时应打开警示信号提醒路边行人，并应控制适当的水压和行速，避免污水飞溅过往行人；机扫车清扫作业时速要小于 5 千米；作业间隙，作业车辆暂停作业时须紧靠侧石，摆放整齐，不得横向占道，严禁在路口、公交停靠站等不安全或影响交通的地方停放；作业结束后，应做到路面、侧石、交通隔离带以及道路相关公共设施周围无废弃物和泥沙积水；作业车辆收集的垃圾、污水应按规定倾倒排放；作业完成后应及时冲洗和保养车辆。

（二）人工保洁模式

1. 基本要求

人工保洁可采取小型机动车和徒步方式进行巡回捡拾作业。夏季高温时段应停止人工保洁。

早普扫：春夏秋季每天早 7:00 之前完成整条道路路面的普扫作业，全天守岗捡拾保洁。繁华道路晚间守岗保洁值班至 22:00。

每天集中人员，针对主次干道、站点、路口、学校、农贸市场周边等进行重点捡拾保洁。

2. 作业规范

主次干道的非机动车道、人行道一日两普扫，清除可见垃圾。早普扫，5:30—7:30；下午普扫，14:30—16:30。

人工普扫要做到：每日按规定时间、人数及路线进行集中普扫作业。在有雨水井口的路段，应从两个雨水井口向中间清扫；清扫时不得将垃圾扫入雨水井、绿化带、河道、道路红线外待建工地，并清理雨水井口的积泥、嵌石，保持雨水井口畅通；清扫后归拢的垃圾应靠边堆放，及时清运，不发生漏收现象；清扫的路面垃圾、沿街果皮箱中的清掏垃圾应密闭化运至指定地点，运输过程中不得抛洒滴漏；清扫时，应按人行道路面、树穴及周边、车行道路面、下水口的顺序进行全面清扫；清扫道路须推扫，不得漏扫、扬扫，控制扬尘，避免妨碍行人通行；清扫道路时不得将垃圾扫入窖井、花坛绿地；对墙根处的砖石瓦块、积土进行及时清理；公交站点、农贸市场等重点保洁部位周边应加强巡回保洁力度；保洁作业结束后，作业工具应在规定地点摆放，不得在道路路面、墙角、绿化带、绿地内存放。

普扫结束后，按照规定的责任保洁区域、保洁时间组织巡回捡拾保洁；落实责任保洁区域边界管理，保洁时应向保洁边界以外延伸5米，不留保洁盲区和空白点；保洁员利用统一配发的电动保洁车、捡拾器对人行道进行快速巡回捡拾保洁；出现临时性工作任务时随时清掏果皮箱，管理站长要配合保洁员，在确保人身安全的情况下清理路口、快车道等区域的污物；巡回保洁时，发现路面垃圾、污渍，应使用保洁工具及时清除，对于沿街花坛绿地广告牌、主次道路路铭牌和隔离栏宣传牌等城市部件应做到每天一擦拭；发现路面被严重污染时，应立即向管理部门报告，并参与清理；环卫电动捡拾车应在非机动车道顺向行驶，不得违法载人，行驶速度不得超过20千米/小时。

四、冬季清雪除冰

冬季降雪、结冰时应使用各类除雪机具清雪除冰，根据天气预报及时喷洒融雪剂化雪，遇暴雪天气，动员社会力量或者以购买社会服务方式，加大机械化清雪力度。

五、道路降尘保湿

在具备条件的天气情况下，使用洒水车或者喷雾降尘设备机具作业，保持道路路面湿度，降低道路扬尘污染；遇有大风和干燥天气，根据具体情况增加作业频次。

六、应急处置

制定道路清扫保洁应急处置预案。极端高温天气或其他特殊情况发生时，各部门要及时掌握情况，并向各作业单位、管区下发通知，科学安排作业时间。

（一）高温天气

当天气预报气温超过35摄氏度时，当日11:00—15:30，停止保洁人员户外作业，其他时段根据气温变化及时调整安排。当气温超过38摄氏度时，全天停止户外作业，防止人员中暑。在高温时段，适当增加道路机械化清扫和保洁作业频次，用机械化保洁替代人工保洁作业。6月、7月、8月三个月份，在12:00—14:00时段增加一遍洒水，提升道路保洁质量。

（二）暴雨天气

暴雨来临前，道路保洁工作应确保汛前预防工作充分完备。各管理人员要及时巡查各岗位保洁员的工作及各处设施的排水情况，及时清除道路上的垃圾杂物，避免将其冲入地下排水管道。暴雨过后，及时清扫地面上的所有垃圾袋、纸屑、树叶、泥土、石子及其他杂物。

（三）其他情况

道路发生塌陷或有大量泥土、泥沙冲至路面绿地时，应协助绿化工人及时清运、打扫现场。查看雨水井、管道排水是否畅通，防止发生堵塞外溢。落叶季节，动员社会力量或者以购买社会服务的方式来加大机械化清扫力度。

七、保洁作业信息管理

建立并完善数字化信息采集、管理、处置平台，建设数字环卫、智慧环卫，提高信息技术在保洁作业管理过程中的应用水平。对保洁设备机具等加装卫星定位装置，保洁管理人员配发个人终端，及时发现问题并上报数字化信息平台，由平台管理人员派定任务，进行相应管理和处置，提高问题处理效率。

八、考核及监督

建立科学、合理的道路深度保洁评价标准体系，制订考核评价方法，严格按标准进行考核评价。

（一）考核方法

考核由中心业务管理部门负责。采取"日检查、周点评、月通报"的方式进行，并结合社会满意度调查进行综合评价。

（二）质量考核标准

1. 基本要求

主次干道应达到"六净一洁见本色"的标准要求，即路面净、路牙净、井算子净、树穴净、绿化带（地）净、墙根净，视野范围内清洁，道路见本色。雨后路面清亮、无泥沙、无淤泥、无明显石屑污物，路牙石整洁（形成淤泥积存时，在雨后4小时内清除完毕）。

支路街巷应达到"一净五无"作业标准，即路面净，无垃圾、无污水、无沙土、无烟头、无果皮纸屑。

2. 道路清扫质量控制与设施配置标准

道路保洁时限要求：路面废弃物存在时间小于 5 分钟；果皮箱破损、歪斜，1 天之内整改完成。

道路废弃物控制指标：果皮、纸屑、烟蒂、塑料袋等杂物，每 100 平方米少于 2 处；车行道尘土每平方米少于 5 克；人行道尘土每平方米少于 10 克；在 1 000 平方米内见不到污水存留。

果皮箱设置标准：道路两侧每 50～100 米设置 1 个；公交车站 2 个；十字路口 4 个。

垃圾桶设置标准：非收运期间人行道及车行道不见垃圾桶。收运期间垃圾桶摆放在指定地点，排列整齐，桶体干净，桶盖关闭。占路时间不超过 1 小时。

3. 考核方法

考核采取现场检测与资料审查相结合的方法。

建立健全道路清扫保洁台账，对每天工作情况进行完整的记录，积累原始资料，包括人员车辆配置、物资调度、自查情况、应急处置、车流高峰、人流高峰以及天气状况等事项（以表格形式说明）。

建立健全资料上报机制，各责任单位对每天的工作检查结果进行存档，同时上报到办公室存档，以备核实检查总结之用。

道路深度保洁是环卫精细化管理的一个方面，是在执行国家法规规章、保证城市环卫管理标准基本落实的基础上，结合各自城市实际和管理要求，提高作业标准的一种管理行为。在各城市实行精细化管理的过程中，许多城市把着眼点放在了增加作业人力、延长作业时间、加大作业频次等方面，拼投入、拼消耗，虽然短期内可以取得明显效果，但不可持续。这种运动式的管理方式必然导致管理效果的昙花一现，形成了管理形式上的大呼隆，往往导致管理投入上不计成本，造成巨大浪费。即墨市环卫中心的作业规范标准高，作业环节划分准确；立足现有装备，以机械化作业为主、人工作业为辅，在现有装备、人员的基础上进行科学的配置，以最小的投入取得最大的管理效益；从基本的作业环节入手，根据本城市的实际情况，提出高标准的作业要求，形成高于现有规章的管理规范。对于正在推行实施精细化管理的中小城市有很好的借鉴意义。

第九章
生活垃圾收集与运输

　　垃圾收集运输是城市垃圾管理的重要环节，是环卫作业的重要内容，也是环卫管理的重点工作。中小城市垃圾收集运输，因地区差异、经济发展水平的不同，在收运模式、收运装备上难以统一。因此，对中小城市的垃圾收集与运输管理，应抓住其重点环节，建立与本市实际相适应的收运模式，并在实践中不断升级、创新，服务城市不断发展的需要。

第一节　生活垃圾收集与运输的重点环节

　　遍布城区的机关、学校、部队、企事业单位、公共场所、居民住地，每天产生大量的生活垃圾。一座中等城市，每天产生的生活垃圾有数百吨；一座小城市也有数十吨甚至上百吨。要将这些生活垃圾及时清理干净，运往处理场所进行无害化处理，必须建立起科学合理、运行有序的垃圾收集运输体系。为了实现这一目的，首先是要清楚地掌握垃圾收集运输的重点环节。

一、科学设置生活垃圾投放点

　　这是生活垃圾收集运输的基础性工作，看似简单，却不易做好。科学确定生活垃圾投放点位置的标准是要兼顾居民投放、环卫清运和环境整洁三个方面。既不要引起居民反感，又要方便垃圾的清运；既不能设置过多过密，又要保持合理的半径，方便居民投放；在方便清运和居民投放的基础上，还要考虑环境的整洁和美观。沿主次干道两侧最好不设垃圾投放点；如确需设立，应有适当的遮挡措施。有的中小城市的边缘区域，仍在使用垃圾收集池，其设置应避开主干道。有的城市使用可移动式垃圾箱，应尽量离开人流、车流较集中的道路和公共场所。使用塑料垃圾桶收集垃圾的城市，沿路布置的垃圾桶要避免数量过多过密,特别是不要将十几个垃圾桶放在一起。如果垃圾桶密集摆放,虽然环卫专业单位清运方便,但不利于居民和商户投放,且数量太多的垃圾桶摆在一起,影响城市观瞻,周边污染极难控制。在居民小区和村庄,由于道路比较窄,车辆较多,易发生人车拥挤现象,要和居委会或村委会、物业公司共同协商确立垃圾投放点的位置,合理确定垃圾清运时间。所以说,垃圾投放点的设置要科学,要在便于清运和方便居民投放以及环境整洁上彼此兼顾。

二、引导居民有序投放生活垃圾

垃圾投放点确定以后,要通过一定的方式,告知居民和周边人群,有序投放生活垃圾。所谓有序,一是定时,根据城市的生活习惯和作息时间,对生活垃圾的投放定出时间段,请居民遵守;二是定点,居民投放生活垃圾要到生活垃圾投放点,不能随处乱扔,随手乱丢;三是规范,投放生活垃圾要投入垃圾容器或垃圾池内,不要投到容器和池子外边;四是在实行垃圾分类收集的城市和区域,要将生活垃圾分类投放到指定的容器内;五是饭店、宾馆、商场、机关、企事业单位的生活垃圾要单独设点存放,不可投入为居民设置的垃圾投放点;六是禁止为图方便,随意自行设置生活垃圾投放点堆放存储垃圾;七是对大件垃圾要单独存放,不要投到生活垃圾投放点。

三、合理选择收运模式

一座城市的发展都是有历史的。在发展过程中,垃圾收集运输的模式有一个完善的过程。而这个过程,是和城市的经济、社会发展水平相联系,也和城市政府对环卫管理的认知程度相联系。但对城市垃圾收运模式影响最大的是收运机械装备的发展,即科学技术的进步。从这个角度上讲,城市环卫垃圾收集模式的确立,应以收运装备为中心,以提高收运装备使用效率为着力点,配备合理的人力,加以科学的组织和调度。

环卫装备的进步是渐进式的。与垃圾收集运输机械相匹配,各城市在实践中形成了一些比较稳定的垃圾收集运输模式。

(一) 巡回收集直运模式

巡回收集是指收运车辆按一定路线到各个垃圾投放点或收集点循环收集垃圾。直运是指收运车将生活垃圾从垃圾投放点或收集点收集后直接运至垃圾处理场所,不经过垃圾转运站的运输方式。

垃圾收集点可能是垃圾投放点，也可能是简单的小规模的垃圾汇聚点。根据不同城市的经济发展水平和环卫设施状况，收集点大体有散装垃圾、袋装垃圾和桶装垃圾三种状态，与之配套的运输车辆有卡车、密闭式垃圾运输车、压缩式垃圾运输车等。此种模式适应于垃圾终端处理设施与城市距离较近的城市，运输车辆的载重一般为5～8吨。

在一些无法设置垃圾投放点的市中心商业区以及一些特殊区域，往往采用巡回收集的方式。

（二）站点收集直运模式

在一些城市，分区布置了相对集中的垃圾收集站点，每个站点负责收集一定范围内的生活垃圾。这些站点上都有供垃圾投放和暂存的垃圾容器，有的是集装箱，有的是分体式小型压缩箱，还有其他形式的容器设施。无论是何种形式，垃圾站点的共同特点是有较大的垃圾容器，有专门的管理人员。这些站点可以供附近居民直接投放生活垃圾，也可接收区域内人力车或小型机动车收集的垃圾。随着城市经济的发展和人民群众环境意识的提高，以及环卫装备的改善，各城市垃圾收集站点的建设水平越来越高，具有压缩功能的垃圾储运容器的普及率越来越高，使收集站点兼具了收集和转运的双重功能。其建筑的外观设计也与城市的建设风格相一致，与周边建筑物相呼应，密闭性也越来越好，管理要求越来越高。

垃圾收集站点的容器装满后，由专门的车辆运送至垃圾终端处理场所。这种收集站点的车辆装载量一般为8～12吨，适应于垃圾终端处理设施与城区距离较近的城市。

（三）二次转运模式

在垃圾终端处理设施距离城市较远的情况下，有的城市建设了大型垃圾中转站，进行垃圾的二次转运，形成了城市的垃圾物流。

采用二次转运模式一般应满足以下条件：①垃圾日产量达到一定规模；②垃圾终端处理设施距离城市较远；③城市区位优越，发展潜力大；④城市经济状况良好，能承受大型垃圾中转站的建设和运行费用；⑤经过充分的经济和技术论证，能降低管理成本和提高社会效益；⑥单车转运规模不应小于15吨。

二次转运模式就是将巡回收集和站点收集的垃圾运至垃圾中转站，重新卸料装车，由专门的车辆运送至垃圾终端处理场所。

随着城市经济体量的增加，城市人口增长大大超出了规划预期，一些城市的垃圾处理设施的使用寿命大大缩短，城区周边的选址越来越难，迫使垃圾处理设施建设得离城市越来越远，垃圾二次中转模式的适应范围不断扩大。近年来，由于技术的进步，垃圾中转设备的小型化取得了长足发展，适应中小城市的垃圾中转设备不断更新换代，垃圾二次转运模式出现了新的空间。由于国家的城乡一体化战略，将垃圾收运体系的触角伸向了广大农村。因为垃圾终端处理设施城乡共享的原因，幅员广阔的乡镇的垃圾二次转运成为必然。垃圾二次转运模式的应用，在广大的中小城市垃圾收集运输中的地位将不断增强。

四、规范清运

城市垃圾清运必须遵照一定的规范进行。

（一）及时清运

及时是垃圾规范清运的基本要求。由于生活垃圾中含有比例较高的易腐有机物，极易发生腐烂，渗水变臭，影响周边环境和居民生活，春夏秋三季更为严重，因此，各城市一般都规定当日产生的生活垃圾必须当日清运完毕，简称为"日产日清"。即使达到了"日产日清"，在夏秋季节，因生活垃圾腐烂发生的渗水和臭味现象仍不可避免。为实现垃圾及时清运的目标，各城市都根据具体情况进行了有益的探索。有的城市在垃圾高产期每天清理两遍，有的延长作业时间，有的轮班夜间作业。对此，各中小城市可根据实际情况制订科学清运的方案。

（二）定时清运

定时是垃圾规范清运的又一要求。城市道路的交通状况是不均衡的，有时拥挤，有时疏阔；城市商户的营业时段是有规律的；机关、企事业单位的作息也是有明确要求的。要根据城市的道路、人流状况，确定垃圾收集运输的时段和线路。垃圾收集运输的车辆、设施设备的运行应尽量避开车流高峰，尽量规避繁华路段和重要机关、企事业单位。有条件的城市，可以实行夜间清运作业。

（三）密闭收集运输

城市生活垃圾在到达终端处理场所之前，无论处于哪个环节，都存在影响观瞻和污染环境两大问题，因此，垃圾的收集运输过程要求密闭操作。由于经济或其他原因，有些中小城市的环卫作业车辆不足，其性能也不能满足密闭作业的要求。对此，这些城市应采取各种措施，从运输车辆到管理手段，都要有步骤、有计划地推行垃圾收集运输的密闭化作业，以促进环卫管理的升级和城市垃圾管理的现代化。

（四）特殊类别垃圾的收集与运输

（1）清扫垃圾宜单独收集、运输及处理。清扫垃圾沙土多、极少易腐，对环境的影响较小，热值低。如干式清扫，则尘土量大；如湿式清扫，则含水率高。无论何种清扫垃圾，不便倾倒，不便转运，选择就近处理，可降低成本。

（2）农贸市场垃圾。农贸市场垃圾含水率大，易腐烂，产生量大，比较集中。宜建立垃圾收集站或采用大容积密闭容器收集垃圾。应由收集车根据市场的经营规律，采取定时定点收集的方法，并严格"日产日清"。

（3）建筑垃圾由城建部门归口管理，由具有资质的专业机构的车辆运至建筑垃圾处理场专门处理。

（4）工业废物按照"谁排放，谁负责；谁污染，谁治理"的原则，在环保部门的监管下由排放单位按规定排放与处理。对无毒无害类工业废物可酌情考虑纳入环卫管理。如果工业废物相对生活垃圾较少，则可经其产生单位向辖区环卫主管部门申请，经批准后，由环卫部门有偿清运；工业废物产生量较多则应单独组织收运处理；具有生活垃圾属性的工业废物、生产边角料可与生活垃圾一并收运处理。

（5）医疗废物应交由具有专业资质的企业单独收集、密闭运输，送到医疗废物处理场所集中处置。

（6）生活垃圾中的危险废物，其他类别的危险废物（含病死家禽），必须在地方环保部门的监督下依照国家有关规定和技术要求由排放企业自行或委托有资质的专业机构进行安全处理。

（7）粪便应单独收集、运输及处理。

对于特殊类别的垃圾，产生主体常常推诿责任，管理难度较大。这些特殊类别的垃圾，极易混入生活垃圾，给正常的生活垃圾清运造成困难，并且容易传播疾病。因此，环卫行政和业务主管部门要加强监管，明确垃圾产生主体的责任，防止出现管理空白和发生垃圾管理责任事故。

第二节　生活垃圾收集与运输的监管重点

城市生活垃圾收集、运输环节的监督管理非常重要，它关系城市的环境和秩序，影响城市的形象和品位，代表城市管理的效率和水准，应该予以高度重视。要抓住垃圾收集运输过程的重要节点，加强监督检查，确保垃圾收运过程的高效、环保、安全。

一、垃圾投放点管理

垃圾投放点是垃圾收集的基础设施，分布在全市的各个区位，密度大，分布均匀。选择垃圾投放点的原则是既要方便居民投放，又要方便专业单位清运，还要最大限度地减少对城市环境的影响。这几方面的要求应兼顾，但实践中往往难以两全。垃圾投放点和居民日常生活紧密相关，管理不好，易产生环境纠纷。

垃圾投放点的管理应从两个方面着力。

一是所在区域的保洁人员要负起管理责任。一般情况下，城市的保洁是全天候的。要明确所在区域的保洁人员承担垃圾投放点的管理责任。要注意投放点的垃圾不要外溢。采用垃圾池投放方式的，要将垃圾规范存放于池内；采用袋装投放方式的，要限制投放区域；采用桶装或箱装投放方式的，要及时将散落桶、箱外的垃圾装入桶或箱内。保洁人员对垃圾投放点的管理责任落实了，垃圾投放点对环境的影响就会减少到最低；反之，城市的垃圾暴露现象就会变得非常严重。居民小区，物业公司的管理人员要负起垃圾投放点的管理责任。

二是垃圾收集作业管理。无论是采用人力车还是机动车收集垃圾，收集作业都要严谨。每次作业时都要将投放点的垃圾清理完毕，并将作业过程中散落的垃圾清理干净，真正做到"车走地盘净"，不遗漏垃圾，不散落垃圾。

垃圾投放点是城市环卫最前端的基础设施。城市环卫行政和业务主管部门要采取措施，尽量使垃圾投放点的标志明显，地面硬化，范围清晰。有条件的城市，要定期对垃圾投放点进行清洗，确保环境整洁。

二、垃圾收集站管理

垃圾收集站是近年来迅速普及的一种环卫基础设施，它催生出一种较先进的垃圾收运模式。由于规划具有滞后性而设备更新的速度很快，垃圾收集站的布局往往不尽合理，建设不太规范，服务范围差异很大。垃圾收集站承担着一片区域的垃圾收集和运输的任务，是一个小型的垃圾集散地，其污染的强度相对较大，对周边环境的影响比较突出。因而其管理的要求比较高，管理的难度比较大。

垃圾收集站要求密闭，要求和周边建筑及居民区有一定的距离间隔，有一定规模的绿化隔离。因为规划、专业、经济等各种原因，在建设中经常存在先天缺陷，增加了管理的难度。

垃圾收集站的管理有两个目标：一是及时清运服务区域内产生的生活垃圾；二是保持收集站的洁净，减少对周边环境的污染。

（一）及时清运服务区内产生的生活垃圾

对垃圾收集站的管理，要注意做好以下工作。

首先，要保证设备的完好，确保正常运转。收集站使用的设备都有一定的技术复杂性，出现故障的概率是客观存在的。要密切关注设备的运行状况，发现问题，及时解决。要定期对设备进行保养维护，保证设备正常运转。

其次，要配备责任心强、技术熟练的设备管理和操作人员，加强对他们的业务和技术培训，减少甚至杜绝因设备操作失误造成的收集站中止服务。

再次，合理调度服务区域内垃圾的进站情况，做好每日垃圾收运的收尾工作，不在站内积存垃圾过夜。

最后，要有预防设备停运的应急处置方案。设备出现故障的可能性是客观存在的，一旦发生设备故障不能正常清运垃圾，要有替代措施进行应急处置，保证垃圾收集运输工作正常进行。

（二）保持收集站的洁净，减少对周边环境的污染

要着重抓好以下环节。

第一，要做好收集站的密闭工作，实现密闭作业，减少垃圾暴露和臭气外溢。在收集站的建设阶段，就要把密闭作为一个重要参数进行规划设计和建设，为日后的管理创造条件。在运行中，要科学组织作业，保持收集站的密闭性。

第二，要合理调度进站车辆，特别是高峰时段的垃圾收集车进站不能出现压车，减少垃圾收集车和运输车在站停留及垃圾在站暴露时间。

第三，保持现场作业环境的洁净。对装卸车过程中出现的撒漏垃圾要及时清理装车，

减少散落垃圾的暴露时间。装有除尘除臭设施设备的收集站，要及时开启除尘除臭的设施设备，净化收集站的空气。

第四，对作业过程中出现的垃圾污水要及时处理。特别是夏秋季节，作业过程中渗滤的污水极易腐臭，散发臭味，严重影响周边环境。要及时排入城市管网或用污水车运至污水处理厂进行处理。

第五，每天坚持消毒和清洗、消杀作业，保持收集站空间和地面干净，减少蚊蝇滋生和鼠害。

第六，有条件的城市，可定时喷洒除臭剂或清新剂，改善站内和周边空气质量。

三、垃圾转运站管理

有的城市的垃圾终端处理设施距离城区较远，且城市经济、人口发展达到了一定规模，为提高城市环卫管理水平，降低道路上垃圾运输车的行驶密度，减少垃圾收集运输成本，建设大型垃圾转运站，对垃圾进行二次甚至三次转运，是一个比较科学的选项。垃圾转运站的管理和垃圾收集站的管理有相同之处。但由于垃圾转运站的垃圾流动体量更大，污染强度更高，因而管理的难度成倍增加。

垃圾转运站管理的目标具有复合性。既要保证城市垃圾的正常外运，又要为前端垃圾收集工作创造顺畅的物流渠道，还要保持转运站与周边环境的和谐。从垃圾转运的角度看，主要应做好以下工作。

第一，要采取切实可行的措施，保证转运站的正常运行。垃圾转运站系统集成复杂，自动化程度高，涉及机械、液压、电气、自动计量和控制等相关技术，任何一个系统或零部件出现问题都有可能导致停运。要系统培训垃圾转运站的员工，使他们能熟练、安全地操作设备，杜绝因设备操作不当导致的停运。要定期检修、维护设备，使设备始终处于良好状态。要配备专门的设备维修维护人员，备足易损配件，一旦设备发生故障，能够及时维修，恢复功能。要和设备供应商保持良好的沟通，一旦设备发生重大故障，能在第一时间得到维修响应和技术支持，在尽可能短的时间内恢复设备的运行。

第二，科学确定垃圾车进站时段和秩序。大型垃圾转运站的进站车辆密度大，特别是高峰时段极易造成压车现象。要根据当地季节变化情况及时调整作业时间，给清运车辆倾倒垃圾提供充足的时间和空间，以减少卸车排队时间，减少垃圾清运车辆在转运站的滞留时间，减少垃圾清运车辆臭味的发散和垃圾污水的撒漏，保持转运站垃圾倾倒作业的顺畅和转运站周围环境的优良。一些垃圾转运站的操作实践证明，在这方面大有可为。

第三，规范作业现场秩序。垃圾收集车辆要有序进场作业，防止无序进场造成的拥堵和事故。对现场出现的垃圾外溢现象要及时处理。对作业现场垃圾倾倒过程中出现的飞扬飘浮的塑料袋等搭、挂现象和轻质细小的碎屑、粉尘的飘扬降落累积现象要及时处理。对作业周边的地面要在作业的间隙及时清扫、冲洗，冲洗水应进行达标处理后排放。

第四，转运站的除尘、降尘、除臭系统要始终处于运行状态，设备故障要及时排除，保持站内及周边的空气清新。由于经费不足，有的转运站不能保证除尘、降尘、除臭设备的正常运行；还有的转运站的管理人员对环境保护的认识不足，不使用配置的环保设备，导致垃圾转运站臭气严重外泄，影响周边环境。

第五，从春末一直到秋末，要对站内进行不间断的消杀作业，控制蚊蝇滋生，控制鼠害。

第六，始终把安全管理放在重要的位置抓紧抓好。转运站的作业范围小，车辆、人员进出频繁，机械设施设备、电力电器设备启动频繁，安全事故易发区位多，稍有不慎，就有可能发生安全事故。要严格按照转运站运行技术规范的要求进行规范管理，杜绝安全事故的发生。

第七，制定可操作的应急预案，一旦发生不可控的突发事件，保证城市垃圾的清运能顺利进行。

四、垃圾收集、转运车辆的管理

垃圾收集运输车辆，是每个城市垃圾收运的主要作业装备。无论采用哪种收运模式，车辆都处在城市垃圾收运体系的核心地位。一座小城市，垃圾收集运输的车辆有几十台。一座中等城市，垃圾收集运输的车辆有上百台。这些车辆，日夜不停地穿梭于城市的主次干道、背街小巷。在车辆流动的过程中，大都装载着生活垃圾。既影响城市的交通，又影响城市的环境。因此，加强对垃圾收集运输车辆的管理，是城市环卫管理的一项重要工作，也是城市垃圾收集运输管理中的一个重要环节。

首先，要保证车况良好，保证车辆正常运行。要建立起正常的保养维修保障机制，出现问题，在尽可能短的时间内解决，防止出现车辆故障导致的垃圾不能正常清运的事件。

其次，要建设机动运力，在出现车辆故障时能有补救措施。由于各中小城市的财力有限，再加上环卫部门负责同志对此事往往认识不足，环卫机动运力不足是普遍的现象。各城市要在这方面引起高度重视，采取得力措施补足这一短板，保证有足够的机动运力应对因车辆故障出现的垃圾清运中断现象。

最后，要抓好车辆的"容貌"管理，保持车辆外观洁净。每天作业完毕，都要对车辆进行冲洗，特别是对车辆上挂、搭的垃圾进行清理，保持车辆外观整洁、箱内洁净，避免产生臭味。

五、坚持生活垃圾"日产日清"的管理目标

当天产生的生活垃圾当天收集完毕，并运送至终端处理场所进行无害化处理或资源化利用，是城市生活垃圾收集运输最基本的管理目标，也是实践证明行之有效的管理过程。

我国中小城市基本实行垃圾混合收集运输的收运模式。生活垃圾收运不及时极易产生鼠害，其中的易腐有机物变质腐烂还会产生恶臭，滋生蚊蝇和病菌，影响环境和居民健康。生活垃圾"日产日清"，可有效遏制垃圾腐败带来的危害。在相当一部分的中小城市，垃圾投放点的建设还不太规范，做不到投放容器密闭，垃圾对市容观瞻的影响较大，特别是风雨天气和夏秋季节，问题会更加突出。坚持生活垃圾"日产日清"，能有效避免因生活垃圾投放造成的对城市市容和居民生活的负面影响。

影响城市生活垃圾"日产日清"的因素。

一是收运车辆故障。车辆故障又无机动车辆替代，必然造成生活垃圾积存，影响面积比较大。

二是收集人员缺岗。在使用人力车或小型机动车收集垃圾的城市，因收集垃圾工人缺岗造成的小范围垃圾积存经常发生。

三是收集人员或作业车辆偷工减时。有的作业车辆和工人不按规程操作，将两天的工作合并到一天，如果督查监管不到位，必然造成垃圾积存。

四是特殊情况造成生活垃圾的暴发性增长，常规人力、运力不足以应付，例如，节假日和自然灾害等。针对这不同的状况，环卫行政和业务主管部门应采取有效措施，加强管理，确保生活垃圾的"日产日清"。

六、坚持密闭收集和运输

城市生活垃圾要求进行密闭收集和运输。由于机械性能和作业方式、规范的差异，密闭收集运输的管理难度较大。要做到密闭收集运输垃圾，就要针对收集机械装备进行不同的管理。

（1）在使用敞篷车作为收集车辆的城市或城市区域内，装车环节是做不到密闭的。车辆在垃圾投放点的转换途中，车箱遮盖费时费力，如果管理不到位，也不容易做到全程密闭。必须对作业过程提出明确的遮盖要求，对作业人员的操作做出明确的规范，严格要求，加强监管和约束。

（2）在使用集装箱装载垃圾的站点，经常发生装载口冒溢。要采取严格细致的管理措施，防止装载口冒溢和封闭不严的现象发生。

（3）使用后装式或侧装式垃圾车收集运输垃圾时，装载口也易搭挂垃圾，应对跟车作业人员提出明确要求，将装卸口的垃圾清理干净，保持收集运输车辆的整洁。

七、杜绝垃圾收集运输车辆的垃圾飘散和污水滴漏

生活垃圾运输环节有两个管理难点：一是垃圾的飘散，二是污水的滴漏。这两个难点都严重影响环境，影响行业形象，必须采取有效措施，认真加以解决。

对于密封的车辆，要抓好装卸口搭挂垃圾的清理，保持车辆运输途中的干净整洁，防止搭挂垃圾的飘散。对于敞口的车辆，要认真抓好沿途的遮盖。盖布要能完全遮盖住车箱顶部且封盖完好。对破损的盖布要及时修补和更换。

夏秋季节，垃圾收集运输车辆的污水滴漏几乎是普遍现象，既污染沿途地面，又散发恶臭污染环境，使路人掩鼻，应认真加强管理，将其影响减到最低。对采用巡回收集直运方式的车辆和二次转运方式的前端收集车辆，要安排适当的污水排放点，及时排放垃圾收集车中的污水。对采用站点收集直运方式的车辆和二次转运方式的专用运输车辆，要在垃圾收集站和转运站将垃圾中的污水排出处理。要在垃圾运输车上加装防污水渗漏的装置防止污水滴漏。一旦发生比较严重的垃圾运输车污水滴漏现象，要认真查找原因加以解决。

八、生活垃圾收集运输中的应急处置

城市生活垃圾收运中的突发事件时有发生。城市环卫的行政和业务主管部门，应制订垃圾收运突发事件的应急预案，下发至各作业单位遵照执行。各垃圾收运作业单位应按照应急处置预案，备足设备和物资，提升相应的应急处置能力，一旦发生突发事件，能够自如应对。

城市生活垃圾收集运输的突发事件分为全局性和局部性两种形式。

全局性的生活垃圾收运突发事件一般发生于自然灾害之后，如暴雨、洪水、地震等，

严重损毁城市生活垃圾的收运系统，导致收运系统瘫痪而发生垃圾收运的灾难性事件。

发生因自然灾害导致的城市垃圾收运突发事件后，环卫行政和业务主管部门，应首先努力恢复城市垃圾收运系统。应与城市管理的其他部门加强协调，有计划、有步骤地首先恢复城市功能，并及时恢复城市垃圾收运系统。在垃圾收运系统正常的情况下，按超常规的程序和方式对城市垃圾分类收集运输，应会同环保、卫生防疫部门进行检测、甄别，根据垃圾性质由不同的专业机构进行适当处理。

生活垃圾的收集、运输，在自然灾害过后，应努力做到：

（1）人群滞留和避难等场所的垃圾应及时清理、收集、运输，尽量减少生活垃圾暴露，避免雨水直接浇淋，防止蚊蝇和鼠类滋生。

（2）灾民安置点、救援广场、基地、主要街道等人群聚集场所，应设置具备防雨水设施的生活垃圾临时投放点和收集站。设置的临时投放点和收集站，应避开易倒塌建筑物等有潜在危险的场所和饮用水水源。

（3）当采用非专用容器临时收集生活垃圾时，垃圾投放点和收集站应设置应急垃圾收集容器。

（4）应急垃圾存放地应设置应急垃圾存放标志。

（5）对应急垃圾存放地应采取卫生防疫消杀、降尘除臭等措施。

（6）对收集的生活垃圾应及时密闭运输。当征用社会车辆运输生活垃圾时，应进行必要的改装、改造、加固，并采取防护措施，定期清洗消杀。

（7）生活垃圾运输车辆应设专门停放场所，不得随处乱停乱放。车辆停放点与临时安置点应保持100米以上的卫生防护距离，与过渡居住区宜保持200米以上的卫生防护距离，车辆应定期消杀清洗。

（8）临时设置的垃圾收运设施应有明显的标志。

城市生活垃圾收运中还会发生一些局部的突发事件，如环卫车辆翻车事故造成的大面积垃圾撒漏，社会矛盾导致生活垃圾清运无法正常进行进而造成城市生活垃圾大面积积存等。对此，城市环卫行政和业务主管部门，垃圾清运作业单位要勇于直面矛盾，协调解决，保证城市生活垃圾收集运输的正常进行，保证城市环境卫生的质量和城市居民生活不受大的影响。

第三节　生活垃圾收集与运输的作业组织

生活垃圾的收集运输是城市环卫管理的中心环节,科学的作业组织是保证城市生活垃圾收运系统高效运转的必要条件。

一、根据城市的具体情况,采用合适的垃圾收集运输模式

一座城市,因功能分区的原因,城市的不同区位主要承担的功能不同,人流量不同,因而对垃圾收集运输的要求也不同。各功能区的工作、经营、生产生活中产生的垃圾成分和垃圾量也有较大差异,因而,采用有区别的垃圾收运模式可以节约人力和运力成本。城市的发展具有阶段性,环卫基础设施的配套有先有后,其技术水平和技术参数也有区别。城市区位和环卫基础设施的建设水平以及配套情况,是决定城市垃圾收集运输模式的主要因素。要从城市的实际情况出发,选择最能发挥清运设施效率、最小影响环境的垃圾收集运输模式。确立收运模式后,根据设施设备情况,配备合适的人员,使设施设备发挥最大效益。

二、根据作业模式,编制全覆盖的垃圾收集运输网络

一座城市的垃圾收集运输网络,是和居民生产生活赖以存在的区域相对应的,不能出现疏漏。无论是政府自行组织收运,还是通过市场运作的方式组织收运,首要的是明确各区段的收运主体,将该区段的生活垃圾收集运输的职能、责任,通过一定的行政的或法律法规的方式赋予收运作业单位,由收运作业单位配置相应的机械设备和人力,将垃圾收运的职责分解到作业小组,即固定到具体的设备和人员。职能、责任的分解落实过程不能出现交叉和空白。

三、建立符合法规要求和城市实际的作业模式

关于垃圾收集运输,国家层面的行政主管部门有明确的规范要求,住房和城乡建设部专门发布了《生活垃圾收集运输技术规程》,对城市生活垃圾的收集运输提出了明确的基本要求。各城市可结合规范的要求和本市的具体情况,制订具体的作业规范,以供作业单位执行。

要根据季节的不同,规定垃圾收集运输作业的起止时间、行车路线、收集频次;做

好收集运输作业与垃圾投放及终端处理的对接；对作业程序、作业质量、车辆清洗、车辆遮盖、防止垃圾抛撒和污水滴漏，提出明确的要求；对有可能发生在责任区域内的生活垃圾局部突发事件明确处理责任和处理时限；对垃圾投放设施、清运设备、作业过程的标志设置提出具体要求；对垃圾收集运输的作业人员的着装、工具状况提出明确要求。作业规范的要求要明确具体，有可操作性，便于检查考核。

四、建立完善的垃圾收集运输的管理制度

在生活垃圾收集运输的各个环节、各个重点难点节点上，都要建立健全严格的管理制度。通过管理制度，将管理规范的要求落到实处。除操作要求外，还应建立奖惩制度，对垃圾收集运输过程进行全方位的激励和约束。

五、建立督查检查制度

城市生活垃圾的收集运输是一个动态的过程。每天重复同样的工作，每天面对新的情况，易使人产生惰性和疲劳感。要建立起生活垃圾收集运输的督查检查制度，对整个收运过程进行有效的监管。城市环卫管理的行政和业务主管部门，作业的主体单位，应从不同的角度监管垃圾的收运工作，做到过程可控、结果可控。督查检查的结果应和奖惩挂钩，以激励先进，鞭策落后。

【管理实践】

即墨市《环卫服务中心生活垃圾清运作业规范》

一、清运操作

（1）对车辆玻璃、车身、轮胎外表进行全面擦拭，对水箱、油箱、作业部件、警示装置等进行全面检查，保持车况良好，保证作业安全。

（2）生活垃圾前端收集实行进楼院作业时，应按规定时间出桶，垃圾桶摆放在指定位置，严禁占用道路。

（3）垃圾收集应先清理干净垃圾收集站点（含垃圾收集容器围挡）内的垃圾，然后清扫周边，保持地面整洁。

（4）采取桶车对接方式进行垃圾收集时，作业时间以垃圾清运时间为准。未实行垃圾桶退路的主次干道，应采取定时定点收集，非作业时间，道路两侧无裸露垃圾桶。

（5）收集作业（含桶车对接作业）完成后应清理现场，将可移动式垃圾容器复位，做到车到桶出、车走地净、车走桶收，不影响交通，无遗留垃圾。

（6）作业期内对车辆进行及时清洁，使车体前后左右无搭挂垃圾。

（7）车辆回厂后，应将车辆停放在洗车站进行彻底清洗，并及时将清洗出的垃圾放入指定容器，保持洗车场地清洁。做到脏车不过夜。

二、垃圾收集清运服务时限

（1）单位或居民应按照环境卫生主管部门规定的时间倾倒生活垃圾至指定的收集设施内。

（2）实行袋装化收集的区域应每天早晚各收集一次。

（3）垃圾收集确需白天作业时，应避开交通高峰时段（7:00至9:00，16:30至18:30），清运率达到100%。

三、垃圾清运作业标准

（1）城市生活垃圾应采取密闭方式进行收集运输，禁止敞开式运送垃圾。

（2）在垃圾运输过程中无垃圾扬、撒、搭挂和污水滴漏现象。

（3）垃圾压缩车应加装污水收集装置，在垃圾转运站装运垃圾时，应将污水箱的排污口打开，将污水排放干净，出站前再将排污水口关上，防止沿途洒漏。

（4）在垃圾处理场（厂）卸完垃圾后，应将污水箱的污水排放干净，并对车辆进行清洗。

（5）经常检查车辆密封构件，压缩垃圾车应定期更换密封条，确保完好，不洒漏污水。

（6）运输垃圾应尽量避开上下班高峰时段。装卸垃圾符合作业要求，不得乱倒、乱卸、乱抛垃圾，在居民住宅附近的垃圾站装运垃圾时，应尽量避免扰民。

（7）垃圾运输车辆应车容整洁，车况良好，车牌号码完整，车门喷印清晰的单位名称，车顶无乱焊铁架等现象。

（8）垃圾装运量应以车辆的额定载荷和有效容积为限，不得超重运输。

（9）车辆安全管理达到"四有一无"，即有安全管理组织，有健全的安全管理制度，有完善的安全检查制度，有定期的安全培训制度，无安全事故发生。

（资料来源：《即墨市环卫中心环卫综合作业文件汇编》，2017年。）

第十章
生活垃圾卫生填埋场的运行管理

在我国，由于行政区划管理的原因，城市生活垃圾都是"自产自销"的，即每个城市自行消纳处理城市每天产生的大量生活垃圾。这种体制的优点是"各负其责"，责任主体明确；弊端是生活垃圾处理上的各自为政，导致生活垃圾处理水平的参差不齐，生活垃圾处理设施的利用率低。虽然已有不少专家呼吁生活垃圾处理设施在较大区域内的联建联用，以节约建设成本，提高垃圾处理设施的利用效率，但由于行政的、经济的、财政的等各种原因，垃圾处理设施区域联建联用没有大的突破，基本上保持着各地、市（县）自行处理区域内产生的生活垃圾的格局。因此，生活垃圾处理设施的建设运行管理是每个中小城市环卫管理的一项重要的基本任务。

经过长期的管理实践和理论研究，在城市生活垃圾无害化处理方式上形成了卫生填埋、堆肥、焚烧三种基本技术。这三种处理方式各有优势和劣势。就中小城市而言，垃圾卫生填埋具有一次性投资少、管理简单、抗负荷冲击能力强、管理成本低等优点，是一种符合正在发展中的城市实际的垃圾无害化处理方式。

城市生活垃圾卫生填埋场运行管理的目标是作业规范、运行安全、提高效率、降低成本、有效防治污染。

第一节　生活垃圾卫生填埋场运行管理的基本条件

城市生活垃圾处理的基本目标是实现生活垃圾的无害化。在保证无害化的基础上，进而实现垃圾处理的资源化和减量化，是一个比较现实的选择。要实现这一基本目标，就要建设规范的生活垃圾卫生填埋场，并对其进行规范的管理，这就要求城市生活垃圾卫生填埋场具备一定的运行管理条件。

一、设施完备

一般而言，一个设施完善的生活垃圾卫生填埋场包括主体设施和辅助设施及配套工程。主体设施包括：计量设施、基础处理与防渗系统、地表水及地下水导排系统，场区道路，垃圾坝，渗沥液导流系统、填埋气体导排及处理系统、封场工程及监测设施等。辅助设施及配套工程包括：进场道路、备料场，供配电、给排水设施，生活和管理设施，设备维修、消防和安全卫生设施，车辆冲洗设施，通信设备、监控设施，环境监测室、停车场，应急垃圾临时存放、紧急照明等设施。只有具备了这些设施，城市生活垃圾才具备了进行卫生填埋，进而实现无害化处理的条件。

由于各种原因，目前我国中小城市的生活垃圾卫生填埋场只有部分达到了设施完备的标准。许多城市建设的垃圾卫生填埋场不配套，带缺陷运行，达不到卫生填埋的标准；还有的城市，甚至还在进行简易填埋。中小城市生活垃圾卫生填埋场的建设仍需努力。

二、设备齐全

城市的生活垃圾卫生填埋场每天要接收大量的生活垃圾，填埋作业的土方量很大。特殊的处理对象和大体量的物料，靠人力是根本无法完成的，必须配备必要的设备。生活垃圾卫生填埋场作业需要的设备主要有挖掘机、装载机、推土机、压实机、自卸车、冲洗车、消杀车、污水车等。只有具备了这些机械设备，才能保证生活垃圾卫生填埋场的运行，继而探讨运行管理水平的进一步提升。

三、经费充足

生活垃圾卫生填埋场每天要消耗大量的物资、油料、机械配件和使用相当数量的人力，经费保证不可或缺。经费出现问题，将出现填埋作业的"偷工减料"，直接影响作业质量，降低生活垃圾卫生填埋场管理的水准，难以实现生活垃圾无害化处理的目标。

四、员工称职

生活垃圾卫生填埋场管理有一套科学的规程，有较高的质量标准要求，需要有较高水平的管理人员进行管理和作业。生活垃圾卫生填埋场的机械为专用机械，各种设施设备比较复杂，对使用人员的技术要求较高。垃圾填埋场的工作环境恶劣，社会关注度高、涉事敏感。由于这种种原因，对垃圾填埋场的员工在政治思想、管理水平、技术素质等方面均有较高的要求。因此，要加强对员工的培训和教育，不断提高员工的政治素质、管理水准和技术技能，建设称职的员工队伍。

第二节　生活垃圾卫生填埋场运行管理中的强制性事项

生活垃圾卫生填埋场的管理运行，涉及环境安全、社会安宁，更涉及员工人身安全。因此，在国家和主管部门的各种规范中设置了许多强制性的事项，在实际管理工作中必须严格遵守。

（1）生活垃圾卫生填埋场严禁接纳未经处理的危险废物。

危险废物和生活垃圾是完全不同的两类物质。危险废物一般具有潜在生物危险、易燃、腐蚀性、毒性或放射性，对人和环境有严重的破坏作用。进入生活垃圾卫生填埋场的固体废物应满足《生活垃圾填埋场污染控制标准》的相关规定。《国家危险废物名录》列入的各类危险废物不得进入生活垃圾卫生填埋场。家庭日常生活中产生的废药品及其包装物、废杀虫剂和消毒剂及其包装物、废油漆和溶剂及其包装物、废矿物油及其包装物、废胶片及废相纸、废荧光灯管、废温度计、废血压计、废镍镉电池和氧化汞电池以及电子类危险废物等，虽未列入《国家危险废物名录》，但也应尽量控制其不进入或少进入生活垃圾卫生填埋场。不在控制危险废物名录下的家庭日常生活中所产生的废电池、化妆品等废物，应按照环保部门的相关要求，进入符合要求的消纳场所。

（2）填埋场场区内应设置明显的禁止烟火、防爆标志。填埋区等生产作业区严禁烟火，严禁酒后上岗。

生活垃圾卫生填埋场内的控制室、变电室、污水处理区、填埋区域是安全防范的重点区域，这些区域严禁烟火、严禁酒后上岗。这是安全生产的基本要求。

（3）维修机械设备时，不应随意搭接临时动力线。因确实需要，必须在确保安全的前提下，方可临时搭接动力线；使用过程中应有专职电工在现场管理，并设置警示标志。使用完毕应立即拆除动力线，移除警示标志。

生活垃圾卫生填埋场使用临时电力的情况较多，必须采取严格的管理措施，保证临时用电的安全，进而保证生产的安全和职工的生命安全。

（4）皮带传动、链传动、联轴器等传动部件必须有防护罩，不得裸露运转。机罩安装应牢固、可靠。

生活垃圾卫生填埋场使用的机械传动部件比较多，必须有机罩安全措施；机罩安装应牢固、可靠，以防振脱碰落。这是防止工伤事故，保证安全生产，保护职工身体安全的要求。

（5）生活垃圾卫生填埋场场区内的封闭、半封闭场所，必须保证通风、除尘、除臭设施和设备完好，能够正常运行。

生活垃圾卫生填埋场场区内的封闭、半封闭场所易积聚甲烷气体，有发生火灾、爆炸的潜在危险，必须有通风设施并保持性能良好，处于运行状态。

（6）作业运行过程中，单元层垃圾填埋完成后，应保持雨污分流设施完好。

雨污分流是生活垃圾卫生填埋场管理的基本要求之一，对减轻填埋场污水处理压力，节约管理成本意义重大。在作业过程中雨污分流设施易受到损坏，因此，要时刻保持雨污分流设施的完好，保证在作业区域出现雨水时能够顺畅导排。

（7）生活垃圾卫生填埋场区（库区）内严禁捡拾废品，并严禁畜禽进入。

捡拾废品人员进入填埋场区（库区）或畜禽进入填埋场区，会影响填埋作业，还有可能损坏设备，甚至发生人员伤亡事故。因此，要采取严格的管理措施，保证填埋场的作业环境不受干扰。

（8）生活垃圾卫生填埋场区（库区）上方甲烷气体浓度应小于 5%，临近 5% 时应立即采取相应的安全措施，及时导排收集甲烷气体，控制填埋区的危险气体含量，预防火灾和爆炸。

填埋场区（库区）上方是甲烷排放最集中的区域，遭遇不利于扩散的天气状况时易造成积聚，易发生火灾和爆炸。因此，填埋场应配备必要的检测设备，定时检测场区（库区）上方的甲烷含量，视情况及时进行导排，预防火灾和爆炸的发生。

（9）生活垃圾卫生填埋场区（库区）及周边 20 米范围内不得搭建封闭式建筑物、构筑物。

填埋场区（库区）上方及周边有甲烷产生及聚积现象，易产生火灾和爆炸。而封闭的建筑物和构筑物会加重甲烷的聚积且不易导排，因而，在填埋场区（库区）周边近距离范围内禁止搭建建筑物和构筑物。

（10）填埋作业机械前后方 2 米、侧面 1 米范围内有人时，作业机械不得启动、行驶。

生活垃圾填埋作业现场噪声大、车辆多，垃圾运输车的随车人员在倾倒垃圾时有时需下车作业，极易发生人身安全事故，因此，填埋作业车辆操作人员要时刻保持高度警觉，在有人靠近作业车辆时禁止启动和行驶车辆。

（11）生活垃圾卫生填埋场开始运行前，应进行填埋场的本底监测，包括环境大气、地下水、地表水、噪声；填埋场运行过程中应依据现行国家标准《生活垃圾填埋场污染控制标准》进行环境污染、环境质量的监测以及填埋场运行情况的检测。

生活垃圾卫生填埋场运行过程中必须进行全面的监测与检测。运行前必须进行本底监测，以作为日后运行管理对环境影响的参照。运行过程中也应依据《生活垃圾填埋场污染控制标准》的要求，不间断地进行环境污染的监测，以防止污染扩散；进行环境质量的监测，以及时控制因填埋作业对环境造成的影响；进行填埋场运行情况的检测，以保证填埋场的运行安全可靠。

（12）消杀人员进行药物配备和喷洒作业时应戴安全卫生防护用品，并应严格按照药物喷洒作业规程作业。

消杀是生活垃圾卫生填埋场管理作业的一项经常性工作，它有易中毒的特性，因而要求作业人员按规程操作，确保生产安全。喷洒药物时应与现场作业人员保持 20 米以上的距离；药物不得喷洒到人体和动物身上；不得在下风向作业喷洒药物；要严格按药物的使用比例要求进行配兑；在夏季的中午、大风和暴雨天气不宜进行消杀作业。还有其他的一些作业规程，必须严格遵守。

（13）各检测点以及易燃易爆物、化学品、药品等储放点应设置醒目的安全标志。

生活垃圾卫生填埋场的检测点是对人和环境有一定负面影响的区域，应设置醒目的标志警示人们防范；易燃易爆物、化学品、药品的储放点都有较强的危险性和危害性，应设置醒目的标志提醒人们远离这些方位。

（14）生活垃圾卫生填埋场应建立健全劳动安全与职业卫生管理机制，确定专（兼）职管理人员，管理填埋场的劳动安全和卫生安全工作。应对新招收的人员进行健康检查，凡患有职业禁忌症的，不得从事与该禁忌症相关的有害作业；定期组织全场人员进行体检和复查；定期组织全场安全隐患的排查工作。

垃圾填埋场作业环境恶劣，对人的健康影响很大，应引起领导的高度重视。劳动安全和卫生工作，是垃圾填埋场管理中非常重要的部分，应采取切实可行的措施抓紧抓好。从员工招收开始，到生产的各个环节以及员工的体检，要把劳动安全和卫生工作贯穿整个垃圾填埋场管理的始终。

（15）生活垃圾卫生填埋场应建立健全突发事件应急处置制度，组建相应管理机构，制订应急预案及应急程序，落实专项经费、专职（或兼职）人员，保证发生突发事件时能够自如应对。

　　生活垃圾卫生填埋场是一个城市处理生活垃圾的重要场所，发生突发事件的影响是全局性的，严重地影响到一个城市的正常生产和生活，必须有应对突发事件的预案。垃圾填埋场涉及的突发事件有三类：场内突发事件、社会突发事件和自然灾害引发的突发事件。

　　场内突发事件主要是垃圾场运行过程中出现的安全、环保、卫生事故、机械设备故障等情况。

　　社会突发事件通常是公共卫生、社会安全、群体性事件、环境污染等情况。

　　自然灾害包括特殊气候、地质灾害等状况。

　　一旦发生涉及垃圾填埋场的突发事件，解决的周期会比较长，涉及的社会面会比较广，应根据国家的有关法律法规，结合本城市的具体实际，制订具有可操作性的应急预案，在发生突发事件时，确保城市的生活垃圾能够得到有效处理。

第三节　生活垃圾卫生填埋场的填埋作业管理

　　垃圾填埋是生活垃圾卫生填埋场运行管理的中心工作，包括垃圾进场计量与检验、填埋作业管理两个环节。每个环节都有非常具体的管理内容。

一、垃圾进场计量与检验

（一）垃圾进场计量

　　垃圾进场首先要进行计量和登记记录，作为生活垃圾卫生填埋场运行管理的基础数据。计量系统应保持完好，各种设备处于正常使用状态。在条件允许的情况下，宜采用计算机自动控制记录系统。当系统出现故障时，应立即启动备用计量方案。当全部计量系统均不能正常工作时，应采用手工记录，系统修复后及时将人工记录数据输入计算机，保证数据记录完整准确。

　　垃圾进场登记信息应有如下基本内容：进场日期及时间、运输单位、运输车车牌号、垃圾来源、性质、重量等。

　　计量作业人员应做好每日进场垃圾资料的备份和每月的统计报表工作，做好当天当班工作记录和交接班记录。

（二）垃圾进场检验

生活垃圾卫生填埋场入口处操作人员应对进场垃圾适时观察、随机抽查，并定期抽取垃圾样品进行理化成分检测。不符合《生活垃圾填埋场污染控制标准》中规定的填埋处置要求的各类固体废物，应禁止进入填埋区，并进行相应处理处置。

（三）注意事项

地磅前后方应设置醒目的限速标志，地磅前方 5～10 米处应设置减速装置。

二、填埋作业

填埋作业有比较严格的规范要求，也有比较大的管理空间，对垃圾填埋场运行的质量与效益关系重大，应予以高度重视。

（一）作业规划与计划

应按设计要求和实际条件制订填埋作业规划，包括分期分区填埋作业规划，分单元分层填埋作业规划，分阶段覆盖以及终场覆盖作业规划，处理场标高、容量和时间控制性规划等。作业规划制订以后，应依据规划制订阶段性填埋作业计划，确定作业通道，布置作业平台，绘制填埋单元作业顺序图，实施分区分单元分层填埋作业。

（二）作业准备

填埋垃圾的作业区每天都有大量的垃圾堆积，填埋作业面每天都会随垃圾填埋的数量增加而发生移动。因此，每天作业结束后都要为第二天的作业做好准备。

要控制垃圾填埋作业面，不要为图垃圾运输车卸料方便使其过大，可根据填埋场类型、进场垃圾数量灵活掌握。垃圾卸料平台和填埋作业区域应在每日作业前布置就绪，平台数量和面积应根据垃圾填埋量、垃圾运输车流量及气候条件等实际情况确定。卸料平台基底填埋层应预先压实，构筑面积应满足垃圾车回转倒车的需要，整体应稳定结实，表面应能防滑，满足全天候车辆通行要求。可根据实际情况用建筑垃圾或石料构筑一次性的卸料平台，也可用特种钢板多段拼接安装可延伸并可重复使用的专用卸料平台或其他类型的专用平台。

（三）作业现场调度指挥

填埋作业现场垃圾运输车辆较多，特别是每天的垃圾高峰时段更是川流不息。现场的作业机械多且占地面积大，垃圾倾卸过程中有跟车工人下车操作，现场极易发生事故。为保持填埋作业现场的人、车秩序，保证作业安全，现场应有专人负责指挥调度车辆。

（四）填埋作业技术要求

垃圾倾卸到作业面上后，首先要用机械对垃圾进行摊铺，形成 1:4～1:5 的斜坡，然后用专用垃圾压实机分层连续碾压垃圾。

垃圾的摊铺厚度每层不宜超过 60 厘米；单元厚度宜为 2～4 米，最厚不得超过 6 米。

使用垃圾压实机碾压垃圾时，碾压次数不应少于 2 次；当垃圾压实机发生故障停止使用时，应使用大型推土机碾压垃圾，连续碾压次数不应少于 3 次。当使用中小型推土机碾压垃圾时，应以大型推土机连续碾压的次数进行相应的等量转换。

摊铺压实作业方式有由下往上、由上往下、平推三种，应根据不同的摊铺作业方式调整垃圾卸料的位置。摊铺最好使用大型挖掘机，效率高、效果好；平推时使用推土机尚可，在斜面上作业，推土机效率低且易发生危险。

垃圾压实后应保持层面平整，压实密度不应小于 600 千克/米^2。

（五）作业区覆盖

垃圾填埋作业区应按照填埋的不同阶段适时覆盖。覆盖的主要作用是防臭，防轻质垃圾飞扬，改善不良视觉环境及减少苍蝇滋生。覆盖分为三种：日覆盖即每日填埋作业完成后及时覆盖；中间覆盖即完成一个填埋单元或一个作业区作业时进行的阶段性覆盖；终场覆盖即填埋库区使用完毕，进行封场前对全部填埋堆体进行的覆盖。

覆盖可使用渣土材料或膜材料。

渣土材料的优点是分布广，易就地取材，操作简单。使用渣土材料覆盖的缺点是效果差，厚度不易掌握；占用大量的填埋空间，减少了垃圾填埋场的使用年限；雨水导排困难，会导致垃圾渗滤液的大量增加。

膜覆盖材料的缺点是一次性投入较大。优点是可重复使用，从整体上看能够降低覆盖成本；能有效控制填埋场蚊蝇滋生，防臭、防飞扬物效果好；可节约大量的填埋空间，增加填埋库区的使用年限；能有效防止雨水进入填埋堆体，减少垃圾渗滤液的产生，是一种值得推广的覆盖材料。膜覆盖有一定的技术要求，材料的宽度一般应大于 6 米，厚度视材料的质地灵活掌握，以重量轻、抗伸拉、抗氧化老化，能多次反复使用为原则。覆盖时要注意掌握好几个关键环节。

一是垃圾填埋堆体的平整。要按作业规范的要求，将垃圾推平压实，表面不能坑洼不平，不能有硬锐物体突出。

二是做好膜的搭接，前后左右要有重叠压覆，顺水流的方向上膜压下膜，以便于将水导出垃圾堆体。

三是可根据现场情况在堆体上做排水沟，覆膜排水。

四是中间覆盖时因为时间较长要压膜，防止风大将膜掀翻。压膜材料可就地取材，也可预制。

（六）填埋作业注意事项

一是要保持计量地磅周边的洁净，及时清除地磅表面槽内及周边的污水和异物。

二是失修、失保或有故障的填埋作业机械不得使用。

三是对填埋作业机械不宜通过拖、顶启动。

四是两台作业机械在同一作业单元作业时，机械四周均应保证必要的安全作业间距。

五是填埋作业时应注意对防渗结构和填埋气体收集系统的保护。垃圾运输车倾倒垃圾点与压实机压实点的安全距离不应小于 10 米，场底填埋作业应在第一层垃圾厚度 3 米以上时方可采用压实机作业，靠近场底边坡作业时，填埋作业机械与边坡的水平距离应大于 1 米。

第四节　生活垃圾卫生填埋场的环境管理

生活垃圾卫生填埋场填埋的是固体生活垃圾，在填埋过程中还产生气态的恶臭和液态的渗沥液，三大污染形态在垃圾填埋场同时存在。因此，填埋场的环境管理具有难度大、要求高、时间长的特点。

一、生活垃圾的污染控制

在填埋场，对生活垃圾的污染控制相对比较容易，填埋场就是一个处理生活垃圾的地方。要严格按填埋作业的要求进行管理，及时做好覆盖工作，减少垃圾的暴露面积和暴露时间。

在生活垃圾卫生填埋库区周边要建设隔离和防飞散设施，阻止垃圾的外溢。防飞散设施要随着填埋堆体的高度增加而不断移动，真正起到防飞散的作用。对破损的防飞散设施，要及时予以修补，维持使用功能。

要限制进场车辆的行驶速度，加强对垃圾运输车辆的密闭要求，尽量减少垃圾在厂区的撒漏和飞散。对垃圾运输中撒漏在厂区的零星垃圾，要及时予以清扫清理，保持厂内道路路面及两侧的洁净。对飘散在垃圾场周边的轻质垃圾，要及时组织人员进行捡拾清理，维持好垃圾场周边的环境质量。

二、生活垃圾卫生填埋场气体污染的管制

生活垃圾卫生填埋场的气体污染来自两个方向：一是填埋库区垃圾堆体发出的恶臭和排放的气体，二是渗沥液调节池和处理厂产生的恶臭和排放的气体。

控制垃圾填埋库区因堆放有机物腐败产生臭气的最有效的方法是减小填埋作业面和做好垃圾堆体的覆盖工作，因此，填埋作业面的日覆盖就显得非常重要。日覆盖因为工作量大、每天重复，极易产生疲劳感和厌恶感而被忽视，因而要坚持不懈。只要垃圾填埋作业面的日覆盖做得到位，垃圾填埋区的臭气控制是可以做好的。填埋库区的垃圾体量越大，其产生的填埋气体就越多，气体中的甲烷、二氧化碳以及含有氨、氮、硫的化合物，对环境的污染也是很严重的，应进行科学的导排和处理。单元式填埋作业在垃圾堆体加高过程中，应及时增高填埋气体收集竖井的高度，并应保持垂直；应在垃圾层达到 3 米以上厚度时，开始建设填埋气体收集井，并确保井内管道位置固定，连接密闭顺畅，避免填埋作业机械对填埋气体收集系统产生损坏。在垃圾渗沥液调节池上方，应加盖封闭，防止臭气外溢。在污水处理环节，要对各污水暴露点位采取防臭气泄漏措施，维护污水处理厂的空气质量。具备条件的，应对填埋气体进行合理利用；不具备条件的，应进行燃烧处理。

三、生活垃圾卫生填埋场水体污染的控制

垃圾填埋堆体内部不停地进行着物理和化学反应，反应过程中产生大量的有机废水，其污染强度非常高，是生活垃圾卫生填埋场最主要的填埋衍生污染源。垃圾堆体因覆盖不严或其他原因，雨水冲刷过程中产生的污水，也有较高的污染强度。处理好垃圾

填埋场的渗沥液及其他污染废水，是控制垃圾填埋场污染最重要的工作。

首先，要做好填埋场的雨污分流。填埋场场外积水应及时导排，排水设施应确保完好畅通。场区内未经污染的地表水应及时地通过排水系统排走。覆盖区域雨水应通过填埋场区内排水沟收集，经沉淀去除泥沙、杂物，水质达到填埋场所在区域水污染物排放要求后，汇入地表水系统排出。填埋场区地下水收集系统应保持完好，保证地下水能顺畅排出场外。

其次，要保持垃圾渗沥液收集系统的完好，确保填埋堆体内的渗沥液能完全收集。

最后，要保证垃圾渗沥液处理系统的正常运行。渗沥液处理后出水水质要符合国家排放标准，产生的浓缩液及污泥应按照现行国家标准的规定予以处理。

四、作业注意事项

（1）应保持填埋气体导排设施完好，经常检查气体自然迁移和聚集情况，根据情况采取相应措施。

（2）与填埋区临时道路交叉的表层水平气体收集管应采取加固与防护措施，以保护收集管的完好。

（3）填埋气体收集井安装及钻井过程中应采用防爆施工设备，竖向收集管顶部应设顶罩。

（4）在检查井的入口处应设置警示或安全告示牌，设置踏步、扶手。人员进入前应先采取有效措施测试，在满足安全作业和通风条件下，配备安全帽、救生绳、挂钩、吊带等安全用具时方可进入作业。

第五节　生活垃圾卫生填埋场的监测与检测管理

生活垃圾卫生填埋场的填埋堆体里，有非常复杂的物质构成，里面每天都进行着复杂的化学反应，产生大量的填埋气体和水体，既是环境的污染物质，又是生产安全的危险因素。对这些水气物质，仅凭肉眼是不能进行有效鉴别的，必须进行科学的检验与检测，并依据结果进行有效的管理。

一、委托监测和自行检测

垃圾填埋场的监测与检测项目，有的是强制性的，有的是一般性的；有的监测与检测的设备复杂、技术难度大、要求高，有的使用简单的设备即可进行。由于监测与检测的项目多，填埋场不可能也没有必要配齐所有的设施仪器。为了保证监测与检测的客观性与公正性，有的监测与检测应该由第三方进行，即进行委托监测与检测。

委托监测与检测一般定期进行，应由具备专业资质的环保、环卫监测部门（机构）进行并出具结果报告。委托监测项目应包括地下水、地表水、渗沥液、填埋气体、大气和场界噪声等内容。监测结果作为垃圾场管理的评价依据和工作改进的依据。

填埋场自行检测是以强化日常管理和污染控制为目的。自行检测项目一般包括气象条件、填埋气体、臭气、恶臭污染物、降水、渗沥液、垃圾特性、堆体沉降、垃圾堆体渗沥液水位、防渗衬层完整性、边坡稳定性、苍蝇密度等内容。检测项目与监测项目相同时，以监测为主，检测为辅；也可根据运行管理状况和需要选择检测项目和增减检测频率。

二、生活垃圾卫生填埋场运行前的本底监测

为了准确评价垃圾卫生填埋场的运行管理效果，有效控制填埋场运行对周边环境的影响，必须在垃圾卫生填埋场运行前对其本底进行监测。本底监测的内容包括环境大气、地下水、地表水、噪声等。已铺设的防渗层在投入使用前，应对其进行防渗结构防漏检测，其检测方法应符合国家相关标准的规定。

三、检测作业管理

生活垃圾卫生填埋场检测使用的采样，测试的内容、方法，仪器设备、标准物质等应符合国家现行相关标准的规定。检测样品的采样点、样品名称、采样时间、采样人员、天气情况等有关信息应进行详细记录。环境检测过程中还应有样品的唯一性标识和检验状态标识。监测及检测报告宜按照年、季、月、日逐一分类整理归档。

四、地下水检测

地下水的检测首先要布设好采样点。中小型垃圾填埋场一般在上游设本底井一口，在下游设污染监测井和污染扩散井各两口，在填埋库区防渗层下设地下水导排口一个。大型垃圾填埋场可适当增加检测井的数量。检测项目包括 pH 值、肉眼可见物、浊度、嗅味、色度、总悬浮物、生化需氧量、硫酸盐、硫化物、总硬度、挥发酚、总磷、总氮、铵、硝酸盐、亚硝酸盐、大肠杆菌、细菌总数、铅、铬、镉、汞、砷及地下水水位变化

等。检测方法执行《生活垃圾卫生填埋场环境监测技术要求》的规定。每年按照丰水期、枯水期、平水期各至少检测一次的标准执行。地下水检测项目出现异常变化的，应对其增加检测频率。污染扩散井和污染监测井的检测不少于每月一次。填埋场运行过程中对地下水的自行检测，其检测项目则可以结合各地区地下水实际变化或影响情况适当选择。

五、渗沥液检测

渗沥液处理过程中应进行工艺运行参数的检测。

渗沥液在进入调节池前以至到处理后排放，应进行流量、色度、pH 值、化学需氧量、生化需氧量、悬浮物、氨氮、大肠杆菌等的检测，还应进行垃圾堆体渗沥液水位和调节池水位的检测。

生活垃圾卫生填埋场投入使用后应进行连续检测，直至封场后产生的渗沥液中水污染物浓度连续两年低于现行《生活垃圾填埋场污染控制标准》中水污染物排放限值时为止。检测频率每月应不少于一次。检测项目和方法应按照现行国家标准《生活垃圾卫生填埋场环境监测技术要求》的有关规定执行。

垃圾填埋场封场后渗沥液检测执行《生活垃圾卫生填埋场环境监测技术要求》和《生活垃圾卫生填埋场封场技术规程》及封场文件的有关规定。

六、地表水的检测

地表水检测的采样点应选在场界排放口。检测项目包括 pH 值、总悬浮物、色度、生化需氧量、化学需氧量、挥发酚、总氮、硝酸盐、亚硝酸盐、大肠杆菌、硫化物等。检测频率应每季度不少于一次；若水处理后出现连续外排不符合《生活垃圾填埋场污染控制标准》的相关规定时，每 10 日检测一次。检测方法执行《生活垃圾卫生填埋场环境监测技术要求》的有关规定。

填埋场运行中对地表水的自行检测，其检测项目可结合各地区地表水的实际变化或影响情况适当选择。

七、甲烷气体的检测

生活垃圾卫生填埋场应每天进行一次填埋区、填埋区构筑物、填埋气体排放口的甲烷浓度检测。可采用符合现行国家标准《便携式热催化甲烷检测报警仪》规定的要求或具有相同效果的便携式甲烷测定器进行测定。对甲烷的监督性检测应按照国家现行标准《固定污染源废气　总烃、甲烷和非甲烷总烃的测定　气相色谱法》中甲烷的测定方法进行测定。

八、场界恶臭污染物的检测

场界恶臭污染物检测的采样点应在填埋作业区上风向设一点，下风向至少设三点。采样方法执行现行国家标准《生活垃圾卫生填埋场环境监测技术要求》和《恶臭污染物排放标准》的有关规定。检测项目为臭气浓度、氨气、硫化氢。检测频率应每月一次。

九、其他影响生活垃圾卫生填埋场环境因素的检测

在生活垃圾卫生填埋场运行过程中，还有一些影响周边环境的因素，需要加以检测，以便进行评估和进行控制。

（1）总悬浮颗粒物。其采样点在作业区上风向布设一点，下风向布设四点，采样方法应按照国家标准《生活垃圾卫生填埋场环境监测技术要求》的有关规定执行，每季度检测一次。

（2）苍蝇密度的检测。填埋场内检测点总数不应少于 10 点。在作业面、临时覆土面、封场面设点检测，宜每隔 30～50 米设点，每测面不应少于三点，用诱蝇笼采样检测。笼应离地 1 米，晴天检测，日出放笼，日落收笼；用杀虫剂杀死苍蝇，分类计数。根据气候特征，在苍蝇活跃季节，一般 4—10 月每月测两次，其他时间每月一次。

（3）垃圾压实密度检测。每两个月检测一次。

（4）填埋作业覆土厚度检测。应每月检测两次。取样部位和检测时间宜根据填埋作业实际制定，并注意垃圾沉降速率随填埋时间的非均匀性变化。

（5）填埋作业区暴露面面积大小及其污染危害检测。应每月检测两次。

（6）填埋场区（库区）边坡稳定性检测。宜每月检测一次。

（7）垃圾堆体沉降检测。从填埋作业开始到封场期结束，应每六个月检测一次。

（8）降水、气温、气压、风向、风速等宜进行常年监测。

十、监测与检测管理注意事项

监测与检测需使用化学品，易发生安全事故。因此，要把安全放在监测与检测管理的首位。填埋场区（库区）各检测点应有可靠的安全措施。易燃易爆品应置于通风处，

与其他可燃物和易产生火花的设备隔离放置。剧毒物品管理应按有关规定执行。化验带刺激性气味的项目必须在通风柜内进行。测试、化验完毕，应及时关闭化验室的水、电、气、火源、门窗。灭蝇、灭鼠消杀药物应按危险品规定管理。

第六节　生活垃圾卫生填埋场的设施设备管理

设施设备是生活垃圾卫生填埋场管理的物质基础和平台。基础受损或存在缺陷，管理必然大打折扣，因此，必须保持生活垃圾卫生填埋场各种设施和设备的完好。在生活垃圾卫生填埋场的日常运行中，设施设备的折旧、损坏属于正常现象，必须及时加以修复补充。

一、计量设施的维护管理

为了保证计量的准确与完整，必须对计量设施设备进行良好的维护保养。应及时清除地磅表面、地磅槽内及周边的污水和异物，以保持地磅计量的准确。地磅易被腐蚀，需经常进行维护，应根据使用情况定期对地磅进行保养和校核工作。应定期检查维护计量系统的计算机、仪表、录像、道闸和备用电源等设备，使其处于良好的运行状态。

二、场区管理

应有专人对场区内的道路、截洪沟、排水渠、截洪坝、垃圾坝、洗车槽等设施进行维护保洁，及时清除淤泥和杂草。对场内边坡保护层、尚未填埋垃圾的区域内的防渗和排水等设施，应安排专人定期进行检查维护。应有专人定期检查维护供电、电器、照明、监控设备、通信管线等设施，保证功能完好。应委托专门机构对避雷、防爆等装置进行定期检查维护。各种消防设施、设备应进行定期维护检查，发现失效或缺失应及时进行更换或增补。垃圾填埋场场区内各种交通、警示标志应定期检查、维护或更换。填埋单元阶段性覆盖乃至垃圾填埋场封场后，应对填埋场区（库区）覆盖层及各种设施定期进行检查维护。垃圾填埋场场区内应进行绿化美化，保持整洁，无积水。场内的各种建筑物、构筑物，凡有可能积存雨水处应加盖板或及时疏通排干。夏季暴雨天气应及时排出场内积水，冬季下雪天应及时组织除雪。雨雪天气还应在场区内采取防滑措施，保证车辆在场区内通行安全。

三、填埋气体收集利用设施的管理

填埋气体收集井、管沟应定期进行维护，清除积水杂物，注意检查管道沉降，防止冷凝水堵塞，保持设施完好、管道畅通。填埋气体燃烧和利用设施、设备应定期进行检查和维护，保持功能完好。

四、导水系统的维护管理

应定期全面检查维护地表水、地下水、渗沥液导排收集系统，保持设施完好。对场区内管、井、池、沟等难以进入的狭窄场所，应定期进行检查维护。维护人员应配备必要的维护、检测与防护器具。冬季场区内的管道所处环境温度降至0℃以下时，应采取适当的保护措施，防止系统管道堵塞。

五、监测与检测设施设备的维护管理

取样、检测仪器设备应按规定进行日常维护和定期检查，应有仪器状态标识，出现故障或损坏时，应及时检修。贵重、精密仪器设备应安装电子稳压器，并由专人保管，强制检定仪器应按规定要求检定。仪器的附属设备应妥善保管，并应经常进行检查。对填埋场区（库区）监测井等设施应定期检查维护，监测井清洗频率不宜少于半年一次。消杀机械设备应定期进行维护保养。

六、作业机械的维护管理

填埋作业机械设备应按要求进行日常或定期检查、维护、保养，停置期间，应对其定期进行清洗和保护性处理，履带、压实齿等易腐蚀部件应进行防腐、防锈管护，如有损坏，应及时更换。填埋作业完毕，应及时清理填埋作业机械上卡滞的垃圾杂物。冬季垃圾填埋场场区环境温度低于0℃时，应采取必要的防冻措施，以保护作业机械设备。

第七节　生活垃圾卫生填埋场的迎接检查和应急处置

对中小城市而言，生活垃圾卫生填埋场作为城市市政基础设施中处理垃圾的设施，基本上是唯一的，兼具环保和民生两个属性，是社会关注的重点部位，也是上级政府和本级政府以及各部门履行职责中经常检查的地方。因此，迎接各级各种检查，是垃圾卫生填埋场的一项经常性工作。各城市在生活垃圾卫生填埋场的管理实践中，充分证明垃圾填埋场管理是城市的焦点问题之一，一些社会矛盾往往在垃圾填埋场的存在和管理上暴露和表现出来。垃圾填埋场性质的特殊性，对地质和水文条件的敏感性，暴露出对自然的依赖性很大，对自然灾害冲击的承载能力比较低，极易发生灾害事故。垃圾卫生填埋场对环境的影响大，管理的技术要求高，稍有不慎，就有可能发生因管理疏漏出现的停运事件。由于上述原因，要求垃圾填埋场必须有应急管理方案。

一、生活垃圾卫生填埋场的迎接检查管理

对垃圾卫生填埋场而言，做好迎接检查的基础工作是日常的管理。只要日常管理工作高效有序，迎接检查就可以事半功倍。在迎接检查上，要注意做好以下工作。

(一) 设施完善，设备齐全

如果是新建的生活垃圾卫生填埋场，各种设施应该是完善的，但在使用过程中，设施存在损毁问题。对损毁的设施，应及时修复。对一些老旧垃圾填埋场，设施存在先天不足，要按照垃圾填埋场的技术规范，补足缺项。老旧垃圾填埋场设施缺项的添补，是一项费时费力的工作，既要解决经费问题，又要衔接设计问题，特别是添加设施与已有设施的衔接，往往比较困难。但这是垃圾填埋场能否实现卫生填埋的基本要求，必须认真抓好。

垃圾卫生填埋场使用的设备，是填埋场运行管理的基本条件之一，也是垃圾卫生填埋场级别评定的硬件之一。由于各中小城市经济状况往往不太宽余，加之重建设轻管理的思想普遍存在，填埋场的作业设备配置普遍欠缺，这使得垃圾填埋场的管理水平达不到规范要求，也直接导致了垃圾填埋场的作业日常管理水平不高。

设施完善，设备齐全，有精细的管理制度，平日的作业管理水平高效有序，在各级的检查工作中就一定能取得充分的认可。

(二) 组织科学，运行顺畅

生活垃圾卫生填埋场管理的各个环节既相互联系，又相对独立。各个环节衔接组成了整个垃圾卫生填埋场的管理流程，同时又能够单独运行，如填埋作业、污水处理、监测与检测管理、行政管理等。由于管理者的关注点不同，各环节负责人的管理能力和要求不同，导致各管理环节的管理水平不一致，出现高低不一的现象。若在管理上出现"短

板"，会直接影响整个垃圾填埋场的管理效能。此外，各管理环节之间的科学衔接也是填埋场管理效能的重要标志。既要组织好各环节的独立运行，同时要把各环节科学的衔接好，使整个垃圾填埋场的管理运行顺畅，井井有条。无论何时何人检查，都能够应对自如。

（三）观瞻整洁，资料齐全

在各级进行的各种检查中，检查人员通常重点关注两个方面：一是整个场区的观瞻效果，二是资料是否齐全。

生活垃圾卫生填埋场的各种标识应准确清晰，给外来者一个初始良好印象。填埋作业区的覆盖要标准、到位，作业面要控制到规范的要求，减少臭气和垃圾暴露时间。要认真组织春、夏、秋季的灭蚊蝇、灭鼠的消杀工作，将垃圾卫生填埋场的蚊、蝇、鼠的数量控制在标准之内。绿化区位要修剪养护，除草灭虫。各种设施设备要擦拭干净，运行良好。场区道路及两边、场区四周无散落垃圾。对损毁的设施设备要及时修复，保持良好状态。

对生活垃圾卫生填埋场建设、运行管理过程中形成的资料要整理归档。垃圾卫生填埋场建设过程中会形成一套完整的建设资料，如可行性研究报告及批复，项目建议书及批复，立项报告及批复，环境评价报告及批复，土地使用的相关手续，建设的相关手续，工程验收的相关手续等，运行过程中的各种记录、数据、报告等，填埋场管理的规章制度，操作手册等。这些材料要分门别类，装订整齐，存放有序，随时能够调阅。

（四）调度有序，讲解专业

生活垃圾卫生填埋场行驶的各种车辆要保持良好的秩序，作业现场忙而不乱。各作业环节工作人员在岗在位，着装整洁。负责介绍情况的人员要很专业，对各作业环节的工作流程、要求、各种工作数据能够熟练掌握，对答如流。遇到检查人员提出的不专业的问题能用专业的术语予以解答。对检查人员不熟悉的环节能主动给予专业介绍。通过专业的讲解，让检查人员对垃圾卫生填埋场的管理有一个深刻的印象，从各个方面反映出垃圾填埋场的管理水平，增加检查人员对垃圾填埋场的全面了解。

二、生活垃圾卫生填埋场的应急管理

因为自然灾害、事故灾难、公共卫生事件、社会安全事件、社会热点事件以及管理事故等原因，会造成生活垃圾卫生填埋场无法运行，产生突发事件，导致城市的生活垃圾不能及时有效处理，严重影响城市的正常运转和居民日常生活。因此，必须有生活垃圾处理的应急预案，对垃圾卫生填埋场发生的突发事件予以妥善处置。

（1）城市环卫行政和业务主管部门，应根据城市的社会政治经济情况和自然条件，对生活垃圾处理与管理系统可能遭遇的突发事件进行预判，预测不同突发事件的性质、规模及可能的影响，制订多套应急预案及处置措施。垃圾填埋场应根据应急预案做好认真的准备，必要时进行相应的预演，提高落实应急预案的能力。

（2）垃圾填埋场应根据应急预案，向社会公布相关突发事件报案联系方式，公告社会相关突发事件报告处置的程序、方法及有关常识。应定期组织管理和作业人员进行安全教育和应急演练，并进行检查考核。

（3）发生社会突发事件时，要根据事件的性质做出准确的判断，按预案的要求向有关部门和领导及时报告，协调相关部门及时处理，在尽可能短的时间内平息事件，保证垃圾填埋场的正常运行。

（4）垃圾填埋场内应划出一定面积的区域，作为相关事件发生时产生的特种垃圾的临时接纳堆放区。

（5）垃圾填埋场自身出现事故或故障而导致填埋场无法接收处理垃圾时，应及时向上级报告，经批准后可以暂时关闭填埋场，在进场附近地点设置应急生活垃圾存放区。

（6）发生突发事件时，垃圾填埋场应立即启动应急预案，积极进行抢救抢修，防止事态扩大，最大限度减少人员伤亡、财产损失与环境污染，及时向上级主管部门汇报并向相关部门通报突发事件性质、规模及处置情况。场内突发事件处置完毕，垃圾填埋场应立即组织事故调查和受损情况评估，重新核定产能，积极恢复生产。

（7）垃圾填埋场应通过各种形式与有关机构或单位建立突发事件协同处置机制。

第八节　生活垃圾卫生填埋场运营环境的培育与营造

生活垃圾卫生填埋场是处理城市产生的生活垃圾的设施，不可避免地会对周边环境产生负面影响，对周边居民的生产生活产生干扰，极易产生"邻避效应"，导致与周边单位、居民关系紧张，影响垃圾填埋场的正常运行。因此，通过各种形式宣传垃圾处理的社会意义，通过认真的管理将垃圾填埋场对周边环境的影响减至最低，树立垃圾填埋场的正面形象，是垃圾填埋场不可忽视的一项工作。

从选址开始，就要注意垃圾填埋场运营环境的营造。垃圾填埋场应选在远离敏感区域和敏感点的地方，有良好的地质和水文条件。要经过专家的充分论证，通过正当的程序公示于社会。严格按照垃圾填埋场建设规范确立的标准建设，为垃圾填埋场的日后运行打下良好的基础。

垃圾填埋场运行过程中，要严格按照填埋作业的规范要求进行管理，做好日覆盖、中间覆盖的工作，控制好作业面，进而控制好填埋作业区的臭气外泄。要做好垃圾填埋场的绿化隔离工作，绿化隔离区要进行认真的修剪养护，保证隔离效果。对飘散到场区外侧的轻质垃圾，要及时组织人员捡拾，保持场区周边的洁净。

对涉及垃圾填埋场用地周边的村庄，要根据国家的相关政策给予合理的补偿。要及时解决垃圾填埋场运行过程中出现的扰民问题。对垃圾填埋场周边的敏感事件，一定要给予高度的关注，及时发现群体性事件苗头，将问题解决在萌芽状态。

要对社会和周边村庄、单位进行垃圾填埋场运行管理的科普宣传，让社会和周边村庄、单位了解垃圾填埋的作业规程，了解垃圾填埋场的环境保护措施，认识垃圾填埋场对城市社会发展进步的积极意义，对垃圾填埋场的运行管理予以支持。

可以与机关、社会团体、学校联手进行垃圾处理的知识普及和教育，在全社会播撒环境保护和城市生活垃圾无害化处理的种子；也可举办垃圾处理的社会开放日活动，向全社会展示城市垃圾卫生填埋的作业过程，在全社会营造关注城市生活垃圾处理的良好氛围。

要及时与周边敏感区域的单位做好沟通工作，听取他们对垃圾填埋场工作的意见，不断改进垃圾填埋场的工作，使垃圾填埋场的管理工作细致透明，接受社会的监督。

对干扰垃圾填埋场正常工作的人和事，多做沟通解释工作，争取他们的理解和支持。对故意刁难垃圾填埋场的正常管理，甚至出于讹诈的目的煽动不明真相的群众围堵垃圾填埋场的行为，要及时上报，积极与有关部门配合，严肃予以处理，以遏制歪风邪气。

要通过积极主动的工作，取得社会的广泛理解和支持，为垃圾填埋场的运行管理培育营造良好的社会环境。

【延伸阅读】

我国生活垃圾填埋现状

垃圾具有污染和资源两个属性。在国家或城市的经济实力不强、技术水平不高的情况下，在对垃圾无害化处理方式的选择上，把污染防治放在第一位是现实的，这就是我国垃圾无害化处理中填埋占比最大的根本原因。基于污染防治动因出发的垃圾卫生填埋，是我国目前垃圾无害化处理的主要方式。

一、生活垃圾填埋场的基本情况

根据住房和城乡建设部城市建设统计年鉴的资料，截至 2016 年，我国城市共有生活垃圾无害化处理设施 940 座，其中生活垃圾卫生填埋场有 657 座，日均无害化处理能力为 35.01 万吨。图 1 显示了 2011—2016 年城市生活垃圾卫生填埋场数量及年填埋量的变化。尽管城市生活垃圾卫生填埋场数量和处理总量有所增加，但卫生填埋占垃圾无害化处理总量继续保持逐年降低的趋势。

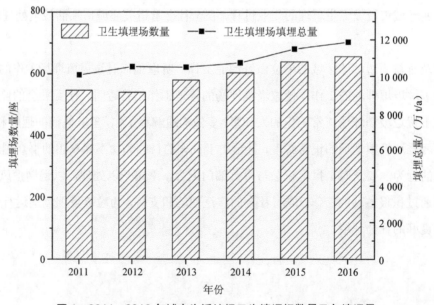

图 1　2011—2016 年城市生活垃圾卫生填埋场数量及年填埋量

数据来源：住房和城乡建设部《城市建设统计年鉴》。

2015 年城市生活垃圾卫生填埋场较 2014 年增加了 36 座,而 2016 年只比 2015 年增加了 17 座,填埋设施的总量增加在持续性放缓。随着"十三五"规划的进一步实施,越来越多的城市填埋场将进入封场阶段。

图 2 显示了 2011—2016 年县城生活垃圾卫生填埋场数量及年填埋量的变化。与城市的情况明显不同,县城生活垃圾卫生填埋场的数量和填埋总量都显著增加。同时,卫生填埋在县城垃圾无害化处理总量中所占比例保持在 85%以上。

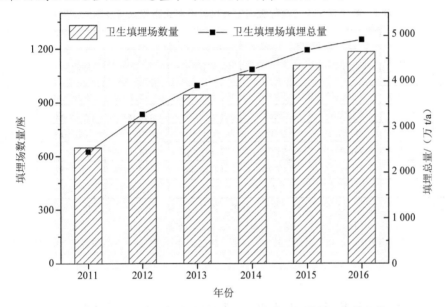

图 2　2011—2016 年县城生活垃圾卫生填埋场数量及年填埋量

数据来源:住房和城乡建设部《城市建设统计年鉴》。

二、生活垃圾填埋场封场现状

根据"十二五"规划要求,"十二五"期间实施垃圾处理存量治理项目 1 882 个,其中不达标生活垃圾处理设施改造项目 503 个,卫生填埋场封场项目 802 个,非正规生活垃圾堆放点治理项目 577 个。

根据《"十二五"中国非正规生活垃圾填埋场存量整治工作进展》,截至 2013 年年底,国内 21 个省共治理非正规垃圾填埋场 1 236 座,垃圾总量 2.21 亿吨,治理工程投资总额 173.20 亿元。

三、城市生活垃圾卫生填埋场区域分布

从大的区域看,我国各城市垃圾填埋处理方式占生活垃圾无害化处理的比例继续保持东部低、中西部高的趋势。我国东部、中部和西部地区的生活垃圾填埋处理占无

害化处理的比例分别为 52.10%、71.41%和 71.60%，分别比 2015 年降低了 2.63%、3.09%和 6.93%；其中西部地区的填埋处理量占无害化处理量的比例相对于东、中部地区降低较为明显，主要来自于焚烧处理占比的大幅增长。我国 2016 年东部、中部和西部地区的生活垃圾焚烧处理占无害化处理的比例比 2015 年分别增长为 2.29%、3.01%和 6.76%（见表 1）。

表 1 我国东、中、西部城市生活垃圾不同无害化处置技术的比例

年份	处理技术	东部		中部		西部	
		处理量/万 t	处理量占比/%	处理量/万 t	处理量占比/%	处理量/万 t	处理量占比/%
2016	填埋	5 906.32	52.10	3 592.26	71.41	2 367.86	71.60
	焚烧	5 107.05	45.05	1 337.87	26.60	933.52	28.23
	其他	323.42	2.85	100.02	1.99	5.50	0.17
2015	填埋	5 682.01	54.73	3 453.90	74.51	2 347.22	78.35
	焚烧	4 438.86	42.76	1 093.43	23.59	643.22	21.47
	其他	260.71	2.51	88.24	1.90	5.41	0.18

注：东部地区指北京、天津、河北、辽宁、上海、江苏、浙江、福建、山东、广东、广西和海南 12 个省、自治区的城市和直辖市；中部地区指山西、内蒙古、吉林、黑龙江、安徽、江西、河南、湖北和湖南 9 个省和自治区的城市；西部地区指重庆、四川、贵州、云南、西藏、陕西、甘肃、宁夏、青海和新疆 10 个省、自治区的城市和直辖市。

（资料来源：《生活垃圾处理行业 2017 年度发展报告》，中国战略性新兴产业环保联盟，中国环联企业家俱乐部。）

第十一章
城市公共厕所管理

现代城市建设发展的一个重要方面是建成了各种各类的公共设施，如城市广场、公园、体育文化设施、商业繁华区域、交通设施等。这些公共设施每天都吸引大量的人流进入其中工作、休憩、娱乐、消费，并不可避免地产生大量的人的排泄物，需要有序排放和处理。因此，公共厕所是各类城市公共设施必备的配套设施。随着城市的发展和人们生活水平的提高，对城市公共厕所建设和管理水平的要求越来越高。在这种形势下，城市公共厕所在一定程度上代表了城市建设管理的水平，是现代城市的一张名片。公共厕所管理也就顺理成章地成为了城市环卫管理的一项重要内容。

第一节 公共厕所的规划管理

一、城市公共厕所规划的原则

居住区内部公共活动区、商业街区、文化街区、交通站场、文体设施、市场、展览馆、开放式公园、旅游景点等人流聚集区域的公共场所，必须设置配套公共厕所，其数量和规模应满足流动人群如厕需求。

二、公共厕所规划密度要求

城市公共厕所的规划建设密度和城市建设用地的性质相联系。城市居住用地每平方千米 3~5 座；公共管理与公共服务、商业服务业设施用地每平方千米 4~11 座；交通设施与绿地用地每平方千米 5~6 座；工业用地、仓储用地、公共设施用地每平方千米 1~2 座。各城市可根据自己的情况做出详细的规划。

三、公共厕所规划间距要求

（1）在城市的商业性路段，公共厕所的规划间距要小于 400 米，保证行人以每小时 5 千米的步行速度在 3 分钟内能找到并进入厕所。

（2）在城市的生活性路段，公共厕所的规划间距为 400～600 米，保证行人以每小时 5 千米的步行速度在 4 分钟内能找到并进入厕所。

（3）在城市的交通性路段，公共厕所的规划间距为 600～1 200 米，宜设置在人群停留聚集处。

（4）城市的开放式公园或公共绿地，大于 200 平方米（含）的应规划建设公共厕所，其数量应符合国家现行标准《公园设计规范》的相关规定。

（5）城市广场规划公共厕所的服务半径应小于 200 米。每个城市广场至少应规划建设一座公共厕所，其厕位数应满足广场平时人流量需求；最大人流量时可采取设置临时活动式公共厕所应急。

（6）在旅游景区等休憩场所，规划建设公共厕所的服务半径为 600～800 米。

（7）在城市建成区域，规划建设公共厕所的间距为 400～500 米。

四、城市公共厕所的类型

城市公共厕所分为公共场所配套公共厕所、社会对外开放公共厕所、环卫公共厕所。

由于历史的原因，公共场所配套的公共厕所存在数量不足、标准不高，甚至根本没有配建的问题。对没有配套建设为室外人群服务的公共厕所的公共场所，应开放内部厕所或插建公共厕所；对原有公共厕所规模不能满足室外人群如厕需求的，应改建扩大现有公共厕所或增加公共厕所数量；对已建公共厕所设施设备配置不能满足国家现行标准要求的，应进行改建，达到国家标准。

城市新建、改建区域的公共厕所的规划设计应符合国家现行标准《城市公共厕所设计标准》的有关规定。建筑形式应以固定式为主、活动式为辅；建设形式应以附属式为主、独立式为辅。附属式公共厕所宜设在建筑物底层或外部场地，应有单独的出入口及管理室。

大中型商场、餐饮场所、娱乐场所及其他公共建筑内的厕所，繁华道路及人流量较高地区单位内的厕所，应向路人开放。

五、对城市公共厕所的基本要求

公共厕所均应设置公共厕所标志及相应的指引标志，并应符合国家现行标准《环境卫生图形符号标准》的相关规定。内部应空气流通、光线充足、沟通路平；应有防臭、防蛆、防蝇、防鼠等技术措施。

有污水管网的地区，公共厕所的粪便宜排入污水管网；无污水管网的地区，公共厕所的粪便应排入化粪池，严禁直接排入雨水管、河道或水沟内。

第二节　公共场所配套公共厕所和社会对外开放公共厕所的监督管理

城市公共场所配套建设的公共厕所，产权属于不同的建设单位，因而管理也就归属不同的单位。社会对外开放的公共厕所也是产权和管理归属不同的单位。对这两类城市公共厕所的监督管理是城市环卫管理的一项新的、管理难度较大的工作。

一、制订城市公共场所配套公共厕所和社会对外开放公共厕所管理办法

城市政府应根据国家的法规和规章，结合本城市的实际，制订出城市公共场所配套公共厕所和社会对外开放公共厕所的管理办法。管理办法应对城市新增公共场所配套的公共厕所依据国家新的标准提出建设的要求，由城市规划和环卫行政主管部门抓好落实。对已有公共场所配建的公共厕所达不到国家标准的，提出增建、改建、扩建、升级的具体要求，明确完成期限。对此类公共厕所的管理提出全市统一的管理标准、内容，制订统一的考核奖惩标准和办法，明确监督管理的主管部门，并将有关内容公之于社会，让社会各界和人民群众以及舆论进行监督。

对大中型商场、餐饮场所、娱乐场所及其他公共建筑内的厕所，繁华道路及人流量较高地区单位内的厕所，要提出改、扩建标准和要求，提出管理标准要求，提出向社会开放的具体要求和时限，明确监督检查单位的职责，以便抓好落实。

二、制订公共场所配套公厕与社会对外开放公厕监督考核办法

根据市制订的公共场所配套公共厕所与社会对外开放公共厕所的管理办法确立的原则，城市环卫行政和业务主管部门应制订对这两类公共厕所的监督考核办法，以具体

落实市政府的管理办法。监督考核办法要有明确的考核量化指标。要对这两类公共厕所的规模、标准、设施设备、管理内容和标准等提出明确具体的要求。要规定监督检查的内容、程序、频次等可操作性的流程。要有与检查考核相联系的奖惩措施。

三、组织抓好对公共场所配套公共厕所与社会对外开放公共厕所的监督管理

公共场所配套公共厕所和社会对外开放公共厕所因权属和管理主体的不同，对公共厕所的改造升级和对外开放都存有消极思想和情绪。在城市政府行政法规的约束下，环卫行政和业务主管部门除了出台具体的监督考核办法外，在具体工作落实上也要下功夫抓紧抓好。应逐一对符合范围要求的公厕进行摸底排查，掌握各公共厕所的现有状况，对升级改造和开放前的准备工作心中有数，做出明确具体的工作安排。对权属单位存在的困难予以协调解决。对公共场所配套的公共厕所的升级改造，按工作计划进行严格的督查，限期完成。对公共建筑内的公共厕所对外开放逐一抓好落实。在工作的初始阶段，应加大督查的力度和频次，以使此项工作在尽可能短的时间内走上正轨；而后，按照考核管理办法进行管理考核，激励约束。

第三节　环境卫生公共厕所的建设管理

在任何一个中小城市，环卫部门都管理着一些独立的公共厕所。这些厕所无论从布局上还是规模及标准上，都与城市人群的需求和国家的标准存在着差距。在城市发展过程中，还需要不断建设新的公共厕所。环卫管理的公共厕所，应有专业的水准，为社会树立样板。

一、环卫公共厕所的建设要求

（1）公共厕所的设计应以人为本，遵循文明、卫生、方便、安全、节能的原则。

（2）公共厕所外观和色彩设计应与周边环境相协调。周围应有一定规模档次的绿化进行隔离。

（3）公共厕所的平面设计应进行功能分区，卫生洁具及其使用空间应合理布置，并应充分考虑无障碍通道和无障碍设施的配置，有条件的地方应设置第三卫生间。

（4）根据周边环境和建筑设计要求，可将公共厕所建设档次分为一类、二类、三类。

在商业区、重要公共设施、重要交通客运设施、公共绿地及其他环境要求高的区域应建设一类公厕；在城市主、次干道及行人交通量大的道路沿线建设二类公厕；在其他街道建设三类公厕。

（5）一类公共厕所的平均每厕位建筑面积指标为 5～7 平方米，二类公共厕所平均每厕位建筑面积指标为 3～4.9 平方米。

二、环卫公共厕所的设计要求

（一）公共厕所厕位比例和占用面积

在人流集中的场所，女厕位与男厕位（含小便站位）的比例不应小于 2：1，女厕占用面积宜为男厕的 2.39 倍；其他场所，女厕位与男厕位的比例宜控制在 3：2，女厕占用面积宜为男厕的 1.77 倍。厕位面积指标宜为 4.67 米²/位。

（二）公共厕所卫生设施的设置

公共场所公共厕所厕位服务人数应符合以下要求（每厕位每天服务人数）：广场、街道为男 500 人，女 350 人；车站、码头为男 150 人，女 100 人；公园为男 200 人，女 130 人；体育场所为男 150 人，女 100 人；海滨活动场所为男 60 人，女 40 人。男女厕所间应至少各设一个无障碍厕位；固定式公共厕所应设置洗手盆；至少应设置一个清洁池；在一类公共厕所中应设置第三卫生间。

（三）公共厕所的平面设计

大门应能双向开启；宜将大、小便间，洗手间分区设置；厕所内应分男女通道，在男、女进门处应设视线屏蔽；当男、女厕位分别超过 20 个时，应设双出入口；每个大便器应有一个独立的厕位间；一类、二类公共厕所应设管理间和工具间。

（四）公共厕所的建筑设计

厕所间平面净尺寸应满足使用要求；墙面应采用光滑、便于清洗的材料；地面应采用防渗、防滑材料；建筑通风、采光面积之和与地面面积比不宜小于 1：8，当外墙侧窗不能满足要求时可增设天窗；室内净高不宜小于 3.5 米，室内地坪标高应高于室外地坪 0.15 米；大便厕位尺寸、开门走道宽度、厕位间的隔板及门、窗台距室内地坪的高度、扶手、管道的设计设置等应符合相关的要求。

（五）公共厕所的通风与排水

公共厕所应优先考虑自然通风，当自然通风不能满足要求时应增加机械通风；寒冷、严寒地区宜设置附墙垂直通风道，通风口位置应根据气流组织设计的结果布置；排水管道应采用塑料排水管，管径和坡度应符合相关规定；洁具的选择、安装应按照相关规定执行。

（六）公共厕所的标志设置

在厕所的附近应设置标有公共厕所的标志、方向和距离的指示牌；在男、女进口处，应设有明显的性别标志，标志应设在固定的墙体上；厕所门应设坐、蹲位标志或无障碍厕所标志、厕所有无人标志；第三卫生间入口应设专用标志。

（七）公共厕所的防护

公共厕所应有防蝇、防蚊设施；厕所周边应有相应的绿化隔离。

三、公共厕所建设的组织

在完成建设前期的各项准备工作后，应严格按照建设工程实施的程序组织建设工作。要通过招标的方式选择施工队伍。施工队伍确立后，严格按照设计的图纸组织施工、监管、验收，直至交付使用。

四、活动式公共厕所

现代城市的大型公共活动较多，时有应急事件发生。在应急和不宜建设公共厕所的公共场所，应设置活动式公共厕所。目前，各城市的活动式公共厕所基本上是由城市环卫部门建造和管理。

使用活动式公共厕所应掌握以下原则：便于移动存储及安装拆卸，有通用或专用的运输工具及粪便收运车辆，与外部配套设施的连接应快速、简便，外观和色彩能与周边环境协调。

在配置上，活动式公共厕所至少配置一个无障碍厕位或第三卫生间及相关配套无障碍设施；根据使用需要可设置管理间和工具间，管理间面积不宜小于 4 平方米，工具间面积宜为 1～2 平方米；厕间内应设置蹲便器或坐便器、洗手盆、扶手、挂钩、面镜、手纸架、废纸容器、防臭地漏。应采用节水防臭、性能可靠、故障率低、维修方便的卫生器具，安装扶手和挂钩等；应设置拖布池和相应的功能指示标识；应有照明和采光、通风设施；宜优先采用水冲洗系统，在给排水条件不具备的地点，应根据粪便收运条件，采用水箱给水冲洗或免水冲系统，设置储粪箱以便于粪便清运。

活动厕所的建造应满足运输条件的要求，高度和宽度应和车辆相配套，并考虑粪便的运输、消纳和处理。

第四节　公共厕所的保洁和使用管理

在公共厕所的日常使用中，应进行良好的保洁管理，以保持洁净的环境；同时，对配置的设施设备，也应进行及时的管理维修，保持厕所的功能完善。

一、公共厕所的保洁管理

对公共厕所在城市居民日常生活中的作用的认识，人们有一个不断提高的过程。随着城市文明的不断发展，居民对公共厕所管理的要求也越来越高。公共厕所的管理水平主要体现在日常的保洁管理上。在中小城市，对公共厕所的保洁管理基本采取两种形式：一种是巡回保洁的形式，一个保洁人员负责数个相近公厕的保洁，轮流作业。这种形式的好处是节约人力，缺点是管理粗放，保洁水平低，往往导致管理的公共厕所环境差。为了解决公共厕所的管理经费问题，不少城市还实行过有偿服务、如厕收费，通过收费解决厕所管理人员的日常费用，希望以此提高城市公共厕所的管理水平，但结果不尽如人意。随着城市公共财力的增加，城市公厕已基本停止收费。另一种是安排专人负责公共厕所的清扫保洁工作，专职专责，较好地保证了公共厕所的卫生水平。随着城市环卫作业市场化的推行与实施，针对城市公共厕所的管理，相当多的城市政府通过招标的方式购买服务，选择专业的公司负责保洁工作，管理的效果和水平大大提高。

（一）地面、墙面的保洁

厕所地面要保持干净整洁，无污染物，无积水。对行人如厕带来的尘土、泥沙及其他地面污染物，要及时清扫、拖洗。每天晚上，要有专门的时间对厕所地面进行水冲洗。

厕所的墙壁、门窗、隔断板等立面要求整洁干净，及时清除污物和乱贴乱画，及时清理蛛网吊灰。

（二）厕内设施的保洁

便器和便槽要定时冲刷，无积粪、尿碱、蝇蛆、杂物。厕内的管道、水龙头、排气扇、废物容器、挂纸架等设施要及时擦拭，保持表面洁净。

（三）室外的保洁

厕所外墙要保持干净整洁，厕所屋顶不得堆放杂物。通往厕所的道路上，靠近厕所区域要干净。

二、公共厕所的清掏管理

要根据厕所化粪池的容量和厕所人流量的大小，及时对厕所的储粪池进行清掏，防止粪便满溢。清掏作业时不得泄漏、遗撒。清掏的废弃物应当按照规定到指定的处理场所排放处理，严禁乱排乱倒。

三、公共厕所的除臭管理

要定时开窗通风，保持室内空气清新。有排气扇的公共厕所，要及时开动换气。配备有除臭装置的公共厕所，要按照规定开启运行。配备有喷洒空气清新剂的公厕，要及时喷洒空气清新剂。要采取有效的措施，消除厕所的臭味，保持厕内空气的清新。

四、公共厕所的其他管理

城市公共厕所周边一定范围内，应设置明确的指示标志牌，为居民的使用提供方便。厕所内部应设置明确的使用标志牌，为居民使用提供明确的标识。工具间、物品间应干净整洁，物品摆放整齐。

五、公共厕所的维修管理

管理城市公共厕所的行政和业务主管部门，要对公共厕所的建筑质量状况、破损程度、设施的折旧损毁情况心中有数。每年年底，都应根据城市公共厕所的综合情况做出第二年的维修预算，报财政部门审核批准，依据批准的预算组织好公共厕所的维修。大的维修应避开雨季和冬季。对一些室内的小修，随时予以安排。应建立厕内设施损毁的报修制度，发现设施损毁及时修复。

对公共厕所的升级改造性维修，应提前做好计划，编制好预算，经批准后有序组织实施。实施期间应公示告知，停止使用。

六、加强对城市公共厕所管理的监督检查

城市公共厕所分布面广，管理分散。要提高公共厕所的管理水平，环卫行政和业务主管部门加强监管是非常重要的。要建立完善的城市公共厕所管理制度，让管理主体和个人有章可循，监督检查有法可依。环卫行政和业务主管部门还应建立监督检查的制度，安排专人从事公共厕所的监督管理，依法依规进行管理。应建立完善的考核奖惩制度，根据检查结果予以奖励和处罚。

【管理实践】

即墨市《城市公共厕所保洁管理服务规范》

一、公共厕所分类

城市公共厕所是指供城市居民和流动人口共同使用的厕所。按照国家和行政部门的规范，将公厕按建筑标准划分为一类、二类、三类，按标准进行管理。

二、保洁管理服务

（一）一类、二类公厕达标要求

（1）厕内地面应无积水、烟蒂、纸片、痰迹、粪迹。

（2）蹲位应整洁，槽内无积粪、无水锈、尿垢，下水管道畅通。

（3）墙面、天花板、门墙、隔离板应无积灰、污迹、蛛网吊灰和乱写乱画痕迹，公厕内墙面应整洁。

（4）公厕内禁止吸烟，并须设置明显的禁烟标识。

（5）公厕外周围5米范围内环境卫生整洁，外墙面整洁。

（6）公厕设施应完好无损。公厕的导向牌应设置在户外距公厕50～200米的位置，并悬挂在醒目的标志牌杆上。每座公厕的导向牌应不少于3块。公厕导向牌应具备反光功能，便于夜间寻找和识别。公厕内照明灯具、洗手器皿、镜子、挂衣钩、冲水设备应

完好，保持洁净。

（二）三类公厕达标要求

公厕内外早 7 时前完成第一遍保洁任务，每日四冲四扫，清洁卫生，清理垃圾，内外墙面整洁，公厕设施完好。

（三）公厕内卫生质量控制指标要求

（1）臭味强度（级）要求：一类小于 1，二类小于 2，三类小于 3。

（2）氨（毫克/米³）的含量要求：一类为 0.3，二类为 1.0，三类为 3.0。

（3）硫化氢（毫克/米³）的含量要求：一类、二类、三类均为 0.01。

（4）纸片（块）要求：一类不见纸片，二类为可见 1 块，三类为可见 2 块。

（5）烟蒂（个）要求：一类为没有烟蒂，二类为可见烟蒂 1 个，三类为可见烟蒂 2 个。

（6）粪迹（处）要求：一类、二类、三类均为没有。

（7）痰迹（处）要求：一类为没有，二类为 1 处，三类为 2 处。

（8）窗格积灰要求：一类、二类均为没有，三类为轻微。

（9）苍蝇（只）要求：一类、二类、三类均为没有。

（四）一类、二类公厕服务要求及免费条件

（1）公厕必须配有专人保洁和管理，公厕管理员须着装统一，佩戴有姓名、编号的工作牌在岗。

（2）服务时限要求：春、夏、秋季早 5 时开门，晚 11 时关门；冬季早 6 时前开门，晚 10 时后关门；繁华道路和广场的公厕，应根据需要延长服务时间。

（3）设施设备要求：新建、改建公厕，男、女厕分区的，厕位比例须达到 1：1.5 以上，设置洗手设施，残疾人间设置紧急呼救系统。

（4）所有纳入政府监管的公厕全部免费。

（5）蚊蝇滋生季节应定时喷洒灭蝇药物。一类、二类公厕应有防蚊、防蝇和防臭措施。

（6）移动公厕按照本标准一类、二类公厕的保洁管理要求执行。

三、设施维修时限

（1）公厕管理责任单位应对公厕定期、定时进行检查，及时掌握设施完好情况。

（2）公厕管理员对出现的公厕设施损坏、破损等问题，要及时反馈给公厕维修单位。维修单位应在 2 日内修复。超过 2 日的，应张贴维修公示，并须按照公示的时间完成修复。

四、管理责任和监督管理

公厕由产权部门或经营管理单位负责保洁管理。

即墨市城乡建设局、即墨市园林环卫处、即墨市环境卫生服务中心，按照分工对市区的公共厕所进行监督管理。

监督管理职责：对公厕的保洁和管理进行定期和不定期的检查；对公厕保洁管理服务质量进行定期和不定期的监督和考核，对违反本标准的单位和个人及时做出处理；建立举报投诉处理机制，自觉接受社会监督。公厕服务单位应按本规范对服务质量进行监督考核，对违反本标准和不依照本标准执行的单位和个人及时做出处理。

城市公共厕所是一个特殊的公共设施，为居民提供生活上的方便却又极易产生污染；因保洁管理要求非常具体和琐碎，且天天重复同样的事务，极易产生管理疲劳，降低管理标准。因此，城市公共厕所的管理既是一项环卫工作的基本管理，又是一项经常性难度较大的管理。要将公共厕所的管理维持在一个较高的水平，必须有一个高标准的管理规范和一套完备的管理检查督查制度，而管理规范是管理检查督查的依据。即墨市的这个保洁服务管理规范标准较高，要求全面、具体、详细，具有很好的可操作性。

（参考资料来源：《即墨市环卫中心 2015 年度文件汇编》。）

第十二章
城市环境卫生基础资料的管理

在城市环卫管理的实践中，会形成许多记录记载工作过程的文字、影像、图片、图纸等资料。这些资料，是一个城市环卫工作历史的反映。从传承的角度上看，有重要的保存价值；就环卫的日常管理而言，也是不可缺少的管理工具之一，需要经常查阅，以保持工作的连续性、规范性。因此，环卫基础资料的管理，是城市环卫管理的一项基础性工作。同时，这些材料的形成，在日常工作中分属不同的工作部门，其收集、整理、规范管理存在一定的难度。在中小城市的环卫行政和业务主管部门也不设专门的档案资料管理人员。在这种情况下，做好环卫基础资料的管理，需要科学地组织和有效的方法。

第一节　城市环境卫生基础资料的主要内容

在城市环卫管理的工作实践中，基础资料主要有以下几种。

一、法律、法规和规范性文件

环境卫生工作在城市管理中的重要性越来越突出。随着城市建设管理实践的丰富，在国家、省、市的层面上，关于环卫管理工作的立法和规范也日益增多。这些涉及环卫管理的法律法规，是城市环卫管理的依据。各级政府为落实这些法律、法规，结合工作实际，会发布一些规范性的文件。各城市政府一般都会根据上级的法律、法规和规范性文件，制定本城市落实的具体实施办法。这一系列的法规性文件，对城市环卫管理具有长期的指导作用，是一定时期内环卫管理工作的纲领和依据，需要完整地收集保存。

二、环境卫生基础设施建设资料

环境卫生基础设施是城市市政基础设施的重要组成部分，是城市环卫管理的技术手段和物质基础。在环卫基础设施建设的过程中，按照国家建设程序的要求，会形成完整的建设资料，包括项目建议书、可行性研究、立项报告、环境评价报告等报告和批复意见，用地审批手续、建设审批手续资料，工程建设的图纸文件，招标投标、工程监理和工程验收的相关手续资料等。这些资料本身是工程的重要组成内容，需要保存备查；同时又是城市建设档案的重要组成部分，要整理后完整的移交城市档案管理部门。有一些不属于城市建设档案的环卫基础设施资料，也有重要的保存价值，应该在环卫行政和业务主管部门长期保存，以便备查备用。

三、年度环境卫生工作中的对外协定

随着政府运行体制的日益规范化、法制化，环卫日常管理中产生了大量对外签订的法律文书，如招标、投标的公告，中标通知书，与中标方的合约，还有设备采购合同、服务外包合同等。这些对外签订的法律文书，是城市环卫管理依法行政的记录，是检查衡量工作数量和质量的依据，也是执行合约、解决纠纷的法律文件的构成要件，必须认真妥善保存保管，随时备查备用。

四、工作部署与实施资料

城市环境卫生管理的每项工作，一般都有工作部署、组织实施、监督检查、结果验收等步骤。这每一个工作步骤，都有文字、图片、影像、声音等资料形成，是城市环卫管理工作的动态过程记录，应该予以认真保存。

五、各类创建活动材料

在我国现代城市管理活动中，上级政府经常组织各类创建活动，以促进城市管理水平的提高。如创建国家卫生城市、国家文明城市，国家环保城市、国家园林城市，还有省一级的创建活动。这些创建活动，极大地促进了城市面貌的改善，也促进了城市管理水平的提高。这些创建活动，涵盖了城市环卫管理工作的全部内容，对城市环卫工作，从基础设施建设到日常管理，都是极大考验和锻炼，有力地推动了环卫工作的进步和发展。在各类创建活动中，形成了大量的文字、图片、影像、声音等方方面面的资料，记录了环卫工作的进步、发展和环卫行政和业务主管部门的行政管理活动，描述了城市环卫工作的发展轨迹，记载着环卫工作的经验教训，对后人研究城市环卫工作有重要的意义，必须认真保存。

六、监督检查材料

城市环卫工作的特点之一是不间断的督查与检查。环卫管理的内容多而杂，每一个环节的工作特点不一样，检查的制度规定差异很大。各环节的工作制度是监督检查的依据。各个城市，在环卫管理的各个环节都制订了严格完善的管理制度。要建立督查检查的规章制度，形成完善的督查检查机制。对督查检查过程要有全面的记录，形成督查检查的完整材料。这些材料，是环卫管理评价的依据，是考核激励与约束的依据，具有较大的保存价值，是城市环卫基础资料的重要组成部分，需全面完整的予以保存。

七、人事档案材料

在城市环卫管理工作中，每年都有一定的人员流动。人员管理的档案，随着人员的流动而流动。在每年的人事管理中，还产生许多人员招聘、工资调整、考核评价、激励约束等方面的材料。这些材料，对每个人的成长都是非常重要的，是单位队伍建设的记录，要认真仔细地整理保管好。这既是对个人负责，也是对单位负责。

第二节　城市环境卫生基础资料的收集归档

对城市环卫管理工作中形成的各种资料，要进行认真的收集归档，以服务于环卫管理，为城市环卫管理水平的提升发挥应有的作用。

一、分工负责城市环卫基础资料的收集工作

中小城市的环卫行政和业务主管部门，在人员编制控制上都比较严格，没有专门的资料档案管理人员。在此情况下，要完成城市环卫基础资料的收集管理工作，必须有严密的分工和完善的制度。凡涉及环卫业务管理的档案资料的收集工作，明确由业务科室负责。除此之外的档案资料的收集，由行政或政工科室负责。

二、将城市环卫基础资料的收集保管列入分管科室和人员的工作责任和年度考核

在制订年度考核工作目标时，将环卫基础资料的收集保管工作纳入目标管理体系，制订有效的工作制度，列入年度考核内容。每半年进行检查，年终进行考核，作为业务

科室和责任人员的工作业绩给予激励和约束。

三、对城市环卫基础资料进行科学的分类和归档

年终，要安排专门的时间和人员，对年度基础资料进行整理，分门别类，编制条目，归于不同的卷宗。

第三节　城市环境卫生基础资料的保管、移交、使用

对城市环卫管理的基础资料，应根据不同的类别和性质进行管理。

一、保管

对整理成卷的环卫基础资料，在没有移交前应妥善保管。要配备用于保管档案资料的专门工具，采取防虫、防潮等措施，确保资料档案不受损坏。要明确档案资料保管人员的责任，通过细致的管理使得各种资料安全存放。在有条件的城市，应将其中的有关档案资料进行计算机存储处理。

二、移交

对资料和档案的管理，法律和法规都有明确的要求，各级机关也有成文的和不成文的做法。在按照要求将档案资料分类归档后，应按有关要求将档案资料分类处理。对城市环卫基础设施建设资料，重要的要按规定移交城市建设档案管理单位。对环卫管理工作实践中的重要档案资料，要按规定移交上级机关的管理单位。在进行档案资料的移交处理时，要有相关的交接手续。对本单位工作中经常使用的档案资料，在移交的同时，应进行备份处理。对移交后留在本单位的档案资料，要根据本单位的工作需要，安排专人妥善管理。

三、使用

城市环境卫生基础资料收集、管理的目的在于使用。要制订环卫基础资料使用的规章制度，规定使用的程序。对资料查阅使用的范围、审批的权限、使用的时限、保管的责任、收回等具体利用过程中的相关问题做出明确规定并严格执行。

【延伸阅读】

生活垃圾焚烧常用炉型

我国目前最常用的几种垃圾焚烧炉类型分别为炉排炉型焚烧炉、流化床型焚烧炉、回转窑型焚烧炉。

一、炉排炉型焚烧炉

炉排炉型焚烧炉，是机械炉排炉的一种。通过机械炉排行程炉床，在垃圾焚烧的过程中，依靠炉排的运动，使垃圾在整个机械系统中不断翻动，并实现向前或是向后的推行。通常状态下，垃圾燃烧可以分为三个阶段，分别是干燥阶段、燃烧阶段以及燃尽阶段。

在焚烧工艺流程运行中，通过一次风机在垃圾储坑的上部将垃圾堆积发酵所产生的臭气引出，然后经过蒸汽（空气）预热器的加热处理，将其作为助燃空气送入焚烧炉之中，保证垃圾在较短的时间内得到干燥处理。在燃烧阶段，为了保证垃圾得到充分的燃烧，需要在燃烧炉的上方通入二次风，主要是为了加强氧气气流的干扰，增强助燃的空气量，实现垃圾的一次性燃烧。

炉排炉型焚烧技术在我国建成的垃圾焚烧工程中占了最大的比重。它的优势是：在垃圾焚烧过程中，不需要添加煤或是其他的辅助性原料，所以产生的炉渣也相对较少；单台焚烧炉焚烧处理的垃圾量较大，在焚烧过程中不需要对垃圾进行分类处理；通过炉排的机械运动，可以保证炉内垃圾的稳定燃烧，燃烧的过程较为完全，炉渣的热灼温度逐渐降低。

炉排炉型垃圾焚烧炉也有一定的缺点：机械炉排焚烧炉的初期投资大，运行及维修费用高，而且排炉片的磨损腐蚀现象较为严重。因此，在垃圾焚烧处理技术的选择中，需要对该技术的优缺点进行系统性的分析，扬长避短，保证垃圾处理的安全性和高效性。

二、流化床型焚烧炉

流化床型焚烧炉的燃烧原理是：通过流态化技术进行垃圾的燃烧，并借助砂的辅助完成垃圾的焚烧过程，从而达到生活垃圾焚烧介质均匀传热以及完全燃烧的最终目的。在垃圾焚烧的过程中，空气会从流化床底部喷入，并实现砂介质的合理搅动，从而使垃圾形成流态性。流化床焚烧炉的下部布置了耐高温炉膛，系统板上装有载热的惰性颗粒，在床下布风的作用下可以使惰性颗粒呈现出沸腾的状态，从而形成流化床床段。在流化床型焚烧炉焚烧垃圾的过程中，需要将垃圾进行破碎处理，使垃圾达到一定的粒度状态，以适应流化焚烧的要求。这样，在垃圾焚烧的过程中，可以借助燃风的作用，使垃圾呈现出悬空或流动的状态，在短时间内进行焚烧处理，从而实现垃圾流化焚烧的目的。

流化床焚烧炉的优点是：由于垃圾在燃烧过程中始终处于流化状态，因而燃烧时间相对较短，燃烧效率相对较高，而且未燃物的排除率只有1%；垃圾在炉内燃烧过程中，没有机械运动部件，设备的耐久性相对良好，可以延长机械的使用寿命。

流化床焚烧炉也存在一些缺点：流化床焚烧炉主要是依靠空气进行垃圾的处理及燃烧，因而对进炉的垃圾有粒度的要求。通常情况下，进炉的垃圾颗粒不能大于50毫米。垃圾颗粒过大时会直接落到炉底，从而无法达到垃圾完全燃烧的最终目的；垃圾在炉内沸腾的状态要全部依靠大风量高压的空气，存在着电耗大、产生灰量大的问题，从而加大了下游烟气净化的负荷。流化床焚烧炉在运行及操作的过程中，其专业性的技术要求相对较高，在运行过程中，需要有专业的技术人员进行操作。

三、回转窑型焚烧炉

回转窑型焚烧炉，其燃烧的过程主要采用了二段式的燃烧技术。在一段处理中采用了类似水泥窑的水平圆筒式燃烧，并按照定速旋转的方式达到搅拌垃圾的目的。当垃圾在一燃烧室燃烧完成之后会直接进入到二燃烧室。其中一燃烧室产生的废气，当其含有有机物时，需要将其导入到二燃烧室之中，然后再运用辅助燃油或是超量助燃空气提高燃烧效果。在一燃烧室焚烧的过程中，由于转速的变化，会导致底灰以及飞灰的分别处理，影响垃圾在窑中的停留时间，同时对垃圾在高温空气中施加了较强的机械碰撞，实现了垃圾可燃物质的有效处理。

回转窑型焚烧炉的优点：所处理的废弃物不需通过预处理就可直接进入回转窑中进行焚烧，而且其适应性相对广泛；在垃圾焚烧中可以调控回转窑的转速，进行垃圾停留时间的调节；由于系统的机械振动的运行状态，可以使垃圾达到良好的搅拌效果，提升垃圾处理的整体效率。

其缺点是：在回转窑焚烧炉运行的过程中，其燃烧需要过量的空气，导致整个系统的运行效率较低；垃圾处理量不大，而且其燃烧不能得到有效控制，需要增加辅助燃料才能达到充分燃烧的目的；圆球形的固体废弃物容易发生回转现象，不容易完全进行燃烧；在燃烧过程中，烟道中的浮悬颗粒相对较多，增加了烟尘的处理难度；在处理污泥废弃物的过程中，容易出现熔渣现象。

（资料来源：《生活垃圾处理行业 2017 年度发展报告》，中国战略性新兴产业环保联盟，中国环联企业家俱乐部。）

【管理实践】

即墨市环卫中心《文书档案管理制度》

（1）办公室负责对中心的档案资料进行收集、整理和归档，并做好档案管理和提供利用工作。

（2）凡各科室在工作中形成的具有保存价值的文件材料（包括纸质、电子文件、报表、照片、录音录像带、光盘、荣誉证书等）均属档案归档范围，主要包含：

①上级下发的涉及我中心重要文件、本单位正式发文。

②会议记录、会议纪要。

③年度总结、年度计划。

④外宣信息、工作简报。

⑤人事任免、职称评审、工资调整文件，干部职工花名册。

⑥大事记、调研报告、考察报告。

⑦工资报表、年鉴报表等重要统计报表。

⑧反映工作活动的音像资料、照片等。

⑨获得上级部门和机构的各类奖杯、锦旗、证书等，有一定研究保存价值的实物。

（3）各科室负责收集、整理本科室前一年应归档的文件材料，每年5月底前向办公室提报归档，填写档案移交手续。

（4）归档要求。

①单件文件的排列顺序自前（上）至后（下）依次是：正式发文、正式发文附件、领导签发文稿纸、预审草稿正文、预审草稿附件，不可错乱装订。

②归档的文件和材料必须是定稿后的正式印本和文件原稿、各类材料实物原件。

③档案归档前各科室须进行预立卷，文件和资料要求字迹工整，装订整齐，要有卷宗目录。

④档案文件的正本、附件等，其页数必须完整无缺。

⑤每份档案文件须编制一个档案号，并单件装订；立卷后按保管期限编写卷号。案卷按年份入库。

（5）档案借阅。

①本单位工作人员查阅档案资料，必须填写《查阅档案资料登记簿》，经办公室负责人同意后，方可查阅。

②查阅档案一般只限在档案室查阅，因特殊情况确需借阅者，须办理档案借阅手续，借阅期限一般不超过3天。退回借阅的档案时，档案管理员应当核点是否存在缺页缺卷情况，如发现应立即追查处理。

③本单位档案资料不对外开放，外单位确需查阅，须持单位介绍信，经分管领导同意后方可查阅，不得借阅。

④借阅人员要注意保护档案资料，严禁发生涂改、圈划、抽换、批注、污损、折皱、丢失等行为。

（6）各处室文书档案管理参照本制度执行。本制度由办公室负责监督落实。

（资料来源：《即墨市环卫中心规章制度》，2017年10月。）

第十三章
城市环境卫生管理的发展趋势与管理创新

因城市环境卫生工作具有公益性，与其他城市市政公用设施一样，在计划经济体制下由政府垄断投资和管理。在政府垄断的情况下，城市环卫管理经费一直由财政供给，其事业单位的性质多年不变，政府管理环卫工作的手段和方式也多年不变。随着我国现代化进程的开启，社会主义市场经济体制逐步建立和完善，城市环卫工作突破了公用事业的框框约束，进入了产业化发展的新阶段。近年来，我国城市化进程加快，城乡一体化发展方兴未艾，环卫行业发展的空间更加广阔，显露出一些新的发展趋势，对环卫管理也提出了新的要求。

第一节　城市环境卫生管理的发展趋势

随着城市的发展进步和改革开放的深入，我国城市的管理内容和管理方法逐步和国际接轨。在这种情况下，城市环卫管理也出现了许多新的变化，朝着更加现代化的方向发展。

一、城市环境卫生管理工作的地位稳步提升

城市环卫管理工作的地位，既和城市的发展阶段相联系，又与城市政府对城市管理的目标诉求相一致。在经济不发达阶段，城市政府的主要目标是发展经济，环卫管理往往排不上议程。在经历经济高速增长阶段之后，如果政府对城市管理的目标不清晰或要求不高，环卫管理工作在城市管理中的地位也不会很高。很多中小城市的环卫管理和作业曾经归属过不同的部门。有的城市曾经将环卫管理归在爱委会、文明办，有的城市归在城关镇，有的属于建设部门。归属不一曾经是环卫工作的一个特点。经过多年城市管理和环卫工作发展的实践，环卫管理是城市管理的重要内容的观念，已经是城市政府的

一个共识。尽管在中小城市，各地的管理体制还不太一致，但环卫工作归属城市管理或城市建设部门管理是基本的体制。在这一基本体制下，环卫工作的行政主管部门和业务主管部门得以设立，行使政府的环卫管理权限，履行政府的环卫管理责任。

在国家层面上，关于环卫管理的法律法规不断修订完善。在道路保洁、垃圾收集运输、垃圾处理、设施建设评价、公厕建设管理等方面已经建立了比较完善的法律法规体系，为环卫管理提供了法律法规保障。城市环卫工作的法制化、标准化取得了长足的进步。

环卫工作的职能归属清晰，法律保障完善，使得环卫管理在城市管理中的地位稳步提升。环卫管理已成为城市管理的重要工作，为保障城市的有序运行发挥着越来越大的作用。

二、环卫工作的外延与内涵逐步扩大

在各地城市管理的实践中，环卫管理的界面不断拓宽。回顾环卫工作发展的历程，我们可以发现，过去环卫管理的范围与环卫作业的范围是一致的，往往局限于城市的点与线上，大量的城区面积由各公共设施的产权单位负责环卫作业和行政管理，造成同一座城市因管理和作业标准的不一致而出现不同的环境效果。现在，环卫管理统一归属环卫行政和业务主管部门，管理力度加大，标准一致，环境效果明显提升。道路和公共场所清扫保洁、垃圾收集运输处理、公共厕所管理实现了城区的全覆盖，杜绝了管理死角。城市道路的洒水抑尘、楼体立面保洁管理、公园绿地的环卫管理也纳入了环卫管理的范围。

环卫管理的内涵方面也增加了新的内容。道路保洁的机械化清扫范围不断扩大，机扫率不断提高，机械化保洁的范围和比例也在扩大和提高。道路洒水抑尘有了明确的要求和标准。垃圾收集、运输的密闭化已经成为很多城市的作业要求。道路清洗作业的范围在不断扩大，城区公共场所的深度保洁管理强力推进，城区冬季除雪作业的组织管理、机械化程度越来越高。垃圾处理的无害化、资源化、减量化处理程度向纵深推进。公共厕所的建设管理标准在不断提高，数量在增多，功能在加强。

环卫管理的广度和深度的扩展，有力地展现了环卫管理的发展趋势与城市管理的要求相一致的形态。

三、环卫工作的技术含量不断增加

环卫作业曾经是一项典型的劳动密集型的工作，使用的工具简单、工作时间长，对劳动者的智力和技术水平要求不高。随着国家科学技术的进步特别是机械工业的发展，促进了国家各个行业装备水平的整体提高，环卫行业使用的作业工具和装备出现了质的飞跃。经济的发展和环境保护标准的提高，对环卫作业的质量标准提出了新的要求。科学技术的进步还对城市的道路和公共场所的清扫保洁、垃圾的收集运输处理、公共厕所的建设和管理在更高的水平上运行起到了技术支撑和保障的作用。特别是在垃圾处理领域，从垃圾的简单堆放到卫生填埋，从卫生填埋发展到大规模的焚烧为主、其他垃圾处理方式为辅的垃圾资源化利用、无害化防治、减量化管理。所有这些，都促使环卫作业和管理的内涵发生了深刻的变化，质量要求越来越高，与城市管理其他方面的融合越来越多，内容越来越复杂。

四、环卫行业产业化势头强劲

适应城市发展和管理的要求，借鉴发达国家城市管理的经验，环卫作业逐步打破了政府所属事业单位的垄断，一大批有眼光的企业进入环卫作业领域，开启了环卫产业化发展的新局面。

2002年，国家计委、建设部、国家环保总局下发了《关于推进城市污水、垃圾处理产业化发展的意见》，从宏观上要求打破政府对环卫事业的垄断，在垃圾处理这个环卫工作的难点上寻求突破，实现垃圾处理投资主体的多元化，运行管理的企业化，并给予了许多政策上的支持。可以说，环卫产业化的发展是从垃圾处理环节开始的。在以后的实践中，环卫产业化的路越走越宽，涵盖了道路和公共场所清扫保洁、垃圾收集运输、垃圾处理、公厕管理等环卫作业的全部范围。近年来，一些大企业利用资金和管理上的优势，势不可挡地进入多个环卫作业领域；一些中小企业利用管理和技术上的优势，稳扎稳打，也在某些方向上崭露头角。在环卫管理向乡镇延伸的情况下，有的企业采取了区域承包的形式，将整个市域的环卫作业揽于旗下。此外，一些大型环卫工程设施及附属的经营权益的兼并重组经常发生。环卫作业主体企业化、作业管理市场化的格局基本形成。

与环卫作业管理主体市场化相一致，环卫行业的装备制造领域市场化的步伐加快。现在，在环卫管理的各个环节上，新技术、新装备日新月异，从道路清扫保洁到垃圾收集、运输、中转、处理，甚至在环卫管理的延伸领域，比如道路的洒水抑尘、冬季的除雪等，装备制造厂家为环卫作业管理提供了涵盖作业全过程的实用高效的机械设备，既提升了环卫作业管理的水平，又创造了可观的利润，实现了政府和企业的双赢。借助城市环卫行业市场化的东风，一大批企业乘势而为，做大做强，成为环卫行业装备制造领域的龙头企业，甚至成功上市。

在环卫行业市场化的大潮中，与环卫相关的规划、设计、咨询、中介等服务机构也得到了长足发展，既促进了行业的进步，又加快了自身的发展，在市场经济的大潮中站稳了脚跟，成为我国市场经济结构中的重要环节。

五、环卫管理与环卫作业分离成为趋势

城市环卫工作有两个层面：一是管理层面，即城市环卫的行政和业务管理，既包括对环卫行业的管理，又包括对整个城市的环卫管理；二是作业层面，即具体负责城市的道路和公共场所清扫保洁、垃圾收集运输处理、公共厕所管理等事务性管理工作。虽然二者之间具有内在的联系，但从城市管理的角度来看，二者之间的区别是显而易见的。前者属于行政管理的范畴，后者属于事务管理的范畴。传统的做法是将两个层面放在一起，在政府的体制内成立环卫工作部门，既进行环卫工作的行政和业务管理，又负责环卫作业，将环卫业务包含的道路和公共场所清扫保洁、垃圾收集运输、公共厕所管理、垃圾处理等工作统包统管。这种合并管理与作业的直接结果是效率低下，人浮于事，责任不明，城市环卫问题得不到及时解决。在环卫作业市场化运作之前，曾经在有的单位进行过干管分离的试验，也取得了较好的效果。可以这样认为，如果没有环卫作业市场化的推动，环卫管理与作业的分离也是必然的趋势，只不过所需的时间会长一些。

经过改革开放 30 多年的发展，我国的城市化、城乡一体化进程加快，从国家层面的设计规划，到城市政府管理的具体实践，对城市、城市管理都有了新的理念和定位，对城市环境、城市空间、城市功能有了更高层次的要求，对城市管理的概念、范围、内容、手段有了更加清晰的认识。向世界发达国家学习先进的城市管理理念和经验，探讨有中国特色的城市管理方式，各地进行了丰富多彩的实践，取得了显著的成效。特别是部分企业进入环卫作业领域，拓宽了城市政府的融资渠道，改善了环卫作业的装备水平，提高了环卫作业的工作效率，改变了城市政府对环卫工作的管理方式，使环卫管理在一种全新的模式下运行。在新的模式下，政府可以集中精力规划环卫基础设施建设和作业监管，减少了直接作业带来的各种弊端。现在，环卫行政与业务管理与作业管理由不同

的主体负责,已成为城市政府的共识,成为环卫管理工作的发展趋势。

第二节　城市环境卫生管理的创新

在城市建设日新月异的形势下,对城市管理的要求日益提高,城市管理的手段不断创新。受各种因素的综合影响,环卫管理也从传统走向了现代,从保守走向了创新。

一、城市管理联动机制

一段时期内,城市管理的各个部门之间分割严重,职能划分交叉,利益交织,互相争利,互相掣肘。为解决这一问题,各城市进行了许多探索,如城市管理的联席会议制度,成立虚设的城市管理委员会定期研究解决城市管理中的难点、热点问题等。城市综合执法实施后,有的城市将各职能部门的执法权集中,表面上解决了各部门执法过程中的职能交叉问题,但深层次的体制问题依然存在。随着进一步深化改革,各城市在城市管理上进行了更加深入的探讨,创立了城市管理的联动机制。环卫管理作为其中的重要方面,发挥了很好的作用,促进了环卫管理的进步与提高。

(一)市长公开电话

为了加强与群众的联系,倾听群众的呼声,有的城市设立了市长公开电话。市民可以把自己的关注、诉求、日常生活中的热点难点问题,通过市长公开电话的形式反映给市长。在市民反映的问题中,一部分即是城市环卫管理的问题。由于市长公开电话的处理要督查问题解决的时限和结果,往往问题解决得既快且好。市长公开电话作为一个汇聚市民关切的渠道,起到了联动城市管理的作用。但市长公开电话汇聚的信息繁杂多样,只是城市管理的问题占比较大。从这个角度看,市长公开电话是一个发散性的平台,既发散性地接收派发信息,又发散性地反馈信息,缺乏刚性约束,是一个被动性的平台。为使城市管理更加专业化,各地在总结实践经验的基础上,产生了专门汇聚城市管理的12319热线。

(二)城市12319热线电话

随着城市建设和管理工作的推进,在城建和城管方面的问题越来越多,群众的诉求比较集中。在这种情况下,一种新的城市管理联动平台应运而生:12319城建服务热线。

它将承担城建和城管方面业务的服务单位汇聚在一个平台上，倾听群众呼声，应对市民诉求，协调解决市民反映的城市建设和管理中存在的问题。这个平台的边界清楚、范围明确，其运行大大提高了城市建设和管理的水平。环卫管理在这个平台上与其他城市管理的部门联动，有效地提高了环卫管理的地位和水准。城市 12319 热线电话，是一个集束性的平台，联动管理的针对性更强，约束更加严格。但从本质上看，仍然是一种被动的模式。

（三）数字化城市管理模式

又称网格化管理模式，始于北京市东城区。最初在各大城市推广，后来逐渐也在中小城市实施，是一种比较新型的城市管理模式。

传统城市管理由政府各部门分工实施，对长期形成的一些城市管理上的痼疾，通常采取突击式和运动式的方法进行解决，很容易形成一阵风，风过依旧。针对城市管理中存在的各部门对问题的反应不灵敏、部门各自为政、缺少长效机制和管理绩效评价机制等缺陷，采用热线电话的形式加以解决，取得了一定的成效，但深层次的问题没有从根本上解决。在城市热线电话的基础上，加上信息技术的发展应用，促进了数字化城市管理模式的诞生。

数字化城市管理模式在前端布设了信息触角，主动发现整理城市管理中出现的问题并向上报告；中间设立了监督指挥中心，负责指挥调度城市管理各责任单位，监督发现存在问题的解决；末端建立监督机制和评价机制。从问题的发现到问题的解决，形成一个主动工作的闭环。这是一种主动的城市管理模式。

数字化城市管理模式以监督指挥中心为平台，以信息网络系统为纽带，前端连接信息收集系统，后端连接政府城市管理的各执行部门。该模式运用网格化管理技术，将城市区域划分为若干个边界清晰的地域单位，形成一个个无缝拼接的单元网格。单元网格构成了网格化管理的基本单位。在每个单元网格配置了专门的监督员，他们负责在单元网格内巡逻，发现城市管理问题立即上报。城市管理问题分为两类：部件问题和事件问题。各类基础设施的损毁故障属于部件问题，各类妨碍城市正常运行秩序的行为属于事件问题。对每个监督员，都配备了可移动的信息采集设备"城管通"。"城管通"以可拍照的手机为原型设计研发，可以即时采集现场的问题信息，具有通话交流、短信交流、表单填写和传送、语音群呼、无线定位、录音和图片传送等功能。

同时，网格化城市管理还开发了专门的信息网络系统，极大地提高了信息传递和反馈速度。监督员把巡逻中发现的城市管理的事件和部件问题，及时报告给监督指挥平台。监督指挥平台收到反映的问题以后，立即进行信息分析和问题甄别。基于数据库资源，快速识别问题并作出判断。如果反映的问题属实并符合立案标准，平台工作人员进行立案。根据问题性质和职能归属，迅速将案卷发送到相关行政机构或专业部门，迅速调派人员到现场进行处理。区级监督指挥中心有权直接指挥区属相关职能部门。如果确定是市属管辖范围内的问题，区级监督指挥中心则上报市级平台，由市级监督指挥中心协调市级部门予以处理。涉事部门处理完问题后，需要向监督指挥中心报告处理结果。监督指挥中心派遣监督员到现场进行核查。如果经现场核查确认问题已解决，且与处理反馈的信息一致，则予以结案。如果涉事部门不能在规定时限内将问题解决，致使案件不能结案，则应承担相应责任。平台系统在运行过程中，会自动存储相关数据资料，在一定时间内产生统计数据，为考核评价各职能部门的绩效提供了依据。

数字化城管模式推动城市管理从粗放走向精细，从运动式走向常态化，从各自为政走向协同，从随意性走向标准化，为我国城市管理进行了有益的探索。城市环卫管理在其中占有较大的比重。在中小城市，由于城市环卫基础设施不完善，环卫经费不足，发生环卫管理的"事件"和"部件"的概率很高，加之人员配备不足，该模式在城市管理的实践中，实施的难度很大，但它突破了现有城市管理的模式，对现有城市管理的弊端造成了巨大的冲击，是一种真正的制度创新，主要体现在以下方面。

1. 建立了监督权与管理权相分离的管理体制

在传统的城市管理模式下，城市管理的职责由各职能部门承担，各部门既当"运动员"又当"裁判员"，对城市管理中出现的问题，完全靠自己的认识和兴趣去处理。对认识到位的或有兴趣的问题，处理的速度和质量就会快一些、好一些；对认识不到位或兴趣不大的问题，解决的积极性就会小得多，甚至消极敷衍。数字化城市管理模式通过设立独立于各部门之外的城市管理监督指挥中心，专门负责问题的监督和指挥调度工作，实现了执行权与监督权相分离，形成了城市管理权力的制约机制。

2. 建立了城市管理绩效评价系统

传统城市管理模式下，对城市管理问题解决的时限和质量效果的认定，完全靠各部门自己的工作报告和汇报，缺少客观的评价标准和评价机构，很容易造成问题的积累和推诿扯皮。数字城管模式利用信息平台的数据库，预先设计了评价模型和指标体系，可自动统计解决问题的数量和质量，形成绩效评价结果。该模式终结了各职能部门自行评价本部门工作绩效的方式，将各部门的工作数量和质量放到统一的城市管理平台进行评价，使得部门工作的不作为和懒政行为有明显的改善。

3. 设立了城市管理问题的集中管理渠道

传统城市管理模式下，城市管理的各职能部门设置过多，分工过细，条块分割，各自为政，多头管理。由于机构众多，必然存在职能交叉，在界限模糊处有时会出现争功于己、诿过于人的现象。这个城市管理中的顽疾一直困扰我国城市政府的领导。数字化城管模式，将城市管理的每一个基础设施单元，每一个城市管理事件，都在预先的设计中明确了归属，做到了职责明确、权限清晰；辅以科学的工作流程和绩效评价体系，使得每天发生在城市的大大小小的城市管理问题，都能以最快的速度和最好的质量加以解决。该模式在很大程度上解决了城市管理中的推诿扯皮现象。通过这一渠道，与群众生活密切相关的环卫、园林、市政管线等问题得到了集中处理，大大提高了城市管理的效率和质量。

4. 建立了城市管理的长效机制

在传统城市管理体制下，一些长期困扰政府和市民的城市管理方面的问题难以有效根除，如垃圾乱倒、污水横流、建筑立面乱贴乱画等。由于群众对这些问题反映强烈，各城市管理部门常常在短期内集中大量的人力物力，通过集中整治的形式来解决问题，被称为突击式或运动式管理。这是一种非常态的管理手段。尽管它在短期内能见到效果，但难以形成长效机制。不仅如此，突击式管理还容易引发群体性事件和社会矛盾。数字化城市管理模式建立了监督员队伍，每天都在责任单元网格内巡逻，发现问题及时，反映问题渠道畅通，解决问题机制快捷，是真正的城市管理的长效机制。

数字化城市管理模式也有它的局限性：它仅限于城市管理的市政领域，对城市管理的其他方面没有涉及；管理成本较高，一般的城市难以承受；对城市基础设施的要求高，对于缺少基础设施的中小城市而言，实施的难度很大。尽管有这些缺点和不足，但它对破解城市管理上的各自为政、推诿扯皮、懒政不作为等痼疾，确实是一种好的模式。

二、现代信息技术应用于环卫管理

现代科学技术的发展，极大地改变了管理的方法和手段。特别是信息技术的进步，使得各种管理实现了革命性的突破，环卫管理也不例外。在各地的管理实践中，将信息技术应用于环卫管理，取得了显著的效果。

（一）数字环卫建设

受数字城管的启发，将信息技术应用于环卫管理，形成了数字环卫的概念。在一些基础设施不太完善的城市，特别是中小城市，全面推行数字城管有一定的困难，但推行数字环卫的基础较好。相比较而言，环卫基础设施在任何一个城市都有一定的水准，环卫管理的基础工作相对较好，队伍完善，制度规范。有些做得比较好的城市，建立了环卫管理的指挥平台。一方面，选派监督员无间隙巡查城区，发现问题及时上报，及时调派力量予以解决。另一方面，加强一线的作业力量，对道路清扫保洁、垃圾收集运输这类影响城市环境的大量日常问题加强监管，防患于未然，通过信息技术予以强有力的日常管理。数字环卫的范围较小，管理的针对性、有效性、主动性大大提高。

（二）加强对静态重点部位的监管

对一些重点的静态部位，如垃圾转运站、垃圾处理厂、公共厕所等，通过安装摄像设施与指挥平台相连，进行设施运行的实时监控，发现问题，及时解决。

（三）加强对移动设施设备的监管

在环卫管理过程中，有一个管理环节是对动态移动设施设备的管理，如垃圾转运车、清扫车、洒水车等，这些设施设备的作业时刻处于移动状态中，作业状态、作业质量、工作效率等的监管非常困难，工作中的调度也比较困难。通过现代信息技术，对车辆加装 GPS 定位装置，可以对流动作业的车辆进行有效监控；通过现代网络技术，可以对行驶中的车辆进行实时调度。

（四）对流动作业的环卫工人进行实时监督和调度

在有些条件好的中小城市，为环卫工人配备了电动作业车和移动对讲设备，可以对现场作业的环卫工人进行实时监控，随时了解工人的在岗情况，遇到周边出现异常情况需要支援，可以通过移动对讲设备予以调度，方便快捷。

现代信息技术极大地方便了人们的生活，也促进了各种管理的进步，包括环卫管理。但管理的成本也相应地提高了，对经济不很发达的中小城市而言，管理成本过高也不是一个好的选项。各地的实践经验证明，管理的效果，特别是长效管理的效果，并未因为采用了信息技术而自然提高，环卫管理队伍的责任心、主观能动性在环卫管理中仍然发挥着重要作用。

三、环卫作业的精细化管理

近年来，对环卫作业进行精细化管理，是各级环卫管理部门喊得很响的口号，各地也采取了很多办法加强环卫作业管理，提高了环卫作业的精细化水平，取得了比较好的社会效果。精细化是相对于粗放化而言的。在我国城市管理的法规中，环卫是管理法规健全的行业之一。之所以在实行了多年的管理之后，精细化管理成为城市环卫管理的一个响亮的口号，一方面是因为在各城市管理的实践中，因为城市区域的不同和经济发展水平的不同，环卫管理面临的问题不尽一致，过去粗放的管理模式只能解决城市环卫管理的普遍的基本问题，不能解决城市环卫管理的特殊问题，因而需要各城市在解决基本问题的基础上着力解决特殊问题；另一方面，随着城市的发展，居民对环境卫生的要求越来越高，粗放式的管理不能满足广大居民对环境卫生的要求。因而，精细化管理是适应了我国城市发展对环卫管理的要求，对城市环卫管理的标准化、规范化有极大的促进作用。

在我国城市环卫管理的实践中，各地不停地在探索环卫作业的精细化。曾经有的作业企业在公园环卫管理上探讨过宾馆式管理的方法，取得了相当好的管理效果，也引起了社会的关注。有的垃圾转运站的地面保洁引进过机场保洁的模式。其实在一个城市的区域内全面地实行精细化管理，当首推 20 世纪末的江苏张家港市。在全国各城市的环卫管理普遍粗放的情况下，张家港市的环卫管理独树一帜，无论是城市道路和公共场所清扫保洁、垃圾清运、公共厕所、绿地的管护，其管理的标准、效果、覆盖面，都对全国各城市的环卫管理产生了巨大的冲击。通过学习张家港，全国的城市环卫管理上了一个大的台阶。近几年，在城市环卫管理精细化的口号下，各地提出了许多新颖的口号，但概括起来主要有以下基本内容。

（一）环卫基础设施设备管理的精细化

在粗放化管理的情况下，环卫作业使用的设施设备，如垃圾桶、果皮箱、垃圾车、小型垃圾转运站等基础设施设备普遍存在"脏、漏、臭"的现象。

"脏"是指设施设备的外观表面布满灰尘和垃圾污物。特别是垃圾桶和垃圾箱、垃圾转运车，由于擦拭不及时，表面上往往积累许多垃圾污物，给居民投放垃圾带来厌恶感；垃圾车在路上行驶，行人和其他车辆避之不及。对此类现象，环卫管理和环卫作业部门常常视而不见，习以为常，群众反映强烈。实行精细化管理，对环卫基础设施设备的外观提出了细致明确的要求，对设施设备的使用者提出了具体的管理细则，坚持每天清洗擦拭，保持了环卫设施设备的容貌整洁，减轻了对环境的污染。

"漏"是指垃圾存放和运输设施漏水。

"臭"是指垃圾存放时间过长产生污水和臭味，运输过程中垃圾污水撒漏造成流动臭味的产生。有的城市用于收集垃圾的容器密封不严，收集不及时，造成收集容器附近垃圾渗滤液外溢，影响环境观瞻和居民生活；垃圾运输车辆密封不严，运输途中撒漏污水，污染城市道路，散发垃圾臭味，影响市民和车辆正常行走。通过精细化管理，对垃圾的存放容器、收集车辆的密封性进行认真检查，发现问题及时进行更换或维修；及时对垃圾进行清运，不积存，将垃圾存放在容器和车辆中的时间缩短，尽量不产生污水和臭味。

（二）道路和公共场所清扫保洁的精细化管理

在国家的城市道路保洁标准中，将道路根据其在城市中的地位和作用分为一、二、三、四共四个级别，对每级别的道路提出了不同的保洁要求。随着各城市经济的发展和功能的提升，在城市的中心区域形成了许多的商业区、文化区、休闲区等特殊的功能区以及与这些功能区相联系的高标准的道路，这些公共场所和道路的保洁要求很高。因此，有的城市根据自身情况将城市保洁的标准进行了提升，对这些公共场所和道路的保洁实行精细化的管理。这样，在城市环卫保洁作业的标准中，出现了特级道路和特殊区域的概念。关于环卫道路和公共场所清扫保洁精细化管理，各城市的外延和内涵不尽相同，但也有一些相同之处。

1．延长作业时间

在城市的繁华区域和路段，行人和车辆的流量很大，垃圾的产生量也很大，而且没有规律可循。只有加大保洁的力度，才能保证保洁的效果。针对这种情况，有的城市将保洁的时间延长到 18 个小时甚至更长，实行一天四班制作业，以保证特殊区域和路段的环境卫生始终处于良好状态。

2．提高作业标准

为了使精细化管理落到实处，各城市根据实际情况，将保洁作业标准进行了较大的提升。例如，对从垃圾落地到捡拾起来的时间规定不得超过 15 分钟，对保洁区域每平方米的尘土布有量要求不得超过 5 克，对职工在岗情况也进行了明确的规定。在将作业标准量化的基础上，辅以规范严格的检查考核，做到了精细化管理名实相符。

3．扩充了环卫保洁作业的内涵

传统的保洁方法以清扫为主。一般每天普扫一次，然后巡回保洁。长此以往，道路上的污垢越积越多，很多路段不见本色。精细化保洁除道路清扫外，还使用现代化的机械设备对保洁路面进行冲洗、打磨，经冲洗打磨仍不能去除的污渍，采用人工的方法予以清除。对不平路面坑洼处的积垢，用人工的方式清除干净。在作业过程中，对顽固的地面污渍使用清洁剂加以打磨；对打磨和清洗产生的污水及时排净，对少量的存水用拖布擦干净。这种酒店式的道路保洁方法，保证了保洁的高质量。对路面上和公共场所的粘贴式小广告及时予以清除。这些工作内容，大大拓展了环卫道路保洁的内涵。

4、规范了作业标准和流程

由于城市保洁的范围广，各城市在实行精细化管理时，为了节约成本，大多采用了"一路一策"的方法。在保洁内容、标准、时间等方面，区别对待。对同一级别的道路，采用相同的标准。对作业的工作流程，如清扫、保洁、冲洗、打磨等内容，其先后、频次、时限等都有明确的规定和要求。

（三）对作业人员和作业车辆等流动工作要素的精细化管理

在环卫管理中，对作业人员和工作车辆的管理，因为其固有的流动性，一直是管理的难点。各城市在实施环卫作业精细化管理中，根据自己的具体情况，利用现代信息技术，较好地解决了这个问题。

对现有的保洁区域进行网格式的划分，各网格之间实行无缝衔接，在各网格上配备合适的人员；对员工进行上岗培训，让他们明确作业规范和质量标准，明确道路卫生网格责任制；制订精细化管理的考核和奖惩办法，对考核和奖惩进行合理量化并告知作业人员；配备定位呼叫工具，能随时对环卫作业人员进行监控和调度；按照精细化管理的考核和奖惩办法严格实施考核和奖惩。这样，就基本建立起精细化员工管理的框架。

对现有作业车辆进行科学的作业量配置，对车辆作业人员进行精细化管理的岗前培训；给作业车辆安装定位装置，确保对车辆运行的轨迹进行有效监控与调度；在车辆作业的重点部位安装摄像头及即时传输系统，对其作业状态和工作质量能做到实时监控，随时调度。这样，就从技术装备上保证了环卫作业精细化管理的实施。

第三节　转型时期的中小城市环境卫生管理

我国社会已经进入了城市化快速发展的时期，城市的形态、功能、定位在不停地发生变化。由于我国地域广阔，经济发展不平衡，各城市特别是中小城市的发展阶段不一致，因此，面临的城市环卫管理的问题是不尽相同的。这就要求中小城市各级环卫的行政和业务主管部门，立足本市实际，着眼长远发展，适应形势，与时俱进，不断创新管理理念和管理方法，促进中小城市环卫管理迈上新的高度。

一、建立与城市经济发展水平相适应的环卫管理体制

一座城市，从初创到繁荣，要经历不同的发展阶段，各阶段对城市环卫管理的诉求是不同的。研究现代城市发展轨迹，就会发现，在大都市圈的各个层面、城市带、城市群的各个节点上分布着许多的中小城市。每个中小城市，都有自己的成长机遇和条件，都有独特的发展历程。既是现代城市体系的组成分子，又是独立的个体。我国地域广阔，历史文化悠久，经济发展不平衡，城市的历史差异很大。因此，城市环卫管理在普遍原则的指导下，应结合自身实际，创造自己的特色。

（1）在城市发展的前段，应以建立独立的管理体制、科学的运行机制为主要目标。这个阶段，城市以经济发展为主要目标，以工业化带动和促进城市化。大量的资金进入生产领域，城市的基础设施不完善，对城市环卫管理的要求相对不高；城市政府的注意力集中于城市经济的发展，容易忽视城市的管理包括环卫管理。这个阶段，城市环卫管理的各项基础工作，对以后的环卫管理会产生方向性的影响。有远见的环卫管理的行政和业务主管部门，应注重建立独立的环卫管理体系，在城市管理体系中占有一席之地。同时，应根据城市的现状和国家的法律法规，建立起高效率的城市环卫管理的运行机制。我们有的中小城市的环卫管理部门，长期附属于其他行政部门，就是开始阶段的基础工作没有做好，产生延续性影响。环卫作业队伍的管理方式，环卫管理经费的列支、拨付方式、额度等影响环卫管理的因素，会因此阶段的基础工作而影响深远。有的中小城市环卫经费长期不足，与这个阶段的工作力度不够有很大的关系。因此，建立独立的环卫管理体制和科学的运行机制，是中小城市环卫管理的基础性工作，务必高瞻远瞩，认真抓好抓实。

（2）在城市聚集效应形成之后，应以建设完备的城市环卫基础设施为主要目标。城

市环卫基础设施是做好城市环卫管理工作的物质基础。没有完善优良的环卫基础设施，城市环卫管理只能在低水平徘徊。任何一个城市，在经过工业化的发展之后，城市对周边资源的吸引聚集作用会明显增强，各种生产要素会向城市持续汇聚，迫切需要城市扩大基础设施规模，提高城市管理水平，以容纳更大体量的城市成长要素。这个阶段，是城市环卫基础设施相对比较缺乏的时期，是进行环卫基础设施建设的最佳时期。这时，城市财政状况相对较好，城市对环卫基础设施的需求明显提升，居民对环卫管理的要求在质和量两个方面都有提高，政府在加强环卫管理上也有了更高的关注度和资金的保障。在此情形之下，各中小城市环卫管理的行政和业务主管部门，应有超前的思维，结合本市环卫工作基础设施的基本情况和环卫管理的实际需要，提出环卫基础设施建设和改进的规划，有计划地予以实施。通过环卫基础设施的完善和提升，带动和促进中小城市环卫工作管理水平的全面提高。

（3）在城市发展的后工业化阶段，应以环卫管理的高标准和精细化为目标，打造城市环卫管理的精美名片。在经过经济的全面高速发展之后，城市的基础设施、商业、服务业、交通等城市的承载功能会发生质的变化，对环卫的管理必然提出很高的要求。此时，城市环卫管理的行政和业务主管部门，应顺势而为，及时采取有力措施，将城市的环卫管理水平提到新的高度。要从高标准管理的要求出发，在环卫作业的组织、环卫管理的架构、环卫新装备的推广使用等方面进行精心的设计，在精细化、规范化管理上下功夫，为城市在更高的基础上发展提供高标准的环卫管理。

一般而言，城市的发展形态是和工业的发展相对应的，但也不能一概而论。有的城市因其独特的历史、区位、自然地理条件而呈现不同于一般的发展轨迹。对于中小城市而言，在这方面通常会显现出更多的特色。但无论城市发展的内在主要原因是什么，城市化和工业化如影随形，城市在不同的发展阶段对环卫管理的需求是有所区别的。认识到这一点，对有针对性地做好城市的环卫管理，具有方法论的意义。

二、跟踪现代科学技术和机械装备，构建新型环卫作业模式

现代科学技术的高速发展，为城市事务管理提供了新的手段，也为中小城市环卫管理打开了新的空间。在现代科学技术的推动下，机械装备的发展突飞猛进，影响着人们生产生活的方方面面，也为环卫作业装备的升级提供了宽阔的选择余地。在环卫领域，垃圾处理技术、粪便处理技术、生物降解技术等技术的发展，大大地促进了环卫产业的进步，也促进了环卫管理形式的改变，同时对环卫作业模式也产生了巨大的影响。新的

环卫装备的出现，往往与现行的环卫作业模式发生冲突，需要以新的装备为核心，构建新的环卫作业模式。这种新的技术和新的装备带来的环卫管理和环卫作业模式的改变，会促使整个环卫行业的面貌发生质的变化，大大提升环卫行业的社会地位，增加环卫管理的社会信誉。这就要求环卫管理的行政和业务主管部门，密切跟踪现代科学技术的发展，认真研究环卫装备的进步，及时将新技术新装备应用于环卫管理和环卫作业，促进环卫管理和环卫作业模式的提升。

三、及时关注城市和社会对环卫管理的需求，建立适应新形势的环卫管理体制

城市在不断地发展进步，环卫管理的内容与形式会随之发生变化，没有固定不变、一劳永逸的管理模式。中小城市环卫管理的行政和业务主管部门，要认真研究城市环卫管理遇到的新情况、新问题，及时发现城市环卫管理的新需求，根据这些新的变化，及时改进城市的环卫管理体制。在社会进步的过程中，环卫管理的外延也会发生变化，特别是我国城乡一体化的推进，为环卫管理向镇村延伸提出了必然要求。专业的机构管理专业的事情，专业的事情由专业机构管理是社会进步的表现。各城市的环卫管理部门，要勇于担当，敢于负责，为我国城乡环卫一体化管理做出自己的贡献。在城市发展的过程中，各管理部门的职能会适应城市发展的不同阶段进行适当调整。调整过程中，城市环卫管理的职能会发生变化，职能的变化必然带来管理模式的变化。各中小城市环卫管理部门，要适应城市管理的需要，不断调整管理模式，为城市的发展进步尽职尽责。

【管理实践】

中小城市《数字化城市管理工作实施方案》的主要内容

中小城市在推行数字化城市管理过程中，需要认真研究本城市面临的城市管理问题，根据城市管理中存在的问题和政府的施政理念，结合当地城市管理体制和财政收入状况，确定科学的方法步骤。综合一些中小城市实施数字化管理的经验，主要有以下内容。

一、指导思想

以党在近期各种会议和文件确立的国家大政方针和发展目标为指导，紧紧围绕市

委、市政府城市发展的目标定位和要求，运用现代数字信息技术，革新城市管理模式，理顺城市管理部门职责，整合城市管理资源，合力构建沟通快捷、分工明确、责任到位，反应快速、处置及时、运转高效的城市管理监督机制和处置机制，以城市管理质的提升带动城市建设，服务于建设特色鲜明宜居幸福现代化城市的发展大局。

二、组织架构

组织架构是数字化城市管理的体制，科学合理的体制是日后顺畅运行的基础。

（一）设立市数字化城管监督指挥中心

市数字化城管监督指挥中心设在市城市管理的职能部门，由该职能部门负责监督指挥中心的运行，对全市城市管理数字化工作履行监督、指挥、协调、考核、评价、奖惩等职能。建立"数字城管"联席会议制度，健全日常管理协调机制和责任追究机制，定期召开工作协调会，研究解决"数字城管"工作中存在的主要困难和重点问题。

1. "数字城管"监督职能（监督中心）

主要负责城市管理类问题的信息采集、案卷受理、核查结案，对案卷的交办、处置情况进行监督和评价；同时对城市管理状况及各镇街、各职能部门履行城市管理职责情况进行综合考核评价。

2. "数字城管"指挥职能（指挥中心、派遣平台）

主要负责对监督中心的立案案卷进行流转派遣、跟踪处置和结果反馈，对有争议案卷进行协调，并负责对系统数字地图及部件信息数据库的适时更新。

（二）确定街道办事处、功能区在数字化城市管理中的职责

各街道办事处、城市各功能区，负责辖区内除市级部门管养范围外的"数字城管"部件、事件问题处置工作。

（三）明确问题处置责任单位职责

市各职能部门、各市政公用设施的管理和运营单位，负责涉及本单位管辖的"数字城管"部件、事件问题处置工作。

问题处置责任单位要根据市"数字城管"工作实际和机构调整变化进行适时调整，原则上每年调整一次，具体由城管办研究决定。

三、运行机制

（一）"数字城管"总体要求

第一时间发现问题：发现问题全面、迅速。

第一时间处置问题：立案、指挥、处置问题及时有力。

第一时间解决问题；处置结果核查周密、完整。

（二）"数字城管"覆盖范围

确立"数字城管"建设项目覆盖的城市区域。

（三）"数字城管"管理对象

数字化城市管理，是运用现代信息技术、量化城市管理部件、事件标准，细化管理行为，形成发现、处置和监督城市管理问题的完整闭合系统的方法。

城市管理部件：指城市中具有明确产权人或管理维护单位的市政公用、道路交通、市容环卫、园林绿化等纳入数字城市管理的相关设施。

城市管理事件：指人为或自然因素导致城市管理部件发生改变或者破坏而引起的城市管理现象，包含市容环境、宣传广告、施工管理、突发事件、街面秩序等类别。

（四）"数字城管"执行标准

城市"数字城管"部件、事件问题的发现、处置、核查等流程按照《城市数字化管理系统平台指挥手册》执行。《城市数字化管理系统平台指挥手册》，应在平台建立后立即着手制定，与平台运行同步实施。

（五）"数字城管"的运行环节

数字化城市管理运行分为信息采集、受理（立案）、派遣、处置、反馈、核查、评价等环节。

（1）信息采集：城市管理信息采集以专业信息员采集的信息为主，上一级城市数字城管指挥平台转办、领导交办、视频监管云平台监控采集等信息为辅。

在"数字城管"覆盖范围内根据部件密度、事件发生率、人口密度等划分一定数量的单元网格，由信息采集员按照责任网格进行动态巡查，对发现的问题运用城管通手机终端实时上报监督中心，使发现的问题迅速纳入数字化城管监督指挥中心系统流程并快速流转。

（2）受理（立案）：监督中心将采集的信息即时登记，并根据部件、事件属性立案，通过系统流转至派遣平台。

（3）派遣：派遣平台根据城市部件、事件处置标准和时限，直接向各对应的问题处置责任单位派遣。对职责不清等原因无法直接派遣的，予以协调解决。

（4）处置：各问题处置责任单位应根据指挥中心的指令，按标准在规定期限内对部件进行维护或对事件进行处置。

（5）反馈：各问题处置责任单位应及时将案件处置情况反馈至指挥中心进行核查。

（6）核查结案：指挥中心根据各问题处置责任单位上报的案卷问题处置情况，发送指令给信息采集员进行核查，并审定结果。符合结案标准的"数字城管"案卷，完成系统流程进行结案。否则重新进入系统流程进行再次派遣，直至问题解决，方可结案。

（7）评价：通过"数字城管"，建立一套科学完善的监督评价体系，对各单位的工作过程、工作绩效进行综合评价。一是通过城管通手机定位技术及采集信息的有效率，对信息采集员的履职情况进行监督，对信息采集公司进行考核评价；二是结合问题及时解决率，对各问题处置责任单位的工作绩效进行监督考核评价，并将考核结果纳入全市综合考核。

四、问题处置

（1）城市管理的部件、事件责任明确的，各责任单位应根据城市管理工作的要求，及时处置。

（2）城市管理部件、事件责任不清的，可作为无责任主体单位立项归类，由市城管办牵头协调。协调根据"属地管理、责随权走、责任主体唯一"的原则进行，经协调达成一致的决定，相关单位和部门必须按要求严格执行。

对数字化城市管理过程中发生的非常规问题，如突发事件、自然灾害引起的问题需及时处置，但却无法及时分清责任主体的按"先解决问题后落实经费"和"分清责任"的原则处置：

①政策原因形成的问题或辖区之间边界不明确的问题，由市城管办先行协调解决，后分清责任主体，落实（追缴）资金。

②市政类基础设施运行应急处置，由设施主管部门先行实施，后分清责任主体，落实（追缴）资金。

③产权、责任属上一级市级部门的问题，通过数字城管网络派发到相关单位，派遣后不整改或推诿的，由上一级市数字化城管监督中心进行督办。

④因难以查处的违法行为引起的问题，由市城管办协调处理。

⑤需落实（追缴）的资金，事后能明确责任主体的，应由责任主体落实；确属无责任主体的，事后从专项经费中予以拨付。

（3）兜底和应急处置机制。每年从城市管理专项资金中落实一定的预处理资金，作为专项经费。对以下3类情况，启动兜底机制。

①无主设施或责任权属不清，需进行兜底和应急处置的各类城市管理问题。

②责任权属暂时无法查明且存在较大安全隐患，有必要立即进行应急处置的各类城

市管理问题。

③位处住宅小区外围红线范围内上级督办、群众投诉、信息采集员上报的，可作零星修补或存在较大安全隐患的各类城市管理问题。

五、保障措施

（一）人员保障

各问题处置责任单位要指定专门的"数字城管"工作分工领导和专职受理人员，配备专门的工作电脑。有条件的镇街根据工作需要组建数字城管指挥分中心。

（二）制度保障

制定和完善城市数字化城市管理考核办法、数字城管信息采集员管理办法及考核细则等相关配套制度和规范。

（三）资金保障

财政部门应逐步加大"数字城管"的投入，并列入年度财政预算，确保"数字城管"工作有序推进。

六、工作要求

数字化城市管理突破了原有的城市管理模式，各职能部门、街道、功能区有一个适应的过程。工作伊始，必须提出明确严格的要求。

（一）切实提高认识

实施"数字城管"体现了城市管理的新理念，是现代信息技术在城市管理领域的应用推广。各有关单位要统一思想、高度重视，以解决问题为立足点，按照"科学、严格、精细、长效"的要求，切实加强"数字城管"工作的领导，确保"数字城管"顺利实施。

（二）确保形成合力

各有关单位要立足"数字城管"问题的解决率等标准和要求，参与、理解、配合和支持此项工作，加强沟通联系，主动协作配合，顾全大局，整合资源，形成合力，提高效率。

（三）强化管理标准

各有关单位要着眼长远，立足长效，进一步建立健全"数字城管"工作处置机制，全力提高问题处置效率和力度，认真、细致地处置好每一个案卷，灵活、协作地对待职责交叉问题，严肃、及时地处置好应急类问题。对突发事件应按照"急事急办，特事特办"的原则，采取应急措施，第一时间予以解决并进行结果反馈。

（四）明确专人负责

要"定人、定岗、定责、定时"，落实专人负责"数字城管"的接收、处置、办理工作。要加强对工作人员业务技能的培训，使其尽快熟悉"数字城管"的业务流程。

（五）注重工作创新

各有关责任单位要围绕"扩展长效覆盖率，降低问题立案量，提升案卷办结率，提高案卷派遣率，压缩延期缓办率、减少重复交办率、杜绝虚假反馈率"的目标，有针对、有实效、有创新地开展好工作，全面提升城市管理精细化水平。

【管理实践】

荣成市环境卫生管理处实施路面精细化管理活动

城市市区道路人流量大，一些小的废弃物如烟头、纸屑、动物粪便等随时都会产生，污染城市环境，给居民的出行带来不快。在加强环卫作业精细化管理的实践中，山东省荣成市环卫处，开展了"烟头革命"活动，重点对路上的烟头、细小白色废弃物、动物粪便等反复出现的污染物进行专项整治，以小点促全面，打造"街明路净、一尘不染"的城市新形象，取得了良好的管理效果。

一、管理范围

城区所有主、次干道及所辖区域内的巷道、道路两侧建筑物之间（绿化带伸手可及范围内）。

二、管理内容及标准

主要内容：按照"街明路净、一尘不染"的要求，彻底消灭城区大街小巷的白色污染物、烟头、动物粪便及细小漂浮物等。

管理标准：示范路段100米区域内白色污染物不超过1个，烟头不超过2个，无粪便；主干道100米区域内白色污染物不超过2个，烟头不超过3个，粪便不超过1处；次干道、巷道100米区域内白色污染物不超过2个，烟头不超过5个，粪便不超过1处。

三、组织实施

（一）宣传发动

采取灵活多样的方式，加大舆论宣传力度，针对随手乱扔杂物、随地吐痰、车窗抛物等陋习进行重点宣传，营造"人人爱环境、全民参与保洁"的良好氛围。

分管领导分组组织保洁科负责人及全体管理员，利用半个月时间，采取现场步行的形式，讲解整治的意义、整治范围、标准及整治要求。通过现场点评，进一步提升管理人员的责任意识和质量意识，明确了目标要求和具体做法。

在科室负责人组织管理员掌握整治标准和要求的基础上，结合现场检查的具体情况，对道路路段清扫保洁工人逐条街道进行现场培训，讲解整治内容及要求，让每位清扫工人做到标准明确，全面提升了清扫工的道路保洁质量意识。

通过部署动员，分级培训，从领导到保洁员全面掌握了管理的目标要求，明确了作业标准。

（二）管理考核

管理员根据道路不同情况，每天不少于一小时对辖区道路进行步行检查，重点督查清理烟头、细小白色污染物、动物粪便等的控制情况。各片区每周不少于一次组织科室管理员，对不同路段进行步行观摩点评，保长效、提质量。保洁科每月两次、考核科每月一次，采取定期和不定期抽查的方式进行督查检查，并将考核结果计入当月绩效考核。

保洁科采取随机抽查的形式（明确到清扫工姓名及保洁区域），每月不少于两次，对不少于六个路段进行步行考评。按照精细化管理标准，100米路段内每多出一个污染物，对当月片区负责人、责任管理员，分别按照一定的标准，在当月绩效考核中扣除奖金。

考核科每月不少于一次，每次不少于六个路段，采取随机抽查的方式进行监督考核，按照道路精细化管理标准要求，100米路段内每多出一个污染物，对保洁科按照一定的标准，在当月绩效考核中扣除奖金。

通过严格的层层考核，保证了整治的效果，取得了明显的成效。

四、配套保障措施

因城区部分繁华路段人流量大，摊点、车辆、行人较多，造成夜间部分路段污染严重，垃圾滞留时间较长，保洁科对这些路段适当增加了保洁员，延长保洁时间，做到垃圾随产随清。

加大所辖区域内次干道、背街小巷保洁力度。保洁科每月对城区各路段组织一次大的环境整治，对出现的问题及时整改，并根据道路不同情况，采取凌晨与夜间人机配合的清洗模式，每月组织一次对次干道和背街小巷的机械清刷，从总体上全面提升保洁质量。

（资料来源：荣成市环境卫生管理处《环卫人》2017年第四期。）

第十四章
垃圾分类

　　垃圾分类是按照一定的标准和要求，对垃圾进行分类投放、分类收集、分类运输、分类处理，以实现垃圾管理的资源化、减量化、无害化目标。垃圾分类起源于 20 世纪，由西方发达国家提出并进行了认真的实践，取得了明显的经济效益、社会效益和环境效益。我国从 20 世纪末开始进行垃圾分类的试点，取得了一定的成绩，也留下了深刻的教训。2017 年 3 月，国务院办公厅转发了国家发展改革委、住房和城乡建设部《生活垃圾分类制度实施方案》，将垃圾分类从部门要求上升为国家层面的规章，垃圾分类将在全国各城市陆续推开。在此形势下，认真研究国外垃圾分类的经验，总结国内垃圾分类的经验教训，准确掌握本城市环卫管理的实际情况，制定出符合实际的垃圾分类方案并认真组织实施，对做好中小城市的垃圾分类工作，具有重要的现实意义。

第一节　国外垃圾分类的经验

　　资本主义创造了大生产的生产方式。大生产的生产方式将生产过程的各种要素集中在一起，进行优化组合，科学调配，将生产效率提高到了前所未有的程度。生产要素的集中，催生了城市的产生，促进城市的高度发展。城市的发展带动了城市和地区的繁荣，也产生了一系列的城市社会问题，即"城市病"。垃圾的大量产生和无序存放，使得城市的生态环境变差，与其他污染形式交织叠加，对城市的空气、水体、地面造成深刻的伤害，就是城市病的表现形式之一。"二战"以后，世界除局部的战争外，总体上经历了较长时期的相对和平阶段，社会生产力得到了充分发展，加之新技术革命的推动，世界财富暴发性增长，各主要资本主义国家积累了大量的物质财富和技术储备，为垃圾分类及环境治理创造了物质和技术条件。在经济发展的同时，各主要资本主义国家民众的政治诉求也在不断提高，改善城市环境的呼声不断。一些有远见的科学家，将城市环境改善与社会政治生态联系起来，提出了许多切合实际的意见，引起了当政者的重视。这诸多因素，对现代西方的城市治理产生了深刻影响。因此，在现代城市生态环境的修复、建设方面，西方资本主义走在了前面，垃圾分类也是如此，一些先进国家的做法，为我们提供了很好的经验。

一、德国的垃圾分类

说起国际上的垃圾分类，必然论及德国。德国是世界上公认的垃圾分类做得最好的国家之一。综合起来，德国的垃圾分类有以下特点。

（一）垃圾分类的指导思想明确

在保护生态环境的概念下，将生活垃圾进行分类处理，实现垃圾处理的资源化和减量化。在重复利用社会资源，减少向自然索取的同时，将垃圾对环境的污染控制在较低的水平上，实现了垃圾处理的经济效益、社会效益和环境效益的较好统一。在处理方式上，依靠强大的工业技术力量，针对不同的垃圾设计出了不同的处理技术装备和不同的技术路线。由于垃圾分类做得比较好，使得垃圾资源化利用的效率较高，因而有效地实现了生活垃圾的减量，同时也很好地杜绝了垃圾污染。

（二）生活垃圾分类延伸至商品流通领域

德国在生活垃圾分类中，在注重消费领域日常生活垃圾分类的同时，将垃圾分类向商品流通领域延伸。对一些易产生大量同类垃圾的商品，在流通环节予以控制。例如，德国人啤酒消费量很大，产生大量的啤酒瓶和啤酒罐。居民在购买啤酒时，必须付一定的押金，消费了酒水之后，将酒瓶和酒罐送到指定地点方可退回押金。德国人在日常生活中还消费大量的瓶装饮用水，对塑料瓶收取的押金更高。为了方便居民，德国的每个超市都有自动退瓶机，便于居民在购物的时候退还瓶子并领取押金。还有类似的其他设计，使商品的包装垃圾在流通领域进行了有效的截留。

（三）生活垃圾的分类比较科学

德国在垃圾分类中将生活垃圾中的部分易分类的成分进行分离，既减少了垃圾的产量，又减轻了这部分垃圾与其他生活垃圾混在一起造成的处理难度。如对大件垃圾、废旧电器实行预约收运或定点放置，可以对这些垃圾进行有针对性的处理。在一定的地方，合理布点，放置旧衣物收储箱，方便居民将旧衣物投放到收储箱内，既便于清运，又便于利用。在每个小区，都设有收储玻璃的垃圾箱，垃圾箱一般三个并放，一个收白色玻璃，一个收棕色玻璃，一个收绿色玻璃。玻璃回收垃圾箱一般布在小区边缘，防止投放玻璃类垃圾时的响声影响居民休息。这三类生活垃圾的分离，都有很好的垃圾减量的效果，又很容易实现资源化利用。对余下的生活垃圾，都是在居民家中完成分类的。一类是纸张、纸壳等纸制品类，一类是塑料类，一类是有机垃圾类，其余的垃圾归入其他类。分类比较简单，居民一学就会，为后续的处理打下了良好的基础。

（四）建立了完备的分类收集、运输和处理系统

德国依靠先进的管理和强大的工业体系，垃圾收集运输系统非常完善。垃圾投放设施齐全，覆盖城市的每个角落；垃圾收集车辆先进，自动化程度高，性能优良，密封性好。由于垃圾分类工作做得好，垃圾资源化利用的难度大大降低，效率大大提高，二次污染较易控制。在垃圾的终端处理方面，德国建立了先进的处理系统，保证分类收集的生活垃圾能够及时有效地得到处理，高效率地转化为各种社会资源。

（五）建立了完备的法律体系，保证垃圾分类在法制的轨道上运行

德国在联邦层面上有垃圾管理的法律，各州还根据自己的实际，制定了符合本州的垃圾管理的法律，将垃圾分类置于法律的框架内，要求居民严格遵守，也使得执法机关有法可依。

（六）建立了严格的执法体系

在垃圾分类的前端，每个小区都有执法人员定期检查居民的分类情况。发现有分类不好的现象及时纠正，对不服从纠正的居民予以处罚。有的地方还实行连坐制度，在居民共用垃圾桶内出现垃圾分类不好又找不出具体人的时候，对共用垃圾桶的全体居民予以经济处罚，促使居民的垃圾分类落到实处。在垃圾的分类运输、分类处理环节，也都有严格的执法。通过严格的执法，将垃圾分类的法律落实到居民日常生活和专业公司的具体操作过程中，久而久之，在全社会形成了垃圾分类的良好氛围。

（七）国家建立了完善的垃圾处理的补偿机制，保证了垃圾分类的顺利进行

除向居民收取垃圾处理费外，政府在预算内向垃圾运输和处理公司拨付大量资金，

保证这些企业的正常运行。政府还在政策上给予垃圾处理企业一定支持,使垃圾处理企业有利可图。正是有了完善的垃圾处理的补偿机制,有效地保证了垃圾处理企业的经济效益,同时也保障了垃圾分类的长期有效实施。

二、日本的垃圾分类

日本国土面积狭小,人口众多,资源缺乏,国民经济受资源、人口、环境的制约严重,因而非常注重资源的综合利用,在垃圾的资源化方面做得很好。另一方面,日本的经济发达、工业技术先进,垃圾综合利用的基础扎实。这两方面的因素,促使日本的垃圾资源化利用走在世界的前列,也促进了整个社会的垃圾分类的进步。整体分析,日本的垃圾分类在吸收世界先进经验的基础上,形成了自己的特色。

(一)垃圾分类的法律制度完善。

日本制定了《推进形成循环型社会基本法》,从法律上确定了经济和社会的发展方向,提出了建立循环型经济社会的根本原则,为促进物质循环利用、减轻环境负荷、构筑可持续发展的社会提供了基础法律保障。在此基础上,建立了资源循环利用的配套法律体系,在食品循环资源利用、建筑工程材料再资源化、容器包装循环利用、废弃物处理、化学物质排出管理等方面进行了全面立法,建立健全了环境保护和垃圾分类的法规体系,为在全社会实施垃圾分类创造了良好的法制环境。

(二)以垃圾的资源化利用为目标

制定便于操作的垃圾分类方法。日本垃圾处理中焚烧比例很高,因此在垃圾分类中单列了一类可燃烧垃圾,将不可再生的纸类和利用率低的木质和塑料质地的垃圾列入可燃烧垃圾进行焚烧处理,将厨余垃圾列入可燃烧垃圾。对可利用的垃圾列入资源性垃圾,其中包括木质、塑料、玻璃、金属等各种质地的可进行资源化利用的垃圾。对有毒有害垃圾和大件垃圾单独收集和处理。对不可燃烧垃圾单独收集,分选后分别进行资源化利用和卫生填埋。这种简单的垃圾分类方法简便易行,稍加培训即可在居民中推行。

(三)将垃圾分类的理念前延至生产领域

在居民的日常消费的商品上,印刷有垃圾分类投放的标识,便于人们按要求分类投放垃圾。

（四）分类收集、运输、处理体系完备

对各种不同的分类垃圾，建立了完善的收集运输系统。城市的垃圾收集事务所负责垃圾收集运输工作。因为实行了垃圾分类，对各种垃圾规定了不同的收运时间，配备了专门的运输车辆。收集的垃圾根据不同的性质，运往末端处理场所进行无害化处理或资源化利用。由于日本的垃圾处理技术水平高，因而其资源化利用的程度高，社会经济环境效益明显。

三、美国的垃圾分类

美国地域辽阔，人口众多，社会经济发达，技术基础雄厚，并且是一个城乡差距较小的国家。由于商品经济高度发达，国民的日常消费中，工业类型的固体废物居多，且城乡差距不大。美国的垃圾分类，以资源化利用为目标，兼顾污染防治，形成了比较完善的体系。

（一）法制比较完备

美国的社会管理依靠法制建设。在固体废弃物管理方面，经过多年的努力，已经形成了比较成熟和完善的法律体系。在联邦层面上，有具有纲领性和可操作性的《国家环境政策法》，在此法之下，有污染控制和资源保护两大法律法规体系。在各州中，还有本州的各种环境保护的立法。这个完备的法规体系，为垃圾分类管理提供了有力的法律保障。

（二）垃圾分类突出了资源化的特性

美国社会的消费水平高，日常消费产生的垃圾中，可资源化利用的成分多。商品包装物中，木材、玻璃、塑料、纸张体量巨大，进行简单分拣即可进行资源化利用。因此，美国的垃圾分类管理中，最大限度地实施废物资源回收，通过各种方式实现资源、能源的再生利用。

（三）采取适宜的方式实施垃圾分类工作

在城市，大量的商业垃圾是在垃圾收集站中完成分类的。美国城市的商业发达，饮食有完全不同于我国的方式，其餐饮垃圾的含水率低，含固率高。其他商业形式产生的垃圾中有相当多的可利用物。对城市产生的商业垃圾，由于污染的特性很低，基本上都是利用城市的垃圾收集站，当日完成对商业垃圾的分类，由专门的公司将分类的垃圾运往不同的处理场所进行资源化利用。对居民产生的生活垃圾，只要求进行简单的分类，将其中的资源性垃圾与非资源性垃圾进行分离，在约定的不同收集时间段分别进行收集。

（四）建立了特种垃圾的管理制度

对大件垃圾进行预约收集，并收取一定数额的处理费用。对家庭产生的有毒有害垃圾，告知处理的场所，在一定的时段内，由个人自行送到处理场所进行无害化处理；也可以预约上门收取，但要收取一定的费用。有的州，对可以重复利用的包装物品进行标记，购买商品时，就能知道其包装物是否能作为资源性垃圾回收，对居民起到了引导和提示作用。

四、国外垃圾分类的启示

德国、日本、美国的垃圾分类工作，代表了世界各国垃圾分类的最高水平。他们的垃圾分类的做法和经验，对于我国的垃圾分类工作，有着现实的借鉴意义。

（一）垃圾分类是实现高效率垃圾资源化的前置条件

生活垃圾本身具有资源和污染两个属性。在各种垃圾混合的条件下，两种属性纠缠在一起，对垃圾的综合利用非常不利。即使能够实现垃圾的资源化，其效率也会是比较低的，且在利用过程中的污染也会是比较高的。在生活垃圾分类做得比较好的国家和地区，垃圾资源化的利用会变得比较简单。在垃圾资源化的过程中，不可避免地会产生二次污染，通过垃圾分类，可以将垃圾的二次污染控制在较低水平。因此，可以这样认为，垃圾分类是实现高效率垃圾资源化的前置条件。

（二）做好垃圾分类需要完善的法制环境

垃圾分类需要城市社会各阶层的全民参与，体现城市政府的组织能力。这种组织能力既体现在对居民的号召上，也体现在对居民行为的约束上。生活垃圾的资源化利用需要规范企业的经营行为。这种对全体城市居民的约束和对参与城市垃圾资源化利用的企业的规范，需要在法制的环境下才能实现。因而，要在国家和地方两个层面进行法制建设，既要有法制的规范性，又要有法制的可操作性。只有在法制的环境下，垃圾分类才能有法可依，有章可循，才能长期持续不断地进行下去。

（三）建立强有力的推广教育体制

在全社会推行生活垃圾分类，不是一朝一夕能够完成的事，必须坚持不懈地努力。德国和日本都在学校设立了垃圾分类的教育课程，从小教育孩子们学会生活垃圾分类，并让孩子们影响家庭和大人。对每个社区都配备了专门的生活垃圾分类的督导员，对社区的垃圾分类工作进行检查督查，对分类不好的家庭进行辅导和教育，对屡教不改的进行处罚。社区居民在家中将生活垃圾分类后，并不是立即投放，而是存放在家中，在规定的时间段进行投放。每年底，居民都会收到垃圾清运公司发的新的一年各种垃圾清运的时间安排，通知各类垃圾的清运时间，以便居民按时投放垃圾。这种制度长期坚持了下来。时至今日，他们的生活垃圾分类已经成为全社会的共识，形成了绝大多数家庭的日常行为习惯，而生活垃圾分类的教育推广体制仍然在不断完善。正是这种行之有效的垃圾分类的教育推广体制，保障了垃圾分类在全社会的有效实施。

第二节　我国垃圾分类的实践

一、基本情况

改革开放以来，我国的城市化进入了快速发展的时期。城市的快速发展，人口快速地向城市大规模聚集，导致城市的生活垃圾问题越来越突出。生活垃圾的产生量快速增长，相应地，环卫管理水平较低，垃圾清运和垃圾处理的设施不足，技术水平低，这种种因素叠加，使垃圾包围城市的现象成为我国城市建设和管理的常态，垃圾管理问题成为城市政府的施政难题之一。为了破解这一难题，从政府到社会，从大学到各级科研机构，从普通百姓到社会精英，大家各抒己见，各献良策，殚精竭虑，寻找解决城市生活垃圾管理问题的方法。尽管大家的出发点不同，对垃圾的认知水平不同，但有一点是统一的，就是共认垃圾分类是解决城市生活垃圾问题的良方。为此，从20世纪90年代开始，在专家的大力呼吁下，国家层面上开始了垃圾分类的试点，首先是在几个经济条件较好的城市进行。国家拨出了垃圾分类试点的专款，并要求地方政府配套资金。后来，又扩大了试点的范围，或者说是进行了新一轮的试点。在这期间，一些受生活垃圾困扰严重的城市，主动加入了垃圾分类试点的行列。还有一些经济发展水平较高的中小城市，也进行了生活垃圾分类的推广工作。总的来看，试点取得了一定的成效，积累了一定的经验教训。但在总体上，试点的效果不尽如人意。主要存在如下问题。

（一）垃圾分类设计的目标不清晰

生活垃圾分类的最终目标是什么？是要解决城市的垃圾围城问题，还是要培养居民的垃圾分类意识？是要对垃圾进行分类处理，还是要进行垃圾的资源化利用？在我们最初设定的目标里，这些目标似乎都有。目标的不确定或者说不清晰，使得城市政府管理垃圾分类的领导和部门对分类的组织工作产生了不确定性，对居民生活垃圾的分类定义不准确。例如，有的城市在一段时间里，将生活垃圾分为有机垃圾和无机垃圾，过一段时间分为可回收垃圾和不可回收垃圾，后来又分为干垃圾和湿垃圾。这飘忽不定的分类方式，正是垃圾分类目标不清晰的注脚。

（二）垃圾分类的后续配套系统不完备

垃圾分类是一个系统的社会工程，包括分类投放、分类收集、分类运输、分类处理四个环节。我们的垃圾分类将注意力放在了分类投放上，对后三个环节关注不够，居民分类投放生活垃圾后，环卫部门做不到分类收集、分类运输和分类处理，居民辛苦分类投放的生活垃圾，在收集运输处理环节上又被进行了混合对待，这样，居民的垃圾分类投放变得毫无意义，严重挫伤了居民垃圾分类的积极性，极大地浪费了社会资源，造成了负面的社会影响。

（三）城市环卫管理部门还没有做好生活垃圾分类的思想和组织准备

城市垃圾分类是一个系统的社会管理工程。在我国的国情下，城市环卫的行政和业务主管部门，是城市垃圾分类的组织和管理主体。这个主体，对我国垃圾分类的重要性认识可能是到位的，但对垃圾分类的组织形式、目标设计、技术路线的认识或许就不那么清晰，对工作的难度估计不足，对工作中的问题预测不准，思想准备工作尚无法在全社会全面实施生活垃圾分类。在组织上，环卫管理人员的素质、业务水准、机构编制、职能划分等也不具备在全社会组织实施垃圾分类的条件。

二、对生活垃圾资源化利用的探索

垃圾中有可利用的资源，对这一点社会上的认识是一致的。但对于垃圾中资源的利用成本和垃圾资源化后的利润构成，除了垃圾焚烧发电比较清楚外，其他的垃圾资源化形式，还没有人进行深入的比较研究分析。在缺乏有说服力的数据支持的情况下，有的专家或学术组织片面夸大了垃圾的资源属性，加上不明就里的舆论的推波助澜，一时间，社会上对垃圾的资源属性的认识近乎疯狂，特别是一些刚刚完成了资本积累的中小企业家，误打误撞进入垃圾处理领域。这一方面使他们的积累消耗殆尽，另一方面，使我国生活垃圾资源化利用的实验在前所未有的广度上进行，取得了丰硕的成果，积累了深刻的教训。

（一）垃圾焚烧

垃圾焚烧减量的效果最好，这是社会公认的事实。在垃圾焚烧的标准不明确、技术路线不规范的情况下，一些中小企业进行了艰苦的探索。在我国江苏，建设了一批中小规模的垃圾焚烧厂，也打擦边球式地运行起来。由于国家焚烧标准的实施，这种焚烧厂的命运可想而知。现在，在一些不发达的地区，还存在着土法焚烧垃圾的现象。就是在经济发达地区，这种土法焚烧垃圾的方法变了个名称，还在偷偷摸摸地推广。在国家规范垃圾焚烧的法律法规和辅助政策的支持下，一批有实力的企业，携资金和管理的优势，强势进入垃圾焚烧领域，一方面开创了企业全新的经营范围，促进了我国垃圾处理产业化水平的提升。另一方面，也带动了我国垃圾焚烧技术接近或超过发达国家。垃圾焚烧是我国垃圾处理资源化最成功的方式。

（二）垃圾堆肥

垃圾堆肥是我国最早进行生活垃圾资源化利用尝试的垃圾处理方式。早在 20 世纪 80 年代中期，建设部就组织了垃圾堆肥的试点，并设计配套了基本标准的 100 吨/日堆肥设备。由于我国的生活垃圾是混合收集，垃圾成分复杂，堆肥的垃圾预处理难度很大，进入堆肥环节的垃圾体量大，且有机物含量低，这直接影响了堆肥的过程和堆肥的质量，因而影响了堆肥的效益。垃圾堆肥其实是垃圾的生物处理方式，其减量的效果好，有一定的资源性，还可以实现无害化。但因为有了一个肥料的外壳，人们对其产生了不切实际的期望，将其混淆为肥料生产，以为里面有许多的经济效益，在政策上不予以倾斜，结果依靠自身的效益无法生存。但作为一种垃圾处理方式，在垃圾处理产业化的大潮中，仍有许多勇往直前的企业涉足其中，进行了勇敢的尝试。还是因为垃圾混合收集的原因，有机物含量低，重金属无法有效去除，肥料质量不能保证，市场销路不畅，加之筛上物利用困难，难以找到消纳渠道，致使垃圾堆肥在国家垃圾处理中的比重越来越低。

（三）垃圾的综合利用

在垃圾的资源属性被自觉不自觉人为放大的形势下，针对我国混合垃圾的现状，在业界出现了垃圾综合利用的概念。其间，出现了不要政府一分钱，对垃圾进行资源化利用的企业。有的企业对垃圾中的各种组分进行了详细分析，提出了垃圾处理零排放的理念。有的企业精算出一吨垃圾在没有政策补贴的情况下可以产出数十元的经济效益。根据我国垃圾混合收集的现状，结合国家科技的进步，很多先进的分选设备进入垃圾分选线，对垃圾进行细分和利用。从各地不同的综合利用形式的运行实践看，从混合垃圾分选出来的不同质的垃圾，能够进行规模化利用并产生经济效益的比例不大，或因规模太小无利用价值，或因利用中的污染治理成本太高得不偿失。而且综合处理模式在分拣过程中长时间扰动垃圾，使垃圾在空气中长时间暴露，处理场所空气污浊，工人难以忍受，给员工的健康埋下安全隐患。随着国家环保标准的提高和监管的加强，综合处理厂的生存越来越困难。

（四）其他垃圾处理方式

针对垃圾中可燃烧成分多、有机物污染严重的情况，有人设计了将垃圾中的可燃物分拣焚烧，将其热量用于蒸煮剩余垃圾的工艺。还有的试验了高压蒸煮的方法。

应该说，我国的垃圾处理难题，激发了一大批有志于垃圾处理的专家和企业家进行了认真的探索，他们付出了高昂的代价，为我们今后继续探索有中国特色的垃圾处理道路积累了经验教训。但这些探索，都是建立在垃圾混合收运现状的基础上，期望找到一种能吃下各种垃圾的通用设备。换一个说法，即这些探索，都是在技术的层面上进行的，没有在管理层面上或与管理层面结合起来进行探索试验，以致使探索的道路走得异常艰难。实践证明，混合垃圾的资源化之路是一条高投入、低产出、高污染风险之路。

第三节 对我国垃圾分类的展望

2017 年 3 月，国务院办公厅转发了国家发展改革委、住房和城乡建设部关于《生活垃圾分类制度实施方案》，标志着生活垃圾分类制度建设已经上升到国家层面，成为新型城镇化战略的一个重要方面。以我国强大的行政资源和比较先进的工业技术以及雄厚的社会资本，在认真总结我国生活垃圾分类以及垃圾管理经验的基础上，认真细致地坚持下去，我国的生活垃圾分类工作一定会后来居上，为建设资源节约型和环境友好型社会增光添彩。总结我国改革开放以来生活垃圾分类和生活垃圾管理的实践，借鉴发达国家生活垃圾分类的经验，我国的生活垃圾分类工作应该在以下方向实现突破。

一、以生活垃圾的资源化利用带动垃圾的减量化和无害化

这是生活垃圾分类的指导思想和方向选择。生活垃圾本身具有资源和污染的双重属性。生活垃圾混合收集导致这两个属性交织在一起，使其资源的属性不突出，而使污染的属性显露无遗，甚至污染的属性因混合收集的方式而加大。生活垃圾的分类收集，将具有资源属性的垃圾和具有污染属性的垃圾分类收集，分类运输，为最终的分类处理创造了条件。对具有资源属性的生活垃圾，通过现代工业技术，可将其中的资源进行最大化利用，在利用过程中的污染控制难度大大降低。对具有污染属性的生活垃圾，可在治理和控制污染的同时，进行资源化的利用。由于分类，具有污染属性的生活垃圾体量大幅度减少，在资源化利用过程中的污染控制难度降低了，成本也随之大幅降低。如此一来，生活垃圾的无害化、减量化、资源化的目标可以在垃圾分类的基础上得以充分实现。

二、建立保障生活垃圾分类健康运行的法律法规体系

法律法规是社会事务有序运行的保障。就生活垃圾分类的法律而言，现行的环境保护法和污染防治法，都涉及生活垃圾分类的表述，但缺乏操作层面的细则。现行的行政法规，对生活垃圾分类也有提倡性的表述，但缺乏操作上的规范要求。生活垃圾分类涉及全社会居民生活习惯和行为习惯的改变，既具有教育提倡的性质，更具有强制的约束性质。强制约束必须有完善细致的法律规范。在国家层面上，要有专门关于生活垃圾分类的法律规定。由于我国地域广阔，各地居民的生活习惯差异较大，生活垃圾的组分也有较大的不同；加上各地的经济发展水平不同，会制约生活垃圾分类的方式方法、组织

体系、处理技术水平、污染控制等方方面面。因此，在垃圾分类的组织、方式方法、采用技术、处理目标等方面上，不要一刀切。要在国家关于生活垃圾分类法律的指导下，各地方应结合自身具体情况，制定规范本地区生活垃圾分类的法规。要建立生活垃圾分类的法律体系，保证生活垃圾分类的规范进行。对生活垃圾分类的行政规章，要结合本地区的实际，制定具有操作性的细则。法律法规的完善，是生活垃圾分类正常进行的有力保障。

三、建设以垃圾分类投放为基础、垃圾资源化利用为目标的生活垃圾分类收集、运输、处理体系

生活垃圾分类由四个环节组成，分类投放在最前端，涉及千家万户，其组织工作的难度最大，是一个社会组织工程，是生活垃圾分类的基础。只有组织好千家万户的分类投放，后面三个环节才有运行的可能。垃圾实行分类投放后，垃圾收集运输系统要进行改进，以适应垃圾分类收集和分类运输的需要。生活垃圾分类的目的在于提高生活垃圾的资源化水平，既要减轻生活垃圾的污染，又要为社会提供高效的资源。由于前端的生活垃圾实行了分类投放、收集和运输，生活垃圾资源化利用的难度降低了，利用的效率会有较大的提高。分类垃圾的组分相对一致，对处理设备的要求会有不同程度的降低，分类处理的效率会有较大的提高。可以预料，分类后的生活垃圾处理成本会有较大的降低，特别是处理设备的投资会大大减少，产出的可利用产品的质量会有大的提升。

四、建立强有力的生活垃圾分类的推广管理体系

我国的管理体制决定了政府在社会事务中的主导作用。在生活垃圾分类的推广中，政府的主导作用仍然是不可或缺的。各城市政府要主动作为，探索建立生活垃圾分类的管理体制。同时，也要发挥企业在环卫作业管理上的优势，创造政企合作，共同实践生活垃圾分类的各种好的形式。特别在生活垃圾的资源化利用上，要发挥企业市场主体地位的作用。生活垃圾的分类，分类投放是基础，分类收集运输是手段，分类利用是目的。在生活垃圾的分类投放阶段，主要的问题不是资金和技术问题，而是管理问题。而管理问题，只有在政府的主导下才能解决得好。因此，政府管理体制的确立，管理队伍的建设、管理机制的设定，都要和垃圾分类的要求相适应，都要有长期的规划和方向，只有这样，才能使垃圾分类长期有效地坚持下去，取得预期的社会效果。

在建立生活垃圾分类的推广管理体系的过程中，各中小城市的环卫行政和业务主管

部门，要为政府推行生活垃圾分类建言献策。要认真学好有关法律法规，掌握生活垃圾分类的规范要求；认真借鉴国际和国内的先进经验，对垃圾分类的目的、要求、方法、步骤进行认真的探讨，形成清晰的工作思路；要对本城市垃圾管理的现状、设施设备情况心中有数，对居民的分布结构、生活习惯进行调查研究，提出符合城市实际的垃圾分类实施方案，供政府决策时参考。

五、在深入调查研究的基础上确立生活垃圾分类的方法

仔细观察国外的生活垃圾分类方法，其实并不复杂。严格地讲只有四类：有机垃圾、资源性垃圾、有害垃圾、其他垃圾。在资源性垃圾中又分为几大类。我国目前确定的干湿垃圾分离法、有害垃圾分类法和先进国家的分类方法基本相同。对环境污染较大的是生活垃圾里的易腐有机物，即我们常说的餐厨垃圾和水果皮核。这部分生活垃圾含水率高，易腐烂，对其他垃圾有很强的浸润作用，极易扩大垃圾污染的范围和体量。生活垃圾实行分类收集，对易腐有机垃圾的污染控制是非常有力的。生活垃圾中的塑料瓶和啤酒瓶、易拉罐等垃圾组分，则可以学习发达国家在流通领域予以截留。如果这样做，这部分垃圾就可以直接实现资源化利用。

在我们日常生活产生的垃圾里，还有几类东西能够实现单独收集，如编织物。现在垃圾里的纤维织物越来越多，既难以分选，又是可以利用的物品，完全可以单独收集。现在在一些发达的地区，部分小区已经安装了用于收集废旧衣物的专用箱，可以将这一做法推而广之，收集后单独处理起来就容易得多，资源化的水平也会高得多。在有的城市的较好的小区，设立了单独收集塑料瓶的设备，经过理顺关系，合理整合，完全可以将其编入垃圾分类收集的网络。我国居民的生活垃圾中，玻璃瓶、陶瓷瓶较多，混合收集时往往与其他垃圾一并处理，既浪费资源，又难以处理。可以将玻璃瓶与其他玻璃制品合并收集，加以资源化利用。对陶瓷瓶，也可单独收集加以利用。上述垃圾组分从生活垃圾中分离出来后，剩余垃圾的数量会大大减少。再将湿垃圾和无用垃圾分离，剩余垃圾仍然可以有较高程度的资源化利用。当然，各地的发展水平不同，居民生活习惯各异，不应要求一个模式。各地完全可以从自身情况出发，创造出符合本地区实际的生活垃圾分类方法。

六、建立生活垃圾分类的政策支撑体制

虽然说垃圾分类后其资源性大大提高，但仅靠其本身的资源性产生的效益，在市场

经济的条件下将无法生存。国家实行生活垃圾分类的根本目标，不是让这些企业自负盈亏，而是实现资源的物尽其用和污染的有效控制，既追求社会的经济效益，更追求社会的环境效益。综观发达国家生活垃圾分类的实践，政府的政策支持是垃圾分类能够持续进行下去的重要保证。政府应在信贷、税收、补贴、运营环境等方面给予参与生活垃圾分类，特别是生活垃圾资源化利用的企业以有力支持。当然，政府在对生活垃圾分类企业进行支持时应有一整套的评估机制和工作流程，以实现政策支持的高效率和公平、公正。

七、生活垃圾分类对环卫管理的影响

生活垃圾分类作为一项城市社会管理工程，其影响不仅限于城市居民，对整个城市的环卫管理体系也会产生深远的影响。

（一）环卫管理方式

生活垃圾分类既改变居民的行为习惯，又会深刻影响环卫的收运体系。从居民分类投放垃圾开始，分类收集、分类运输的基本要求是有专用的设备。这就要求建立相应的生活垃圾分类收集运输体制，势必促使现有环卫收运体制的改革，以适应生活垃圾分类收集运输的需求。在管理上，现行的任由居民随意投放生活垃圾的垃圾投放方式要向规范化垃圾投放方式转变，要有一个较长时期的教育培训阶段。这个阶段，要长期坚持不懈地对居民进行管理规范引导工作。因此，实行生活垃圾分类后，环卫管理的一个重要任务是教育广大居民，按垃圾分类的要求投放各自产生的生活垃圾，必须建立与此相适应的管理体系。对生活垃圾收集运输过程的监管也会比较严格。各类生活垃圾的运输时间必须有合理的安排和紧密的衔接。对生活垃圾处理过程的管理会比以前复杂。各类生活垃圾处理设施的运行更加专业，要求管理人员具有更加扎实的专业知识。生活垃圾资源化利用的范围更加广泛，对利用过程中的污染控制的监管会更加复杂。所有这些，都会影响环卫管理的体制和方式。

（二）环卫设施的使用

现有环卫设施是适应垃圾混合投放方式的。生活垃圾实行分类后作业方式的变化，必然影响环卫基础设施的使用。在使用生活垃圾收集站和生活垃圾转运站的城市，收集站和转运站的使用时间和使用方式会有很大的影响。生活垃圾分类后，各类垃圾的质地相对一致，比重差异较大，在收集运输方式上会产生较大的变化。现在单一的运输设备是适应混合垃圾运输的，不适应分类垃圾的运输，需要对现有设备进行改造或增加新的设备进行配套。

（三）生活垃圾处理设施的影响

现有的生活垃圾处理设施一般都是通用的，一种处理方式包打天下。生活垃圾分类后，垃圾处理设施的适应范围窄了，但处理的效率会有较大的提高，体现在"专"的方面。由于实行了分类，对一个城市而言，每一种生活垃圾的产量不是很大，垃圾处理设施的规模会相对减小。生活垃圾资源化利用的难度会减低，利用过程中的污染控制的难度也会降低，因而垃圾处理的投资在整体上会减少，从而带动整个生活垃圾处理成本的下降。

【管理探索】

中小城市垃圾分类的组织实施

关于垃圾分类，我国经过多年的实践，有了一些比较好的做法。由于多种原因，没有形成符合我国国情的垃圾分类模式。《垃圾分类制度实施方案》颁布后，规范了垃圾分类的基本原则、工作内容、实施步骤等，各地的垃圾分类在方案的指导下正在有计划地推进，做法也逐渐统一规范。在此前，中小城市垃圾分类成功的案例较少，只能结合大城市的经验做法进行探究推论。从中小城市的法律地位、政府组织形式、目前环卫管理的实际情形和城市经济发展等诸方面的实际出发，一座中小城市的垃圾分类工作组织实施大体应有以下工作内容。

一、政府颁布规范性文件部署生活垃圾分类工作

要在充分调研的基础上，依据国家法律和行政法规，结合本市的环卫管理体制、环卫基础设施、垃圾资源的消纳能力等情况，提出符合本市实际的垃圾分类实施方案，作为全市垃圾分类管理工作的法规依据。规范性文件要对城市垃圾分类的总体要求、目标任务、工作内容、组织领导等涉及垃圾分类全局性的事项提出原则性要求，以便参与垃圾分类管理的各有关部门遵照执行。

二、制定垃圾分类设施配置标准

城市环境卫生行政主管部门要根据确立的城市垃圾分类的模式，研究制定垃圾分类

设施配置标准，编制相关技术导则、实施细则和专项规划，并抓好贯彻落实。

三、做好垃圾分类的技术工作

城市环境卫生业务主管部门要根据垃圾分类的要求，做好垃圾分类的技术服务工作。要编制城市垃圾分类的视觉识别系统，并与城市垃圾分类的设施建设分布相配套。要编制发布城市垃圾分类的指导手册，组织好各种形式的培训和宣传。

四、建设与垃圾分类相配套的垃圾终端处理设施

对有毒有害垃圾要妥善管理和处理。对资源性垃圾可与现有的回收和处理主体相对接，直接利用现有的社会资源进行有效处理和利用。对餐厨垃圾和其他垃圾，根据城市的垃圾处理设施情况确定处理方式。同时，要根据垃圾分类的要求，增加垃圾处理能力。要采取切实可行的措施，确保分类的垃圾得到有效的处理。

五、建设与垃圾分类相配套的城市垃圾运输系统

对有毒有害垃圾和餐厨垃圾，必须建设专门的收运系统。对资源性垃圾，可根据城市的实际情况确定合适的收集运输体系；对其他垃圾，可利用现有的垃圾收集运输系统。要根据垃圾分类后的产量和垃圾性质，合理确定收运频次。

六、循序推进

垃圾分类的组织工作不能一哄而上，而要有序推进。要按照先试点后实施、先城区中心区域后边缘区域、先单位后居民的顺序组织实施，确保垃圾分类工作的扎实推进。在实施过程中发现问题，及时纠正。力争经过不太长的时期，将垃圾分类工作在城市管理中落到实处。

七、加强协调，形成垃圾分类管理的合力

城市垃圾分类工作，涉及城管、城建、公安、卫生、环保等许多城市政府职能部门。政府应将垃圾分类的工作责任分解到各职能部门。城市垃圾分类的主管部门应加强协调，使这些工作部门承担起相应责任，形成垃圾分类的合力，保证垃圾分类工作的顺利进行。

八、加强舆论宣传，形成垃圾分类的良好氛围

城市党委和政府的宣传部门、新闻媒体、教育部门等，要加强对垃圾分类的宣传教育工作，及时宣扬垃圾分类的正面信息，曝光负面事件，在全社会营造垃圾分类的舆论环境。

第十五章
餐厨垃圾管理

　　餐厨垃圾是城市生活垃圾的一种，是城市居民生活中餐饮垃圾和厨余垃圾的总称。2012 年 12 月，住房和城乡建设部发布《餐厨垃圾处理技术规范》，标志着我国对餐厨垃圾的管理进入了一个新的阶段。加强对餐厨垃圾的管理，是城市特别是中小城市环卫管理的一个难点问题。认真研究餐厨垃圾管理面临的问题，对于做好中小城市的环卫管理，具有重要的现实意义。

第一节　我国餐厨垃圾的特性和产生特点

　　我国是人口大国，独特的民族餐饮文化，造就了我国餐饮大国的地位。我国的餐厨垃圾产生量大，各地的食材结构不同，导致了餐厨垃圾成分复杂。要做好餐厨垃圾的管理，首先要认清我国餐厨垃圾的特性以及产生特点。

一、餐厨垃圾的特性

　　餐厨垃圾是餐饮垃圾和厨余垃圾的统称。餐饮垃圾是指餐馆、饭店、单位食堂等的饮食剩余物以及后厨的果蔬、肉食、油脂、面点等加工过程的废弃物。厨余垃圾是指居民家庭日常生活中丢弃的果蔬及食物下脚料、剩菜剩饭、瓜果皮核等易腐有机垃圾。餐厨垃圾有以下特性。

（一）高含水率

　　我国地域辽阔，人们的饮食习惯差异较大，因而各城市餐厨垃圾的成分构成有较大的差异，但含水率高是一个共同的特点。在任何一个城市，餐厨垃圾的含水率都是不均衡的，而是一个动态的变量，今天和明天不一样，春天和秋天有差异。据统计，餐厨垃圾的含水率高达 80%～95%。如此高的含水率，导致在餐厨垃圾的存储、运输、处理的各个环节上，都存在很大的困难，面临着各种问题，需要在研究餐厨垃圾管理时引起高度重视，采取有针对性的措施加以解决。

（二）高含油率

餐厨垃圾的另一个特点是含有一定的食用油成分。人们在加工食物时，大量使用食用油。据有关数据显示，餐厨垃圾中的食用油比例为 2%～5%。虽然从比例上看不是很高，但这部分垃圾的价值较高，有较高的利用预期，是餐厨垃圾资源化利用的重要部分。在餐馆、饭店、单位食堂，还有煎炸食品后废弃的煎炸用油。另外，从餐饮单位厨房排水除油设施中能够分离出部分油脂。这些油脂，既有资源性的一面，也有污染性的一面。

（三）高含盐率

食盐作为食品中第一位的添加剂，不可避免地存在于餐厨垃圾当中。据有关数据显示，餐厨垃圾中含盐率为 0.08%～0.2%。虽然其含量的绝对值不高，但对餐厨垃圾的后续利用影响极大。

（四）高有机物含量

餐厨垃圾中除了含有油脂外，还含有大量的其他有机物，如蛋白质、食用纤维素、淀粉等。这些有机物，通过科技的手段可以变成优质的资源，放任不管，就是环境的重大污染源。

（五）高污染性

高水、高油、高盐、高有机物含量，衍生了餐厨垃圾的第五个特性，即高污染性。餐厨垃圾的最大特点是它的易腐性，在短时间内就会变质腐败，产生异味，滋生细菌和招诱蝇鼠，从而污染环境，给人们的健康带来危害。

二、我国餐厨垃圾产生的特点

由于生活和饮食习俗的不同，我国的餐饮垃圾呈现出地域性和结构性的不同。

（一）地域性差异

我国地域辽阔，居住在不同地区的人有不同的饮食习俗，不同地区的丰富物产为人们的生活提供了多样性的食材，因而餐厨垃圾的成分在不同的地区呈现出很大的差异。由于商品经济的发展，粮食流通的便利，我国人民的谷物消费在不同地区间开始趋同。但肉食、水产品的消费，各地的消费习惯差距很大。东部及南部的沿海地区，海产品的消费量巨大，产生了大量的带有海产特点的餐厨垃圾，如虾类、蟹类的壳、皮，贝类的壳等。在我国南方的水网地区，淡水水产的消费水平很高，产生了许多淡水水产品加工食用的垃圾。我国的西北地区牛羊肉的消费水平居高，产生大量畜禽加工和食用环节的餐厨垃圾。这些具有地方特色的餐厨垃圾，是我们在管理工作中必须认真注意的，应针对其特点加强有针对性的管理。

（二）结构性差异

除地域物产不同带来的差异之外，各地居民的饮食习惯也对餐厨垃圾的成分构成产生较大的影响。山东人喜欢生吃葱、蒜，大量的葱、蒜剩余物进入餐厨垃圾。四川人爱吃麻辣食品，每天的饮食中花椒、辣椒不断。两湖地区辛辣的饮食习惯令外地人望而却步，本地人却对此难以割舍。这些不同的饮食习惯，产生了不同性质的餐厨垃圾，特别是各种调味品的大量使用，影响到餐厨垃圾的性质，需要用不同的处理方式加以解决。

（三）产生量巨大

我国居民的饮食习俗是喜欢新鲜的食物，喜欢原生态的食材，喜欢自己加工食材。这种生活习惯使得居民每天在日常生活中产生大量的厨余垃圾。据专业部门的测算，在居民生活垃圾中，厨余有机物占到了 50%左右。全国 13 亿多人口，以每人每天产生一公斤垃圾计算，这是一个多么大的数字啊！我国居民在日常的红白喜事活动中、在亲友的相互走动中、在和同事的感情交流中，都喜欢宴请吃饭，吃饭时又喜欢铺张，造成餐饮垃圾的大量产生。我们到任何一个城市，都可以看到饭店、饭馆座无虚席的现象，没有人能准确地说出我国的餐饮垃圾的产量是多少，只能概而言之，是一个天文数字。

三、餐厨垃圾的属性

与其他生活垃圾一样，餐厨垃圾也具有资源和污染两个属性。

（一）餐厨垃圾具有优质的资源特性

餐厨垃圾中富含淀粉、油脂、食用纤维、蛋白质等营养物质，具有很高的利用价值。如果能在餐厨垃圾的分类、存储、收运、处理等各个环节上采取科学的方法，通过资源化的手段加以利用，就会产生较高的经济效益，从而附带产生良好的社会效益和环境效益。

（二）餐厨垃圾具有高强度的污染特性

餐厨垃圾中的有机物极易腐败变质，产生异味和臭气，严重影响环境。腐败变质的物料，会吸引滋生病菌、蚊蝇、老鼠等，导致传染性疾病的发生。餐厨垃圾含水率高，易变质发黑发臭，管理不当会导致污水漫流，污染地面和空气，对城市观瞻和居民身体健康产生不利影响。

（三）餐厨垃圾管理不当具有社会危害

餐厨垃圾中含有大量的油脂，若管理不当进入城市污水管线，会在管线中滞留形成结块，堵塞管道，影响城市下水系统的正常运行，缩短城市下水系统的使用寿命；大量的易腐有机物长期在管线中滞留，会产生甲烷等易燃易爆气体，存在重大的安全风险。餐厨垃圾中油脂的分离技术比较简单，废弃油脂的市场和利润空间较大，给一些不法商贩提供了可乘之机。他们将餐厨垃圾中的油脂分离出来，将地沟油和废弃油脂收集起来，提炼出售，流入食品领域，严重影响人们的身体健康和生命安全。

（四）餐厨垃圾的处理难度高

餐厨垃圾中有机物含量丰富，成分复杂，品种多样，处理的难度本来就高，在食品食材的加工过程中又添加了不同成分的添加剂，就更增加了处理的难度。加上垃圾本身易腐特性产生的物理和化学反应的衍生物质，更增加了其无害化处理的复杂性。从理论上说，餐厨垃圾可以生产优质的饲料和清洁的能源，但要使其生产成本、污染控制和质量要求达到一定的水准并不是一个简单的问题。

第二节　中小城市餐厨垃圾管理的现状

我国城市建设的步伐在加快，城市管理的水平在提升，广大中小城市在城市建设和管理上面临沉重的压力。在此形势下，餐厨垃圾的管理又提上了环卫管理的日程，意味着既要增加管理的工作量，又要加大管理的成本。对于餐厨垃圾的管理，各中小城市既要积极主动作为，理性认识餐厨垃圾管理对现有城市生活垃圾管理的意义；又要面对现实，认清中小城市餐厨垃圾管理的现状和工作难度，规划好餐厨垃圾的管理工作。要做好这项工作，首先要从认识餐厨垃圾管理的现状开始。

一、与生活垃圾混合收运处理是中小城市餐厨垃圾管理的主要形式

餐厨垃圾是生活垃圾的一种，在中小城市，一直与其他生活垃圾混合收集、运输及处理。当然，由于餐厨垃圾的特性，特别是它高污染的特点，餐厨垃圾进入生活垃圾，对生活垃圾的收集、运输、处理带来了相当大的负面影响。回顾我国的垃圾管理，是逐步完成大分类的，是与我国的社会进步紧密联系在一起的。我们先后完成了一般工业垃圾与生活垃圾的分类，完成了建筑垃圾与生活垃圾的分类，完成了医疗垃圾与生活垃圾的分类，基本完成了有毒有害垃圾与生活垃圾的分类。这每一次分类，都标志着我国的垃圾管理向前迈出了新的步伐。

在回顾我国垃圾管理的大分类时会发现，以前大分类的垃圾性质是非常清楚的，质地差异明显，容易辨别和管理，涉及的管理面较窄。现在正在进行的将餐厨垃圾从生活垃圾中分类出来的管理活动，其管理对象的生活垃圾性质是确定的，极易与其他生活垃圾混合，而且所涉及的管理的社会面非常宽，工作的难度是很大的。这也是餐厨垃圾管理至今仍处于试点阶段的原因之一。而对于绝大多数的中小城市而言，餐厨垃圾与其他生活垃圾混合收集仍是主要的管理方式。这种现象恐怕要在较长的时间内存在。

二、中小城市餐厨垃圾的产量小，资源化利用的难度较大

垃圾的资源特性与污染特性在餐厨垃圾上表现得特别明显。一方面，餐厨垃圾含有大量的可利用的有机物；另一方面，餐厨垃圾中的有机物极易腐败，严重影响环境。我们从不同的角度看待餐厨垃圾，就会产生不同的管理理念。比较理想的管理思路是，在充分资源化的基础上控制污染，实现资源化利用与控制污染的双重目标。这一思路将餐

厨垃圾的资源化放在了第一的位置。要实现餐厨垃圾的资源化，取得较好的经济效益，餐厨垃圾的产量和质量就是一个基本的制约条件。餐厨垃圾的产量是和城市的经济发展水平特别是城市餐饮业的发展联系在一起的。就中小城市而言，餐饮业往往不是很发达，人口规模不是很大，餐厨垃圾的产量也就不大。在有限的餐厨垃圾产量的情况下，投资建设餐厨垃圾处理设施是一种风险很大的市场行为，理性的企业是不会贸然进入的。餐厨垃圾处理和资源化利用过程中的污染控制有较大难度，其投入和控制的成本都是较高的。因此，在中小城市，受产量规模的限制，餐厨垃圾资源化利用的成本会更高，难度会更大。

三、中小城市餐厨垃圾管理的法制环境不完备

任何一项管理，都需要良好的法制环境，包括健全的法律法规体系，完善的执法系统，居民遵纪守法的氛围等。在我国的法律体系中，餐厨垃圾的立法还不完善，属于国家层面上的立法还没有，只有部门的行政法规。在地方层面上，也只有地方的规范性文件。总体来看，关于餐厨垃圾管理的法律法规尚不系统。与此相联系，关于餐厨垃圾管理的执法体系建设，在相当多的城市里，还有很大的差距。在这种情况下，餐厨垃圾管理的难度可想而知。在中小城市，居民的法制观念和法律意识还不高，对餐厨垃圾的危害认识不足，随意乱倒的现象比比皆是。因此，中小城市餐厨垃圾管理的法制建设还有很长的路要走。

第三节　中小城市餐厨垃圾管理的难点问题

中小城市餐厨垃圾管理的难点，既有管理的方法问题，也有管理的体制问题，还有管理的技术问题。要突破餐厨垃圾的管理问题，必须对管理难点有一个清晰的认识，兼顾各类问题，统筹谋划，协调推进，才能收到良好的效果。

一、餐厨垃圾的源头管理

住房和城乡建设部发布的《餐厨垃圾处理技术规范》中，对餐厨垃圾的源头管理提出了明确的要求：一是餐饮垃圾的产生者应对产生的餐饮垃圾进行单独存放和收集；二是餐饮垃圾不得随意倾倒、堆放，不得排入雨水管道、污水排水管道、河道、公共厕所和生活垃圾收集设施中；三是对餐饮单位的餐饮垃圾应实行产量和成分登记制度；四是

煎炸废油应单独收集；五是厨余垃圾宜实施分类收集。以上述的要求衡量，目前的中小城市在餐厨垃圾的管理上是非常薄弱的，除在餐厨垃圾的单独存放上有一定的工作基础外，其他方面的管理几乎是空白。管不住餐厨垃圾的源头，餐厨垃圾的管理就是空中楼阁。而餐厨垃圾的源头管理，是一项非常细致、具体的工作，餐厨垃圾的产生单位有强烈的抵触情绪，这是餐厨垃圾管理最大的难点。

二、餐厨垃圾运输系统的建设和管理

关于餐厨垃圾的运输，《餐厨垃圾处理技术规范》的要求也非常具体：一是餐饮垃圾的收运者应对餐饮垃圾实施单独收运，收运中不得混入有害垃圾和其他垃圾；二是对餐饮垃圾宜采取定时、定点的收集方式收集，煎炸废油应单独收集和运输；三是对厨余垃圾宜实行分类收集和分类运输；四是餐厨垃圾应采用密闭、防腐专用容器盛装，采用密闭式专用收集车进行收集，专用收集车的装载机构应与餐厨垃圾盛装容器相匹配，装车、卸料宜为机械操作，在任何路面条件下不得泄漏和遗洒；五是餐厨垃圾应做到"日产日清"，采用饲料化和制生化腐殖酸的处理工艺时，餐厨垃圾在存放、运输过程中应采取防止发生霉变的措施；六是餐厨垃圾宜直接从收集点运输至处理厂，产生量大、集中处理且运距较远时，可设餐厨垃圾转运站，转运站应采用非暴露式转运工艺；还有一些运输上的具体要求。

从这些要求上理解，餐厨垃圾管理，要建设完备的运输体系。建设餐厨垃圾运输体系需要大量投资，对中小城市政府而言，意味着在财政又要单列一笔很大的环卫专项经费。就中小城市的环卫行政和业务主管部门而言，又增加一项全新的管理任务，需要从人员、车辆等方面进行全方位的制度建设和业务培训。这项工作的工作量和难度也是很大的。

三、建设和监管餐厨垃圾处理设施

要实现餐厨垃圾资源化和控制污染的目标，核心的是要建设与城市餐厨垃圾管理相适应的处理设施。在这方面，国家出台了许多优惠政策，吸引了大量有志于环卫事业的企业涉足其中。由于餐厨垃圾处理利用受资金、技术、规模、管理等方面的制约，目前国内建成的餐厨垃圾处理厂大多坐落在大城市和特大城市，中小城市的餐厨垃圾处理设施建设是环卫基础设施中的短板。由于中小城市的餐厨垃圾产生规模较小，城市的财政承受能力较弱等原因，在餐厨垃圾处理设施的建设方面不会是一帆风顺的。在建成了餐厨垃圾处理设施以后，对处理设施运行的监管也是一个不能回避的问题。一般而言，餐厨垃圾处理设施设备具有一定的技术先进性，系统集成比较复杂，运行主体往往是采用市场化的方式选择，在监管上存在一定的难度。对餐厨垃圾处理设施的建设和监管，是餐厨垃圾管理的又一个难点。

第四节 中小城市餐厨垃圾管理的主要内容

在了解了中小城市餐厨垃圾管理的现状和难点之后，对中小城市餐厨垃圾管理的主要工作内容就很容易把握了。

一、抓好源头管理

源头管理是餐厨垃圾管理的基础工作，是餐厨垃圾管理的起点。只有把源头管理工作做好了，餐厨垃圾的资源化利用和污染控制目标才能得以实施。在餐厨垃圾的源头管理上，要重点抓好以下工作。

（一）对餐饮单位产生的餐饮垃圾实行产量和成分登记制度

在每个城市，餐饮单位经营的品种是有差别的，因而其产生的垃圾成分是不同的。对餐饮垃圾的成分进行登记，便于日后的垃圾分类运输和分类处理；同时，因为餐饮单位经营规模的大小，决定了垃圾的产量。垃圾产生量的规模，决定了存储垃圾所需的容器。做好了餐饮单位餐饮垃圾的产量和成分登记工作，就为日后对该单位的餐饮垃圾实行有针对性的管理打下了基础。

（二）建立规范严格的餐饮垃圾投放存储制度

餐饮垃圾应单独投放存储，以便为后续运输处理提供质地比较统一的餐饮垃圾。在餐饮单位，除了产生餐饮垃圾，还产生一定数量的生活和生产垃圾，如果管理不当，这些垃圾混入餐饮垃圾，会对后续处理产生严重的不良影响。从各地餐厨垃圾处理厂的运营实践看，生活垃圾和生产垃圾混入餐厨的情况比较严重。在有的城市，餐饮单位员工的生活垃圾几乎全部混入餐饮垃圾存储容器，当作餐饮垃圾运送到处理厂。在餐饮垃圾中，发现了餐饮单位后厨生产使用的钢刀、菜板等废弃的工具，对垃圾处理设备的危害巨大。加强对餐饮垃圾的投放存储管理，是源头管理的一项重要工作。

（三）逐步建立餐饮垃圾的分类投放制度

在餐厨垃圾中，有不同的成分。对不同成分的垃圾实行分类投放，进而实行分类运输和分类处置，能够有效降低餐厨垃圾处理的难度和成本，降低餐厨垃圾资源化利用过程的污染控制成本，提高资源化利用的质量。餐厨垃圾的淀粉类、蛋白质类、食用纤维类成分，是比较容易分辨和分类的，在处理技术成熟的条件下，完全可以实行分类收集。在目前的餐厨垃圾利用中，已经有人在做这项工作了，有的专做废油脂的收集利用，有的专做淀粉类垃圾的收集利用工作。随着餐厨垃圾处理技术的成熟，餐厨垃圾分类收集是必然的趋势。

（四）杜绝餐饮垃圾的外流

餐厨垃圾中，有一些现成的可以利用的成分，如废油脂、淀粉类垃圾，稍加处理，就可以进行利用。由于利益的原因，这些餐厨垃圾极易外流，给人们的健康带来危害。杜绝餐厨垃圾的外流，既是加强管理、提高餐厨垃圾资源化利用质量的需要，更是对人民的健康安全负责的要求。要采取强有力的措施，加强对餐厨垃圾源头的管理，杜绝餐厨垃圾外流现象，保证城市的餐厨垃圾得到安全有效的处理。

（五）根据居民生活垃圾分类的进展情况，进行厨余垃圾的分类投放管理

在餐厨垃圾的概念中，居民家庭日常生活中丢弃的果蔬及食物下脚料、剩菜剩饭、瓜果皮核等易腐有机垃圾属于餐厨垃圾的范畴，这部分垃圾俗称厨余垃圾，目前在中小城市的垃圾管理中，都随生活垃圾收集运输渠道进入生活垃圾处理场所进行无害化处理。而在有关部门的规范中，厨余垃圾属餐厨垃圾的管理范围；在国家政府主管部门关于垃圾分类的要求中，明确提出了厨余垃圾分类管理的要求。对于居民家中产生的厨余垃圾的管理，要结合居民生活垃圾分类的进展情况，及时进行分类管理。

二、建立科学的餐厨垃圾运输管理体系

建立独立科学的餐厨垃圾运输管理系统是做好餐厨垃圾管理的基本条件之一。要根据餐厨垃圾的产量和运距等因素，合理确定餐厨垃圾的运力需求。根据城市的道路状况和运输距离，选择运输车辆的型号。在车辆和运力确定的情况下，配备合格的人员，组建专业的餐厨垃圾运输队伍和管理人员，专司餐厨垃圾的运输管理工作。要建立餐厨垃

圾运输的管理制度，组织规范的餐厨垃圾清运工作。

（1）对餐厨垃圾实施单独收运。按照餐厨垃圾管理的要求，餐饮垃圾的产生单位应对餐饮垃圾单独存放。收运时要认真检查餐饮垃圾的质地，严禁混入有害垃圾和其他垃圾。

（2）根据餐厨垃圾的产量和性质，确定收运的时间和频次。根据后续处理工艺的要求，尽量缩短餐厨垃圾的存放和运输时间，保证不发生腐败和霉变，做到"日产日清"。

（3）餐厨垃圾运输应采用专用容器盛装，配备与餐厨垃圾投放容器匹配的装载机械，保证在运输过程中密闭、不泄漏。

（4）餐厨垃圾宜直接从收集点运输至处理厂。运输过程中不得随意倾倒、堆放或排入生活垃圾收集设施中。餐厨垃圾中的污水不得排入城市市政管道和河道中。

（5）合理规划运输路线，尽量避开拥堵路段和交通高峰时段。在北方地区使用的餐厨垃圾运输车辆，冬季应采取防止冰冻的措施。

（6）每天作业结束，要对运输车辆进行认真的清洗，保持车辆的整洁。

（7）建立严格的检查督查制度。及时发现餐厨垃圾存放、运输中的各类问题，采取得力措施加以解决，以保证餐厨垃圾各项管理要求的落实。

三、建设先进的餐厨垃圾处理设施

餐厨垃圾单独收运的主要目的在于进行资源化利用和有效控制污染。要实现这两个目标，必须建设餐厨垃圾处理厂，对餐厨垃圾进行资源化的处理。目前，主管部门推荐的餐厨垃圾处理工艺有三种。

（一）厌氧消化工艺

厌氧消化工艺是有机物在缺氧的条件下被厌氧菌分解产生甲烷和二氧化碳的过程，实现了有机物的降解和稳定。它的优点是能生产清洁的能源，技术比较成熟。厌氧消化工艺又分为湿式工艺和干式工艺。湿式工艺要求消化物料含固率为 8%～18%，物料消化停留时间不宜低于 15 天。干式工艺的消化物料含固率为 18%～30%，物料消化停留时间不宜低于 20 天。前端辅以预处理工艺，可以处理较大规模的餐厨垃圾。它的缺点是产生大量的沼液和沼渣。目前，对沼液和沼渣的处理利用还有很大的难度。

（二）好氧生物处理

好氧生物处理俗称堆肥，是利用好氧微生物在有氧条件下进行生物代谢以降解有机物使其稳定，进而达到无害化处理的目的。好氧生物处理餐厨垃圾时，对餐厨垃圾的颗粒度、湿度、温度、堆体体量、堆体内部氧含量都有一定的要求，因而要进行预处理，对餐厨垃圾的各种参数进行调节。好氧生物处理餐厨垃圾的产品是肥料，也可以生产生化腐殖酸。这两种产品均应符合国家的有关标准。好氧生物处理的优点是投资少，设备简单，操作相对容易，生产过程的二次污染小，容易控制。缺点是产品的质量难以达到标准要求，难以进入市场。

（三）饲料化处理

顾名思义，饲料化处理就是将餐厨垃圾生产成动物饲料。就餐厨垃圾的特性而言，这是一种技术路线最短的处理方式，但同时也存在较大的安全风险，因而，设置了两条强制性的要求：一是必须设置病原菌杀灭工艺；二是对含有动物蛋白成分的餐厨垃圾，应设置生物转化环节，不得生产反刍动物饲料。除此之外，饲料化处理还要在餐厨垃圾的收运、存放、预处理、检测、消毒等方面进行特别的管理，生产的饲料应符合国家的标准要求。饲料化处理的优点是产品的价值较高，生产过程的污染容易控制；缺点是生产过程的控制严格，管理难度较高。

对各中小城市而言，选择餐厨垃圾处理工艺，要进行深入的调查研究，根据城市餐厨垃圾的产量、品质、现有环卫设施设备状况、城市经济承受能力、餐厨垃圾资源化产品的市场状况等各种因素进行比选，确定适合本城市的餐厨垃圾处理工艺。处理工艺确定之后，再选择合适的运行主体。

四、餐厨垃圾管理中的污染控制

餐厨垃圾的污染严重，在进行餐厨垃圾的管理过程中，要把污染控制放到重要的位置上予以高度重视，在存放、运输、处理的各个环节上始终如一地抓紧抓好。

（一）管住源头污染

餐厨垃圾的产生单位，要配备足够的垃圾容器，防止餐厨垃圾的满溢污染地面；要经常检查存储餐厨垃圾的容器的完好状况，对桶体开裂、破损的容器要及时更换，防止污水渗漏；要对餐饮单位的垃圾产量情况进行完整地登记，注意产量的变化，防止餐厨垃圾的乱倒乱排；在夏秋季节，要采取措施消灭蚊蝇，防止传染病的发生。

（二）杜绝运输过程的污染

餐厨垃圾运输过程的污染有两个方面：一是车辆撒漏。要保持运输车辆状况完好，保持车辆容器密封性能良好，防止运输车辆途中撒漏。二是司机乱倒乱排。个别司机偷工减时，有乱倒乱排餐厨垃圾的现象。要加强对司机和跟车作业人员的教育，增强他们的责任心，自觉地按规程进行清运作业；同时，要加强监督检查，发现乱倒乱排现象，进行认真调查。一旦查实，严肃处理，决不姑息。

（三）控制处理环节的污染

处理环节是餐厨垃圾管理中污染源集中的部位，最易发生污染事故，因而要高度关注。

1. 生产过程的污染控制

生产过程产生的污染主要有污水、臭气和噪声。在生产车间，餐厨垃圾的输送、处理各环节应做到密闭，并应设置臭气收集、处理设施，不能密闭的部位应设置局部排风除臭装置。在中小城市，餐厨垃圾的质量控制比较难，会导致卸料口部位暴露面积过大，暴露时间延长。要改进卸料口的设计，改进餐厨垃圾预处理的工艺，减少垃圾暴露面积和时间。要时刻观察处理设备的运转情况，发现滴漏情况，及时对设备进行维修。对噪声大的设备应采取隔声、吸声、降噪等措施，作业区噪声应符合国家有关标准的规定，厂界噪声应符合《工业企业厂界环境噪声排放标准》的规定。餐厨垃圾处理厂必须配置除尘、除臭、降噪设施和设备，并保持时刻处于良好的运行状态。餐厨垃圾处理厂应配置常规的监测设施和设备，并应定期对工作场所和厂界进行环境监测，根据监测数据，改进和加强生产过程的污染控制工作。

2. 对餐厨垃圾处理衍生污染的控制

采用厌氧消化工艺的餐厨垃圾处理厂，会产生大量的污水和废渣。对餐厨垃圾处理衍生的污染物，必须进行妥善的处理，不得造成二次污染。从理论上说，厌氧消化工艺产生的沼液和沼渣可以生产肥料，但由于技术的原因和推广的困难，利用沼液和沼渣生产肥料仍处在探索阶段。各中小城市在建设餐厨垃圾处理厂时，可以考虑与现有垃圾处理设施的共享，利用现有的垃圾和污水处理设施处理衍生污染物。在不具备条件的情况下，餐厨垃圾处理厂必须配套建设处理污水和废渣的设施，确保餐厨垃圾处理后的污水和废渣得到有效处理，达到无害化要求。

3. 严格控制生产过程中的苍蝇密度

苍蝇与垃圾的关系密不可分，对餐厨垃圾尤其如此。要采取切实可行的措施，控制生产过程中的苍蝇密度。

【工程案例】

青岛市餐厨垃圾处理厂项目

青岛市餐厨垃圾处理厂项目，是国家首批餐厨废弃物资源化利用和无害化处理试点项目。项目于 2012 年 10 月开工建设，2013 年 9 月进行试运行，2014 年 10 月 1 日进入正式商业运行。项目位于青岛市李沧区滨海路，占地 1.5 万平方米，设计一期日处理能力 200 吨，主要处理青岛市四个主城区产生的餐厨垃圾。项目采用 BOT（建设—经营—转让）模式，由青岛十方生物能源有限公司建设运营，特许经营期 25 年，每处理 1 吨餐厨垃圾，政府补助 120 元人民币。

餐厨垃圾的收集工作由四个主城区的环卫公司负责，通过专用的车辆运送至处理厂。处理厂采用厌氧消化工艺，在处理餐厨垃圾的同时，收集废油脂，废油脂的产量为餐厨垃圾总量的 3%。其他的餐厨垃圾经预处理后送入发酵罐进行厌氧发酵，对发酵产生的沼气进行收集净化，净化后的沼气用于发电。每天发电约 4 000 度，供厂内生产生活自用。自 2014 年 10 月正式投入商业运营以来，前三个财务年度的利润为负，但亏损额在逐年减少，预计 2017 年将转入盈利。

处理厂产生的废液和废渣的处理是餐厨垃圾处理厂的难题，在这里也不例外。每天生产过程中产生的废液约 150 吨，由邻近的垃圾转运站的污水处理厂处理达标后排放，餐厨垃圾处理厂按每吨 30 元的价格付费。生产过程中每天产生约 30 吨废渣，由垃圾转运站负责运送至青岛垃圾处理厂进行无害化处理，每吨的清运价格为 64 元。废液和废渣得到了及时处理，保证了餐厨垃圾处理厂的顺利运行。

目前该厂运行的实际效果是好的，也保证了运行环境的良好。存在的主要问题有三个。一是餐厨垃圾的收集数量不足，至今尚未达到设计运行量。二是餐厨垃圾收集的质量不高，里面含有大量的生活垃圾和餐饮业的生产垃圾，给预处理带来了难度。垃圾的含水率太高，油脂的含量低，降低了企业的生产效益。三是生产过程中垃圾的暴露面积过大，现场环境管理尚有较大提升空间。

【管理实践】

荣成市环境卫生管理处 "借雨洗道"

"借雨洗道" 是山东省荣成市环卫处在管理实践中探索出的一种道路保洁新模式，就是在降雨天气里借雨水将道路各类污染物浸泡后容易清洗之机，对交通护栏及道路路面进行深度洗刷。

其中，护栏清洗方面，当天气预报有小到中雨时，提前安排专用护栏清洗车，对计划进行深度清洗道路路段的交通护栏进行清洗，做到卡准时差、精准实施。

在 "借雨刷道" 方面，安排大型清洗车 10 辆，按 4∶3∶3 的比例分成三组，编成梯形车队，采取压茬冲洗的模式，对已完成护栏清洗的路段进行深度清洗。大雨以上天气，停止清洗作业，主要安排人工对路面及雨水井处的杂物进行清理。

通过这种保洁模式，提升了道路洁净度，为市民创造了良好的出行环境，同时节约了能耗。据统计，"借雨洗道" 比晴天作业节约油耗 20%，可达到事半功倍的效果。

（资料来源：荣成市环境卫生管理处《环卫人》，2017 年第四期。）

第十六章
建筑垃圾管理

建筑垃圾是指建筑和施工单位在新建、改建、扩建和拆除各类建筑物、构筑物和管网以及居民在装饰装修房屋时产生的弃土、弃料和各种废弃物。这类废弃物污染程度不高，但体量大，易和城市其他垃圾相混合，造成环境污染，特别容易形成垃圾围城现象，给城市造成负面影响。建筑垃圾还有容易实现资源化的特点，通过科学的规划管理，在城市建设过程中可以物尽其用。因此，建筑垃圾管理是城市环卫管理的一个重要方面。但由于各种原因，建筑垃圾的管理一直不尽如人意。在我国快速实现城市化的新形势下，加强对城市建筑垃圾的管理，对于国家的新型城镇化战略的实施，保护环境，提高居民生活质量，具有重要的社会意义。中小城市数量多，分布广，承担着国家城乡协同发展的重要责任，加强对城市建筑垃圾的管理，则具有重要的现实意义。

第一节　我国建筑垃圾管理的现状

建筑垃圾属于垃圾的一种，主要包括：废混凝土块、废沥青、废砖瓦、杂土，施工过程中散落的砂浆和混凝土、碎砖渣、金属、木材，装饰装修产生的废料、各种包装材料，其他废弃物等各类固体废物。一般意义上讲，建筑垃圾是指旧建筑物拆除垃圾和建筑施工垃圾。

一、我国建筑垃圾的源头

我国的建筑垃圾产量有多大？由于缺乏系统的统计数据，这是一个很难确切回答的问题。但从各城市建筑垃圾大面积堆积的现实来看，这又是一个不容忽视的城市社会问题。随着我国城市化进程的加快，城市每年有越来越多的建筑物新建和重建，这一过程必然会产生大量的建筑垃圾。由于我国地域广阔，各区域发展不平衡，各地使用的建筑材料和对建筑物的建设要求也有差异，因而，我国建筑垃圾在数量快速增长的同时，存在地域分布不平衡和成分构成不一致的特点。但通常认为，单位施工面积会产生相对固定数量的建筑垃圾。

从增量上看，2009—2014 年，我国建筑业房屋施工面积增长较快。由此推断，我国建筑垃圾的数量也会迅速增长。2014—2016 年，我国建筑业房屋施工面积波动不大。

从存量来看，过去 50 年，我国至少生产了 300 亿立方米的黏土砖，这些黏土砖在未来 50 年大都会转化成建筑垃圾；我国现有 500 亿平方米建筑物，随着使用寿命的到期，每年都会有一定数量的建筑物转化为建筑垃圾。据测算，每 1 万平方米的建筑施工面积平均产生 550 吨建筑垃圾，建筑施工面积对城市建筑垃圾产量的贡献率为 48%。据此推算，我国近年来每年建筑垃圾的产量在 14 亿吨左右。各地中小城市的发展阶段不同，建设速度和规模不同，每年建筑业房屋施工面积不同，但建筑垃圾的快速增长是一个不争的事实。以城市每年的建筑业施工面积的数量为基础，就可以大体推算出本城市的建筑垃圾的年产生量。

二、我国建筑垃圾处理设施建设情况

据不完全统计，目前我国 18 个省市共有建筑垃圾处理厂 867 座，其中达到规范化要求的 238 座，占建筑垃圾处理厂总数的 28%。从 2015 年开始，统计范围内共有 153 座建筑垃圾处理设施投入运行，主要集中在东部和中部地区。从统计数据来看，统计范围内有 64%的规范化处理设施为 2015 年后投入运营，建筑垃圾处理处于快速发展阶段。

目前，我国已建成投产和在建的建筑垃圾年处理能力在 100 万吨以上的生产线仅有 70 条左右，小规模处置企业几百家，总资源化利用量不足 1 亿吨；处理企业主体以民营为主；已建成规模化的生产线实际产能发挥不到 50%，且大多处于非盈利状态；建筑垃圾总体资源化率不足 10%，远低于欧美国家的 90%和日韩的 95%。

三、我国建筑垃圾管理中存在的问题

我国从 20 世纪 90 年代开始重视城市建筑垃圾的管理工作。1996 年，建设部颁布了《城市建筑垃圾管理规定》，经过 10 年的实践，于 2005 年进行了重新修订并颁布实施。应该说，我国的建筑垃圾管理已经进入了法制时代，但现实的情况不尽如人意。主要存在如下问题。

（一）法制建设不完善

建筑垃圾管理的法规，目前只有原建设部颁发的《城市建筑垃圾管理规定》，在有的城市，政府根据《城市建筑垃圾管理规定》，结合自身情况出台了当地的建筑垃圾管理的行政法规。总的来看，建筑垃圾管理法制建设仍停留在行政法规的层面上，缺少国家统一的建筑垃圾管理的法律。这必然导致建筑垃圾管理在城市管理中的随意性空间较大，使得执法的权威性不足以及执行过程中的偏差过大。

（二）对建筑垃圾污染的严重性认识不到位

相较于居民生活垃圾污染，建筑垃圾污染的强度低，主要表现为占用地表面积较大和感官视觉污染，因而各级政府的重视程度不够，致使建筑垃圾的污染治理工作开展不力。

（三）多头分管，使得建筑垃圾管理互相扯皮

根据《城市建筑垃圾管理规定》，建筑垃圾管理属于城市环境卫生行政主管部门，但建筑垃圾的产生源头在建设部门。主管部门之间利益冲突，互相掣肘，致使管理不能有效进行。有的城市，政府分管环卫和建设的领导不是一个人，领导之间的协调更不是两个主管部门能够解决的。

（四）利益纠葛导致管理无法正常进行

在各城市，建筑垃圾的清运具有较大的经济利益，所需工具简单，进入门槛低，往往被一些社会无业人员控制。这些人法制观念淡薄，利益心极重，动辄刀棍相向，威胁执法人员。这也是建筑垃圾管理无法正常进行的一个重要原因。

（五）建筑垃圾的资源化利用政策力度不大

在建筑垃圾的资源化利用政策上，仅有政府鼓励性的一般表述，没有实质性的政策出台，对建筑垃圾资源化利用的激励作用几乎为零。

（六）建筑垃圾管理的核准制度不完善

按照《城市建筑垃圾管理规定》的要求，城市建筑垃圾处理实行核准制度。目前，

这一制度在很多城市尚不完善，特别是在中小城市，建筑垃圾管理尚未建立完备的核准制度，使得建筑垃圾的管理尚未纳入法制化的行政管理之中。

第二节　建筑垃圾的管理

建筑垃圾的管理，相对于生活垃圾管理比较简单。从各地建筑垃圾管理比较好的做法看，应该管住两端，规范中间，即在建筑垃圾产生的源头、建筑垃圾的运输、处置三个环节上抓紧抓好。

一、建筑垃圾的源头管理

建筑垃圾产生于三个方面：一是建设工程，二是建筑物的拆除，三是居民住房的装修。

对于建设工程，一般分为新建、改建和扩建。无论哪一种工程项目，在开工前须经过审批。因此，对这类项目建筑垃圾的管理，应从工程审批开始介入。项目建设方应在项目申报时，申请工程建筑垃圾的处置计划，经核准后，按建筑垃圾的处理处置程序，组织好施工过程中建筑垃圾的现场储存、运输和处置。

建筑垃圾核准申请由建筑垃圾产生单位提出，由城市环境卫生行政主管部门核准。城市环境卫生行政主管部门收到申请后，应在 20 个工作日内做出核准决定，以文件的形式通知申请单位组织实施。

拆除城市各种建筑物、构筑物和各种管网的工程，在各城市的管理流程不太一样。在建立了建筑垃圾核准制度的城市，可按照建设工程审批的流程进行建筑垃圾处置的核准。对尚未建立建筑垃圾核准的城市，应尽快建立核准制度，同时采取灵活的管理方式，抓好建筑垃圾源头管理。

对居民装修中产生的建筑垃圾，在各中小城市中，基本随生活垃圾收运渠道进行消纳。要改变这一管理现状，必须在装修垃圾申报分类上建立相应的制度。要制定居民装修垃圾管理的办法，对居民装修垃圾依法进行规范的源头管理。由于装修垃圾产生的量小面广，在装修垃圾的现场储存、清运上要有不同于大型建筑工地垃圾的管理方式。

二、建筑垃圾的清运

建筑垃圾清运的基本要求是及时、密闭和有序。

及时清运各种建筑垃圾，是施工现场管理的一项内容。施工现场建筑垃圾清运不及时，会对城市的扬尘产生较大影响，影响施工现场的秩序，还会因混入生活垃圾造成环境污染。一般而言，大型工程现场的建筑垃圾管理比较规范，按照核准的方案进行管理即可；而中小工地施工现场和居民装修产生的建筑垃圾面广量大，往往因施工现场的垃圾清运不及时造成对环境的污染，其管理难度较大。因此，对中小城市的环境卫生行政主管部门来说，在规范管理大型建筑和工程施工现场建筑垃圾的同时，应将建筑垃圾管理的重点放在中小工地和居民装修垃圾的管理上。

城市建筑垃圾密闭运输，是城市建筑垃圾管理的重要方面和环节。随着各城市市容和环境卫生管理的加强，建筑垃圾基本实现了密闭运输。但在相当多的中小城市，建筑垃圾清运车辆密闭遮盖还没有从根本上解决，建筑垃圾运输过程中的撒漏问题仍很严重。特别是在夜间，建筑垃圾运输车辆不密闭遮盖的问题很突出，加之晚上车辆较少，车速较快，建筑垃圾的撒漏相当严重，对城市道路的污染较大。因此，加强对建筑垃圾运输车辆密闭管理应当常抓不懈。

城市建筑垃圾有序运输，是减少建筑垃圾运输过程中对城市污染的必不可少的手段。对运输建筑垃圾的车辆，要规定运输的装车重量，限制超高超重。要限制建筑垃圾运输车辆的行驶路段，减少建筑垃圾运输对城市道路的污染。有必要时，可对建筑垃圾运输车辆的行驶时段做出要求，以调节城市道路交通状况。对不执行规定的车辆或造成城市道路污染的车辆进行行政处罚。

三、建筑垃圾的处置

对城市建筑垃圾进行妥善处置，才能有效防止其污染城市环境。当然，相对生活垃圾而言，建筑垃圾的污染强度要低得多，其处置的难度也较小。但建筑垃圾有一个明显的特点，就是体量大。一座中小城市，要堆放城市发展过程中产生的大量建筑垃圾，首先要有一个空间较大的建筑垃圾堆放场。

关于建筑垃圾堆放场的建设，全国还没有统一的标准规定，只有一些原则性的要求，如远离水源、远离环境敏感点等。从实际需要看，建筑垃圾堆放场的基本条件应该有以下几点：一是交通方便，道路状况要满足大型运输车辆通行的要求；二是距离城市较近，降低运输成本；三是具备基本的生活条件，为管理人员提供生活方便；四是要有较大的容量，能够满足城市较长时期的需求；五是要有满足管理需要的机械设备。

在场地条件受限的情况下，可以在建筑垃圾的分类上做文章，将不同的建筑垃圾分储于不同的地点，以便于建筑垃圾的综合利用。

第三节　建筑垃圾的资源化利用

这些年，受建筑垃圾的困扰，社会上关于建筑垃圾资源化利用的呼声不断，有的企业和城市也进行了卓有成效的探索。但总的来说，效果不尽如人意。在资源环境约束越来越紧和建筑垃圾产量不断增加的情况下，建筑垃圾资源化利用应引起全社会的高度重视。

一、建筑垃圾资源化利用的误区

建筑垃圾资源化利用的效果不理想，除管理上的原因外，在建筑垃圾资源化利用的认识上也存在一些误区。

（一）夸大了建筑垃圾的资源属性

尽管建筑垃圾具有资源属性，但究竟有多少利用价值，实现建筑垃圾资源利用的成本有多高，是需要认真加以研究的。有的专家和科研机构，在建筑垃圾资源化的研究和评估中，从全国建筑垃圾的总量测算，给出了不切实际的数据，误导了社会舆论。部分政府领导和企业负责人认为建筑垃圾里蕴藏了大量的财富，可以轻易取得。这种认识的直接结果就是管理的放松和投资的失败。从体量上看，我国建筑垃圾的增长速度很快，在国家城市化的过程中会持续一个较长的时期，数量巨大，也有一定的财富价值。但是，要把其中的价值挖掘出来，成本是非常高的，效益会受到极大的制约。

（二）完全依靠市场机制来解决建筑垃圾的处置问题

在建设有中国特色社会主义的过程中，党和政府引入市场机制促进经济发展和社会进步，取得了明显的成效。在城市管理中，政府放开环卫作业市场，引入市场机制，大大提高了城市环卫管理水平和资金使用效率。在这种情况下，对于城市建筑垃圾的处理，产生了一种认识上的误区，即靠引入市场机制，彻底解决建筑垃圾问题。不可否认，市场机制可以在城市建筑垃圾的管理中发挥巨大的作用，但并不能够完全解决城市的建筑垃圾问题。建筑垃圾的产生，会伴随城市发展的全过程，建筑垃圾的管理，是城市政府的一项重要职责。建筑垃圾的资源化利用，既要有好的技术，充足的资金，更需要政府良好的管理和强大的政策支持。唯有如此，城市建筑垃圾的资源化利用才能够持续，从而取得良好的社会效益和经济效益。

（三）追求过高的利用率

在城市建筑垃圾资源化问题上，出现了追求过高的利用率的倾向。有的企业，在对外宣传中，把拥有的技术说得天花乱坠，甚至提出"零排放"的口号，似乎一种技术或管理就能够解决城市的建筑垃圾问题。这种认识或宣传，对建筑垃圾的资源化利用危害极大。它给人们的心目中留下了建筑垃圾是财富宝藏的印象，而对利用的成本往往予以忽视，对制成品的质量和适应范围也过于夸大。其实，就建筑垃圾而言，它首先是垃圾，其资源化利用受到极大的制约，其制成品的质量与使用正规原料的制成品是有一定差距的，适用范围也受到一定的限制。建筑垃圾在资源化利用的过程中，总有一些是不能被利用的，有利用价值的只能是其中的一部分。追求过高的利用率会对建筑垃圾的综合利用产生负面影响。

二、建筑垃圾资源化利用的渠道

建筑垃圾资源化利用有很多途径。各城市应根据建筑垃圾的类别和城市周边的地形地貌，采取最短的技术路径，实现建筑垃圾的资源化利用。

（一）工程利用

在建筑垃圾中，有一类是开挖渣土。开挖渣土质地均匀，无污染，特别是上层熟土，适合于园林绿化。下层生土适合于工程回填。在工程建设中，既有挖方工程，又有填方工程。将开挖土方用于工程回填和园林绿化，是最好的渣土类建筑垃圾资源化利用，既简单又物尽其用。

（二）恢复地貌

在城市建设过程中，对城市周边的山体、地貌的开采利用，会形成许多土石坑。这些土石坑是城市建设的伤痕，又是城市环境的隐患。建筑垃圾从总体上看，只要前端管理到位，基本没有污染。无论何种组分的建筑垃圾，均可用于地貌的修复。建筑垃圾通过科学的组织，将城市周边的地貌恢复到自然状态，是建筑垃圾资源化的一条重要出路。

（三）重复利用

建筑垃圾中的砖瓦石块、路面铺料、混凝土弃物，可以通过技术的手段制成新的建筑材料，用于城市建设。

（四）回收利用

建筑垃圾中的旧钢材、木材、旧电线等物品，可以通过各种手段加以回收利用。

三、建筑垃圾资源化利用的条件

尽管在建筑垃圾的资源化利用上有各种方式方法，但其利用是有许多外部条件制约的。要做好这项工作，就要创造良好的外部条件，促进建筑垃圾的资源化利用。

（一）科学的组织

建筑垃圾资源化利用，既是政府管理的目标，又是一项系统的社会管理工程，没有科学的组织管理，是达不到管理目标的。

第一，要建立起建筑垃圾管理的核准制度。对建筑垃圾的产生，从事建筑垃圾的运输、存储、利用的企业，要根据核准文件的要求规范运作。

第二，要设立规范的建筑垃圾存储堆放场所，根据建筑垃圾的组分分类存放，以便合理利用。

第三，要建立建筑垃圾供需双方的信息平台。将建筑垃圾产生的数量、组分、地点，需要建筑垃圾的工程地点、数量、组分等信息在平台上发布，便于供需双方进行信息交换，实现建筑垃圾的就地就近利用。

第四，利用强大的行政力量，对建筑垃圾的产生源头、运输过程、终端利用进行有效的监管、合理的调配，实现建筑垃圾管理和资源化利用的目标。

（二）有效的激励

要实现建筑垃圾资源化利用的目标，不能仅仅依靠企业的市场操作，政府还要实行有效的激励政策。要有鼓励企业实行建筑垃圾资源化利用的措施，在企业的设立、运行中予以有力的支持。要建立建筑垃圾资源化利用的财政补贴制度，对在建筑垃圾资源化利用中成效突出的企业予以补贴。要建立建筑垃圾资源化利用的税收优惠政策，鼓励企业积极参与建筑垃圾资源化过程。对通过建筑垃圾的综合利用恢复的山体、土地、矿坑等，可在恢复地表的使用上给予企业一定的激励。通过有效的政策激励，提高企业的经济效益，提高企业参与建筑垃圾资源化利用的积极性。

（三）选择先进的实现建筑垃圾资源化利用技术

随着科学技术的进步，建筑垃圾处理利用的技术也在不停地升级换代，其资源化过程中的效益不断提高，污染程度不断降低。应根据城市的市场需求，选择先进的建筑垃圾资源化技术，生产适合本城市需要的产品，实现就近利用，降低运输成本。

四、建筑垃圾资源化利用中应注意的问题

首先，在建筑垃圾资源化利用中，要严格控制利用过程中的污染。无论是何种利用方式，都有可能产生二次污染。要采取有效措施，将建筑垃圾利用中的二次污染降到最低。

其次，要做好建筑垃圾的源头分类，保持组分的一致，使得建筑垃圾利用的过程简单。

再次，要合理规划，减少建筑垃圾利用中的运输量，从而减少利用的成本。建筑垃圾利用中的运输费用是一笔很大的开支，减少运输费用就是减少成本，增加效益。

最后，要防止生活垃圾的混入，降低建筑垃圾利用的难度。一旦在建筑垃圾中混入生活垃圾，建筑垃圾的性质将发生改变，其利用的难度会大大增加。这就要求对建筑垃圾产生的源头、运输堆放的过程进行规范的管理，保持建筑垃圾的质地统一，以便于高效利用。

【工程案例】

平度市建筑垃圾综合利用项目

山东省平度市是青岛所属的一个县级市，位于胶东半岛西部，面积3 166.54平方千米，是山东省土地面积最大的县级市，第六次全国人口普查数据为135.74万人，城区常住人口为46万，属于小Ⅰ型城市。从2008年开始，城区进行大规模的城市建设，建筑垃圾大量产生，每年的产生量在100万吨以上，2017年达到170万吨。为解决大量建筑垃圾对城市环境的影响，市政府主导，企业参与，因地制宜，走出了一条建筑垃圾资源化综合利用的路子，从根本上解决了城市建筑垃圾产生的负面影响。

一、建立了建筑垃圾处理的核准制度

政府将建筑垃圾的管理纳入了行政审批事项，建设主体在项目开工前须向政府申报建筑垃圾处置方案。处置方案对项目建设中产生的建筑垃圾的数量、种类、地点、时间、运输线路、去向等都有明确的计划。政府根据建筑垃圾管理的规定核准处置方案，由监管单位监督执行。

二、以建筑垃圾的资源化综合利用为导向选择运营主体

建筑垃圾中有部分物料可以再生为建筑材料，在机械装备高度发达的今天，再生技术不是制约建筑垃圾处理的关键问题，能够将再生的建筑材料在最短的产业链中实现综合利用，则是实现建筑垃圾资源化利用的核心。从这一理念出发，选择了有一定规模、资金雄厚、产业链合理、经营理念先进的青岛北苑公司作为建筑垃圾处理的运营主体。青岛北苑公司是一家以商品混凝土、沥青混凝土、干混砂浆等产品为主，融砂石生产销售、土石方挖掘、公路工程施工和机器租赁、车辆运输、汽车维修为一体的大型综合性集团企业。公司拥有预拌混凝土专业、公路工程施工专业、公路路面工程专业、公路路基专业承包施工资质，在建筑垃圾再生建筑材料的综合利用方面有得天独厚的产业条件。为处理利用建筑垃圾，公司于 2011 年 7 月成立了以建筑垃圾综合利用为主业的青岛北苑资源综合利用建材有限公司，注册资金 5 000 万元，利用建筑垃圾生产再生建筑用粗细骨料和进行矿山矿坑的修复。

三、发挥企业优势，提高建筑垃圾的资源化利用效率

由于北苑公司的产业链与建筑垃圾的综合利用高度契合，大大提高了建筑垃圾资源化利用的效率。北苑公司以雄厚的资金和技术实力，承揽了城区建设工程绝大部分的土石方开挖和老旧建筑物拆除业务。为了提高建筑垃圾后续利用的效率，公司从源头上对建筑垃圾实行了分类管理。土石方公司在施工中将渣土和石方、砖瓦混凝土、沥青混凝土等各类建筑垃圾分类管理，运送至建筑垃圾处理厂进行分类利用，大大减轻了后续处理利用的难度，提高了利用的效率和效益。自有的机械化施工队伍和大型运输车队，实现了工程开挖和建筑垃圾清运的无缝衔接，提高了工作效率，降低了施工现场的作业难度。建筑垃圾生产成再生建筑骨料后，直接为下游企业提供施工原料，省去了再生骨料的销售成本。最难能可贵的是，建筑骨料再生过程中产生的筛分细粉，作为公路路基施工的垫层进行了充分合理的利用。这种完美的产业链的契合，使得建筑垃圾再生骨料生产环节实现了物料的全利用，废物实现了零排放。该流程将建筑垃圾处理天衣无缝地植于大型企业的产业链中，实现了建筑垃圾高效利用的方式，堪称建筑垃圾处理的典范。

四、以治理损毁山体为切入点，提高建筑垃圾处理的社会效益

平度市矿物资源丰富，特别是石材资源，为周边地区提供了大量建筑用材。由于开发无序，矿产资源损毁严重，在城区周边和北部山区形成了成片的矿坑，对当地生态环境造成了极大伤害。政府在考虑建筑垃圾的综合利用时，与治理裸露矿坑相结合，引导企业的发展方向。政府将市郊梨沟山 1 300 多亩的废弃矿山基坑，以承包的方式作为北苑公司的建筑垃圾处理基地，其中 100 亩由企业征用为处理场建设用地，700 亩确权给公司治理修复后为林业用地，其余作为生态山体运动公园用地。为做好矿山基坑的修复工作，公司聘请了专业的规划设计单位进行了高标准的规划，并按规划方案的要求进行了实施。对回收建筑垃圾中的渣土部分和建筑垃圾骨料再生中筛分出来的渣土，按照规划的实施要求，有计划地恢复矿山基坑的地貌。从建厂开始到 2017 年年底，共回填建筑垃圾和土方 1 000 余万立方米，修复了厂区内近 50%的矿山基坑，并种植了大量的树木，长势良好。在具备条件的地方，修筑了高标准的通行道路，有的地段敷设了沥青路面。昔日的乱石岗变成了绿茵山坡，抑制住了风沙扬尘，显著地改善了周边环境，创造了巨大的社会效益、环境效益和良好的经济效益。

五、创新管理，追求卓越，不断提高建筑垃圾的处理水平

政府对建筑垃圾处理进行了高点定位，以高效利用和恢复生态为目标，建立了完备的建筑垃圾核准制度，为规范全市的建筑垃圾处理奠定了制度基础。北苑公司在政府的引导和支持下，在建筑垃圾的源头分类、运输、再生资源生产利用、恢复和保护环境方面，不断创新管理，更新观念，围绕政府的管理目标，发挥企业优势，使建筑垃圾的管理和利用取得了新成绩、迈上新台阶。公司建立了建筑垃圾源头分类制度，为建筑垃圾的后续利用创造了极大的便利条件。公司投入资金 100 余万元，改进了建筑垃圾运输车辆的密封设施，保证公司上路运营的 100 多辆大型运输车辆密闭行驶，不发生撒漏和扬尘现象。公司建设了高标准的建筑垃圾处理车间，在多个有建筑垃圾暴露扰动的部位安装了喷水压尘装置，将建筑垃圾资源再生过程中的扬尘污染减至最低，尽最大努力保持优良的生产环境、维护工人的身体健康。公司购买了专用洒水车定时为处理场及周边道路洒水，购买了专用扫路车对通往处理场的专用道路及场内的硬化路面进行清扫，保持了处理场及周边环境的洁净。在恢复的地面上，建设了高标准的停车场，各种车辆有序停放。再生的建筑物料，做到了分类有序堆放。根据建筑垃圾处理规模扩大的实际，公司正在投资建设一座新的半地下的处理车间，以降低建筑垃圾处理过程中的扬尘和噪声污染。公司拟投资 6 000 万元，引进德国先进的制砖设备，进行建筑垃圾再生骨料的深

加工，提升建筑垃圾资源化利用的水准，提高企业的经济效益。正是不断地创新，使北苑公司在建筑垃圾的管理和利用方面，开拓出新的空间。

六、政府主导、企业主体、政企双赢

在建筑垃圾处理问题上，政府确立了明确的工作目标，发挥了实现城市建筑垃圾治理目标的引领和主导作用，从根本上解决了城市建设中的建筑垃圾问题和垃圾围城问题。在山东省建设部门组织的全省城市环境随机调查问卷中，平度市的群众满意率一直名列前茅。国家有关部门的专家，曾带着由卫星拍摄的 11 个疑似垃圾堆放点照片来现场进行核查，核查结果是有 8 个废品收购站，3 个近郊农民的农业废弃物堆体。这样的结果，连专家都表示惊讶，对平度市的垃圾管理表示赞赏。北苑公司围绕政府的治理目标进行卓有成效的工作，先后投入建设和处理资金 1.2 亿元，恢复矿山基坑 600 多亩，全部种植了树木，长势良好。建设了占地 100 多亩的建筑垃圾处理设施，设施布局合理，功能齐全，技术先进。北苑公司正在投资进行设施设备的扩建和升级，扩建和升级完成后，整个平度市建筑垃圾处理场的投资额将达到 2 亿元人民币，建筑垃圾再生骨料的利用水平和效率、效益，就会跃上一个新的台阶。根据规划，在整个矿山基坑完成治理后，将建成市民运动休闲和企业自主经营两大功能板块，为城市居民提供良好的旅游、观光、休闲服务。由于前景光明，北苑公司的投资积极性高涨，经营形势乐观，职工收入增加，精神状态良好。北苑公司发挥市场主体作用，在平度市的建筑垃圾处理上，发挥得淋漓尽致。北苑公司被工业和信息化部评为"京津冀及周边地区工业资源综合利用产业协同发展示范工程项目单位"，被山东省政府评为"山东省资源综合利用先进单位"，被全国砂石行业协会授予全国砂石行业"废弃石矿恢复治理示范基地"。站在政府管理城市的角度看，该项目实现了"政府之脑"和"市场之手"的完美结合，得到了政企双赢的社会效果，对其他中小城市的建筑垃圾管理和综合利用有极大的借鉴作用。

【延伸阅读】

建筑垃圾再生产品在海绵城市建设中的应用

建筑垃圾资源化利用前期阶段，其产品主要是再生骨料、地面及墙体用各种再生砖、再生砌块、再生道路基层用材料等。随着国家新型城镇化建设和绿色建筑的深入

推进，建材绿色化趋势使得部分规模化的建筑垃圾资源化利用企业纷纷加大再生产品研发投入，选择制造再生保温砌块、再生砂浆、透水混凝土、再生混凝土等高附加值的再生产品。

实践证明，建筑垃圾中的废混凝土、废砖瓦可以生产再生骨料，除直接使用骨料外，还可制成各种再生制品，如再生砖、砌块等；也可以 100% 地利用再生骨料生产再生砂浆；30%~100% 的再生骨料生产路用无机混合料，可以用于道路的基层、底基层、垫层；利用 50% 左右的再生骨料生产再生混凝土，强度等级可达 C40；利用 15%~30% 的再生骨料生产水泥，利用再生骨料微粉作为水泥和混凝土掺合料；利用混凝土原材简单再加工制成条板、路面砖、砌石、装饰材料等。

随着"海绵城市"建设的热度上升，建筑垃圾资源化行业从中看到发展机遇，开始探讨和研究建筑垃圾再生产品在"海绵城市"中的应用和优势。

建设海绵城市就要有"海绵体"。这些"海绵体"被要求具有下渗、滞蓄、净化、回用等功能，最后剩余部分径流通过管网、泵站外排，从而可有效提高城市排水系统的标准，缓解城市内涝的压力。"海绵体"在城市的建设中具体表现为市政公共区域绿色广场、公园内可透水道路、居住区可透水道路、可透水停车场，公共区域绿色广场，公园内的绿地，公园水系，各级市政道路等。再生产品主要应用于所有可渗透路面的建设之中。

从建筑垃圾中收集到的黏土，经过工艺处理后，每吨可生产 2 立方米蓄水陶土，每立方米陶土可吸附 400~500 千克雨水。除能为城市绿地提供天然"自来水"外，还可有效地减少城市内涝，降低城市污水处理成本，缓解城市日益紧张的水资源短缺矛盾。

建筑垃圾资源化再生产品及其相关衍生品在"海绵城市"建设中具有广阔的应用空间。与此同时，使用建筑垃圾再生产品建设"海绵城市"体现出来的优势也十分明显。

（资料来源：《建筑垃圾处理行业 2017 年度发展报告》，中国战略性新兴产业环保联盟，中国环联企业家俱乐部。）

第十七章
城乡环境卫生一体化管理

　　城乡环卫一体化管理，正在我国广袤的国土上势如破竹地推进，迅速地改变着我国广大的城乡生态环境，极大地影响着政府的社会管理，推动着广大农村的社会进步。这一重要管理方式的实施，对于促进我国的城市化进程，改善城乡生态环境，提高广大农村地区居民的生活质量，进而全面推动我国社会形态的转变，有着重大的现实意义和深远的历史意义。当我们在积极实施城乡环卫一体化管理的时候，对所涉及的一些问题进行认真的研究和思考，对数量众多的中小城市而言，有着特殊的意义。

第一节　实行城乡环境卫生一体化管理的背景

　　城乡环卫一体化管理的口号，是在我国城市化进程快速推进的形势下提出的。改革开放以来，我国的现代化建设取得了长足进步，为国家的发展方式转变和管理方式转变创造了条件。

一、我国经济的快速发展，为实行城乡环卫一体化管理打下了坚实的经济基础

　　改革开放，打破了我国长期实行的计划经济体制，以建立社会主义市场经济体制为目标，进行了一系列的改革，极大地促进了我国的经济发展和社会进步。经过近 40 年的发展，我国的工业基础更加坚实，技术水平全面提升，产品升级换代速度加快，产品的技术含量大幅度增加。国家和各级政府的财力积累，为政府推行先进的管理方式创造了条件。在国家和各级政府的财政预算中，用于民生的比例逐年提高。对城乡环卫实行一体化管理，契合国家改善民生的发展目标，又对改善城乡环境有极大的裨益，于国于民，有百利而无一害。我国工业装备水平的提升，为实行城乡环卫一体化管理提供了强

大的技术支持。各城市环卫设施的逐步完善，为实行城乡环卫一体化管理建立了设施和装备基础。

二、农村经济的发展，农村公共基础设施的改善，为实行城乡环卫一体化管理创造了条件

我国的全面改革是从农村开始的。联产承包责任制极大地调动了广大农民的生产积极性，解放了农村生产力，使我国在很短的时间内解决了粮食短缺问题，解决了十几亿农村人口的温饱问题，促进了农村的全面发展，为工业的发展、城市的进步、社会的稳定创造了条件。在国家经济状况改善的情况下，公共收入增加，有条件投入大量资金改善农村的基础设施。在不长的时间里，农村的教育、卫生、道路、信息等与现代生产生活相关的设施有了较大的提升，为实行城乡环卫一体化管理创造了物质基础。农村基础设施的改善，使得现代城市的生活方式向农村延伸，现代城市的管理方式向农村移植具有了现实的可能。

三、现代城市形态的发展，为城乡环卫一体化管理打开了空间

我国的工业化有力地促进了城市化，加快了我国城市化的进程。城市化又极大地促进了我国社会形态的转变。近年来，我国的城市化出现了一些新的动向。

一是都市圈的形成。大城市、特大城市对生产要素的聚集程度超出了人们的预期。随着城市交通网的建成，城市之间的交流变得更加快捷顺畅；现代信息技术的发展，将生产、流通、消费之间的联系变得更加紧密，极大地提高了生产的效率和生活的节奏；城市吸纳人才、资金、物资等生产要素的能力更加强大，同时，城市功能的辐射也变得异常强烈，对城市周边产生了强大的覆盖作用。在城市周边的一些点位上，形成了一些与大城市、特大城市相呼应的中小城市，形成了大城市的都市圈。处于都市圈里的乡镇，在城市发展浪潮的裹挟下，城市化、工业化都有了长足的发展，城市的生活方式逐渐影响到农村。都市圈的辐射影响力一般在同一个城市行政区域内，各省会城市和各计划单列城市及周边城市的形成和发展就是最典型的例子。

二是城市群的出现。在一个较大的区域内，因为各种原因，出现了许多的经济隆起点，经过一段时期的发展，这些经济隆起点发展成了若干个城市。我国由于行政区划的原因，各行政中心很容易发展成较大的城市，城市群的形成就显得更加顺理成章。在经济发达的地区，各城市的发展日新月异，各城市间相互竞争、相互补充，使得我国的

城市化进程多彩纷呈，璀璨夺目。在形成的城市群中间，农村的发展得益于各城市发展的带动，出现了经济发展和社会进步的良性互动。如山东半岛城市群的发展就是很好的例证。

三是城市带的发育。在主要的交通干线上，独特的地缘特点和区位优势，转化为城市发展的强大动力，催生了横跨多个行政区域的城市聚落，形成了长达数百千米甚至上千千米的城市带。在国家有计划的引领下，城市带的发展方兴未艾。城市带的发展与经济带的发展相辅相成，促进了区域经济的高速发展，极大地改变着这些区域的经济和社会面貌。这些地区的广大农村也在发生巨大的变化，缩小了和城市的发展差距。城市形态的这些变化，在以前是不可想象的。它预示着以后我国社会的发展趋势。这些发展形态，要求对城市和农村实行统一的现代化管理，包括环卫一体化管理。

四、党和国家确立的发展目标，要求对城乡环卫实行一体化管理

改革开放以来，我国经济得到了前所未有的发展，取得了举世瞩目的巨大成就。在此基础上，党和国家确立了新的发展目标，组成了我国社会发展的目标体系，其中有小康目标、城市化目标、城乡协同发展目标、环境保护目标等。这些目标都对我国农村经济和社会发展提出了明确的要求。这些目标的实现，必将促使我国社会发生天翻地覆的变化。与这些变化相适应，必须对大发展后的农村地区实行高水准的规范化、专业化的管理。对城乡环卫实行一体化管理，就是适应国家发展目标的主动作为。

第二节　实行城乡环境卫生一体化管理的制约因素

在我们探讨实行城乡环卫一体化管理的时候，也要充分认识到其中的制约因素。这些因素，对中小城市的影响是很大的，应引起各中小城市的高度关注。

一、经济发展不平衡的制约

经济发展不平衡是我国的基本国情。我国地域辽阔，经济、文化等方面发展差异很大，尤其是经济发展的差异，对当地社会发展的影响巨大。改革开放以来，由于区位的优势不同，各地区经济发展的差距拉得更大。为了加快发展，国家有意识地对具有发展优势的地区采取了特殊的扶持政策，使得这些地区的发展优势更加明显。经过近 40 年的发展，发达地区的经济发展水平更加遥遥领先于落后地区。在东部部分发达地区，在

长江三角洲地区、珠江三角洲地区，中小城市的国民生产总量和人均量，都是不发达地区的数倍甚至数十倍。与经济发展水平相联系，居民的生活方式、消费习惯、消费水平也拉开了较大的距离。经济的发展，给当地城市基础设施的建设积累了大量资金，城市的交通设施、绿地系统、环卫设施建设都站上了新的高度。而在不发达地区，镇与村庄的交通条件很落后，有的还没有硬化道路。环卫设施明显不足，垃圾的存储设施、收集运输设施、处理设施与发达地区相比，差距非常大，改善非一日之功。环卫的管理组织方式落后，经费严重不足。在一些缺水的地区，有的镇驻地尚未建成完整的供水系统，排水系统还是空白。这些发展中的巨大差距，对实行城乡环卫一体化管理，是一个严峻的挑战。

二、城乡二元结构的制约

长期以来，我国城市和乡镇及广大农村，存在着明显的二元结构。城市经济与农村经济的组织形式截然不同。城市以大生产的方式组织生产活动，劳动生产率、商品率和产品质量明显高于农村。农村以农业生产为主，人多地少，生产方式落后，生产效率低下，产品的商品率低，自给率较高。而且，长期的计划经济模式，使得工农业产品的价格不合理，农产品价格偏低，拉大了城乡差距。改革开放以来，虽然实行了联产承包责任制，迅速提高了农村的生产水平和农民的生活水平，但农村的生产方式没有发生根本的改变。国家看到了农村生产方式与国民经济发展不适应的现实，也采取了一系列的措施加以改进，但是农业、农村、农民问题的解决不是短期内能够完成的。农业基础薄弱，农业人口基数大，农业的产业化和规模经营程度低，农村人口的转移困难等社会问题，需要长期发展才能逐步加以解决。因此，城乡二元结构的问题，在我国还将长期存在。二元结构造成的城乡发展差距，对我国的社会影响还将是长期的。这是我们在实行城乡环卫一体化管理中必须认清的现实。

三、农村基础设施严重不足的制约

农村基础设施的不足有绝对不足和相对不足两种表现形式。在一些经济不发达的地区，交通设施落后和不足是普遍的现象。乡镇与县城之间的道路等级较低，缺少维护资金，路面破损现象严重，路面幅宽不够，车辆通行受到制约。镇区与村庄的连接道路状况更令人担忧。有的村庄的机动车出入都受到限制，或者是道路硬化空白，或者是没有能通过车辆的道路，包括土路。

供水和供电的状况也存在较大问题。相当部分的村庄供水采取就地取水、简单沉淀、利用地势高差供水的形式，水的压力不足，水量不够，做不到全天供水，时断时续。供电的负荷不够，电压的抗冲击能力差。地下管线的敷设缺口很大，不能满足村民生活和工农业生产的需求。环卫基础设施的缺口更是巨大，特别是垃圾处理设施还远远达不到基本的无害化要求。垃圾收集、运输设施落后，管理水平低。这些差距可以称之为绝对不足，需要长期的努力才能改善。在一些较发达的地区，乡镇的各项基础设施与城市相比也是不可同日而语的，无论在数量还是质量上都存在着较大的差距。环卫管理所需要的容器、车辆、设施，在发达的乡镇与城市的差距也是很大的，有相对不足的现象。

第三节 实行城乡环境卫生一体化管理应遵循的原则

城乡环境卫生实行一体化管理，是我国社会管理的一次重大改革。这项改革，涉及面广，影响力大，对我国的城乡环境乃至整个社会都会产生深远影响。要稳妥地将此项改革推向成功，必须遵循一定的原则。

一、实事求是的原则

实事求是是我们党的思想路线，是我们党在长期革命和建设中形成的。它告诉我们，看问题、办事情，一定要从客观存在的实际出发，而不是从自己的主观想象出发。客观存在的实际，就是一座城市的发展水平所表现出来的方方面面。城市的发展目标和方向，城市基础设施的现状与城市发展需求之间的差距，城市财政状况与承受能力，城市现有管理体制的优势与劣势等。总之，凡是城市存在的各种政治、经济、文化因素，都是客观实际，都会对实行城乡环卫一体化管理产生显性或隐性的影响，都应认真分析研究。要在认真分析研究城市和乡镇客观现实情况的基础上，提出本市城乡实行环卫一体化管理的工作思路。实事求是的思想路线，我们提出许多年了，但在工作中的贯彻，常常出现一定的偏差，主要表现为唯上不唯实。对上级的要求和目标，不从本城市的实际出发贯彻落实，而是盲目跟风，人云亦云，造成工作计划与实际脱节，浪费国家大量资金，实际效果却与上级的目标和要求相距甚远。对城乡环卫实行一体化管理，是一项看得见、摸得着的实际工作，来不得半点的虚假，每一项工作都要落到实处。贯彻实事求是的工作原则，是做好此项工作的指导思想，也是实施城乡环卫一体化管理的第一要务。

二、差别化原则

差别化就是找出本城市与其他城市的不同之处，在贯彻国家推行城乡环卫一体化发展的战略方针的时候，把国家的目标与本城市的情况结合起来，创造性地进行工作，打造具有本市特色的城乡环卫管理一体化体制。国家的城乡环卫一体化方针，是指导全国的战略。各个城市所处的区位不同，所处的发展阶段不同，历史的传承不同，居民的生活方式与生活习俗不同，因而，在实施城乡环卫一体化管理过程中所采取的具体方法、手段、管理办法也应该是有所差别的。贯彻差别化原则，就要坚决摒弃"一刀切"的思想方法和工作方法，根据本城市的具体情况，制定出适合本市的城乡环卫一体化实施方案并贯彻落实，创造具有地方特色的城乡环卫一体化管理体制和工作方式。

三、适城适策的原则

适城适策的原则，是指在具体进行城乡环卫一体化管理体制的设计和设备的选择上，采取最适合本城市的措施。在管理体制上，有集中管理和分级管理的区别；在作业方式上，有自行作业和委托作业的不同形式；在机械的配置上，有多种作业车辆、机械可供选择。但这些选项，并不是所有的都适合每一个城市。要在这许多选项中找出最适合本市的方案，要有对国家城乡环卫一体化方针目标的准确把握和对本城市实际状况的深入了解，要有解决城乡环卫一体化管理中实际问题的愿望，要有把控大局和解决实际问题的能力。一个城市，能建立起符合本城市的城乡环卫一体化管理体制，解决本城市在城市化进程中出现的各种环卫管理问题，则这个城市的城乡环卫一体化管理体制和制度肯定是有地方特色的，是有区别于其他城市的特质的。

四、与城市经济发展相协调的原则

经济是一切社会管理活动的基础，经济发展的水平决定了城市管理的水平。城市管理的理念、制度、方式方法，都是由经济发展水平决定的。离开了经济发展基础谈管理，管理就会变成空中楼阁，因此，我们在研究实行城乡环卫一体化管理问题时，也离不开这个前提。城乡环卫一体化管理方案的设计，一定要与城市的经济发展水平相协调。首先，在城乡环卫一体化管理目标的确立上，要考虑城市的发展前景，也要考虑城市管理的现实需要。要把长远利益与现实需求有机地结合起来，追求长远利益与眼前利益的统一。其次，要考虑城市的财政承受能力，将实行城乡环卫一体化管理建立在可持续进行的基础上。要考虑一次性投入的费用，更要考虑长期管理的费用，使城乡环卫一体化管理在财政有效支撑的基础上高效运转。不要提过高的要求，不要搞过头建设，不要开空头支票，更不要超前建设，竭泽而渔，使建设和管理相互脱节，后续乏力。

五、与教育群众相结合

实施城乡环卫一体化管理，既是一场社会管理的改革，也是一场教育群众、移风易俗的社会变革。这场变革，要改变农村居民千百年形成的生活习惯和行为方式，按照资源化、减量化、无害化的要求投放和存放垃圾，按照专业化的要求收集和处理垃圾。同时，在村街保洁方面，打破我国自古以来"各扫自己门前雪"的传统，实行专业化的保洁。这项工作，从一开始，就是一件涉及千家万户的事情，只有发动群众进行积极广泛的参与，才能取得显著的成效。离开了广大群众的参与，实行城乡环卫一体化管理就是空中楼阁。因此，在实施城乡环卫一体化管理的过程中，始终要把教育群众放在重要的位置上，进行长期的不懈努力。要制定细致的工作方案，既要教育，又要引导，更要科学组织，动员广大群众参与到城乡环卫一体化管理中来，在实践中提高认识，提升素质，进而提升生活质量，改变社会风气及村民的生活和行为习惯。

六、循序渐进、稳步推行的原则

实施城乡环卫一体化管理，涉及面广，工作量大，人力、物力、财力的投入巨大，不会是一蹴而就、轻易成功的。要有周密的计划、严密的组织、科学的实施方法，循序渐进，稳步推行，以期取得良好的社会效果。要采取有效的措施，引导群众积极参与，平稳推进。切忌不顾实际，一哄而上，热闹而起，冷清而终，造成人力、物力、财力的巨大浪费。

七、激励与约束相结合的原则

实行城乡环卫一体化管理，是一项重大的社会管理改革，是一场农村社会的移风易俗运动，是一种新型的环卫管理体制的确立过程，需要经过较长的时期才能确立和完善。在这个过程中，有大量的工作要做，需要利用行政的、经济的各种手段进行有效的控制，以期缩短这个过程和不出现或少出现偏差，因而，需要有较强的激励与约束机制。每一个中小城市的政府和主管部门，对管理实施所涉及的乡镇政府，都要提出明确的目标要求和时限要求，并按要求进行严格的考核，将考核结果与实施过程结合起来进行奖惩。

实施城乡环卫一体化管理的难点在于改变千百年来农村居民的生活行为和生活习惯。对实施过程中涉及的广大农村居民，在进行普遍教育的基础上，要有明确的激励与约束措施。要依据法律法规的精神，制定简约明确的行为规范，辅以可操作性的激励与约束条件，公之于众，遵照执行。通过一段时间的不懈努力，使城乡环卫一体化管理步入正轨。

第四节　实行城乡环境卫生一体化管理的基本内容

城乡环卫实行一体化管理，就是按照城乡统筹发展的思路，将农村环卫工作放到与城市环卫工作同等重要的位置。通过一系列的工作措施，对广大农村实行与城市同质的道路和公共场所清扫保洁、垃圾收集运输、垃圾无害化处理，通过规范的环卫管理，提升农村环境卫生质量，改变垃圾围村、水体污染、环境恶化的状况，建设适宜人居、山清水秀的现代化社会主义新农村。这项工作的基本内容如下。

一、建立适应农村需要的环卫管理体制

在一段时期内，说到环卫工作，那就是城市的事情，与农村没有关系。城市政府不管乡镇环卫工作，乡镇政府对环卫工作任其自由发展，这样，就导致了农村环境的"脏、乱、差"，垃圾围村、围镇、围山、围河，污染村居，污染水体，污染山林，导致整个农村的环境严重恶化。很多城市的市委文明办、农工办、政府农业管理部门、爱国卫生部门等多个部门先后指导过乡镇的环境卫生工作，但由于职能不清、责任不明、专业不精而导致管理不到位，乡镇的环卫工作始终在低位徘徊，不得要领。专业的环卫管理部门因为职能被限制在城市而无法发挥作用，致使城乡环卫管理割裂，出现二元现象。实施城乡环卫一体化管理，要将城市对环卫管理的体制优势向乡镇延伸，将城市环卫管理的资源与农村共享，为广大乡镇的环卫管理水准的提升打开空间。经过多年的实践，许多城市环卫管理积累了丰富的经验，积聚了很好的环卫管理资源，建设了完备的环卫基础设施，有的完全可以实行共建共用。将城市环卫管理有计划地向农村延伸，将城市的有关环卫基础设施与乡镇共享，可以在较短的时间内改变农村的环卫管理现状，提升环卫管理水平。

实行城乡环卫一体化管理的首要任务是建立覆盖乡镇全域的环卫管理网络。有人谋事，有人做事，事有人管，人有专责，应该是实行城乡环卫一体化管理的基本要求。根据现有的国家体制，市与乡镇都是一级政权组织，辖区内的环卫管理是当地政府的固有

职责，因此，这有一个环卫管理的职权划分问题。由于乡镇的经济总量和区域面积都比较小，因而管理的工作量比较小，乡镇环卫管理与城市环卫管理既有共性，也有自己的特点。研究乡镇环卫管理的现状就会发现，乡镇与城市在管理环节、工作内容上基本相同，只是在工作标准、工作体量上有所差异。一般而言，乡镇的道路和公共场所清扫保洁、垃圾投放、垃圾收集运输、公共厕所的管理等环节与城市一致，需要构筑完善的环卫作业管理网络以及与作业管理网络相适应的管理体制。

乡镇在环卫管理上的最大薄弱环节是垃圾处理设施的低水平。要改变这种状况，最便捷的方法是在垃圾处理上与城市垃圾处理设施资源共享。要做好城市垃圾处理设施与城乡环卫一体化管理的对接，设计好乡镇的垃圾收集运输体系，升级改造或新建扩建城市的垃圾处理设施，以满足城乡垃圾处理的需要。乡镇的基本特点是居住分散，因而在道路保洁、垃圾收运、公厕管理等子系统的构建时，要从乡镇的实际出发，既要满足管理的需求，又要考虑节约人力物力财力，但基本的要求是要做到全域覆盖。做不到全域覆盖，就不能真正实现城乡环卫一体化管理。

要充分发挥村委会、居委会在实行城乡环卫一体化管理中的作用。村委会、居委会作为基层居民自治组织，在村庄保洁、组织居民投放垃圾、垃圾储存等环卫管理环节上，应发挥主导作用。村庄应建立起专业的道路保洁队伍，负责村庄的道路保洁，管理垃圾投放设施，指导村民按要求投放垃圾，协助专业单位和人员做好垃圾清运等工作。只有最基层的环卫管理做好了，乡镇的环卫管理才会有坚实的基础。

乡镇的垃圾可以由镇上统一组织清运。使用与垃圾存储设备配套的车辆，定时进行清运作业，将垃圾运至市里的垃圾处理场所进行无害化处理；也可以将垃圾清运工作交由有一定资质的环卫专业单位负责。

乡镇的环卫管理有两种基本的形式。一是乡镇组建环卫行政和业务主管机构，管理乡镇的环境卫生工作，并组建环卫作业队伍负责环卫作业。这种形式的特点是属地管理，乡镇对区域环卫管理负总责。二是乡镇组建环卫行政和业务主管机构，管理乡镇的环境卫生工作，对环卫作业，采取外包的形式交与有资质的环卫专业队伍去做。

市级对乡镇环卫管理也有不同的方式。有的市对乡镇的环卫管理采取属地独立的管理方式，有的市实行条块结合的方式。在经济不发达地区，采取属地独立的形式较多。在经济发达地区，采取条块结合的形式较多。就管理的水准而言，实行条块结合的管理方式的水准明显高于属地独立的水准。

实行何种管理体制，是由当地经济发展水平决定的，也与管理者的理念和确立的目标有关。无论采用何种管理体制，适应当地的具体情况，满足管理需求是最重要的考量。

随着城乡环卫管理一体化的实施，环卫管理专业化的要求会越来越强烈。对目前存在的多头管理乡镇环卫工作的局面，应在具备一定条件的基础上，有计划地向具有专业管理能力的环卫行政和业务部门转移，使城乡环卫一体化管理具有权威性和专业性。

二、进行乡镇环境综合整治

长期以来，由于没有正常的专业的环卫管理，乡镇环境卫生问题比较严重，最突出的问题就是垃圾的乱倒导致垃圾成灾。在村边、水边、山脚、路边，凡是公共区域可以倾倒垃圾的地方，都会看到成堆连片的垃圾。要对乡镇进行正常的环卫管理，必须对这些积存垃圾进行彻底的清理，运到有处理能力的场所进行无害化处理。要对容易积存垃圾的区域进行整理改造，从自然环境上杜绝垃圾存在的空间。要对群众进行基本的环卫教育，改变不好的生活方式和生活习惯。

环境综合整治工作涉及社会的各个方面，单靠环卫行政和业务主管部门单打独斗是不行的，必须由政府统一组织，调动社会各方面的力量，在一定时期内，进行持续不断的努力。一段时期以来，在有的地区，政府组织对农村进行了"五化"建设：以村庄植树种花植草为主要内容的绿化建设，以在村庄设立路灯为主要内容的亮化建设，以粉刷墙体美化立面为主要内容的美化建设，以硬化村庄道路为主要内容的硬化建设，以道路清扫保洁、垃圾清理为主要内容的净化建设。"五化"建设大大提高了村庄的环境水准，对广大群众是一次很好的移风易俗教育，为农村的长效管理创造了良好的环境和氛围。在环境综合整治的过程中，环卫行政和业务主管部门要积极作为，在治理目标、要求、时限、标准等方面当好政府的参谋。通过专业的谋划和强有力的组织，争取在短时间内取得环境综合整治的良好效果，为环卫的长期专业管理打下坚实的基础。

三、进行持续不断的环卫基础设施投资

实施城乡环卫一体化管理，面临的一个现实问题是农村环卫基础设施的薄弱。长期以来，由于二元结构的原因，农村环卫基础设施缺乏统一的规划，也缺乏有效的投资，因而，环卫基础设施严重不足，直接影响到农村环卫管理的正常进行。农村的基本现状又是居住分散，垃圾产生的区域大，对道路保洁、垃圾收集运输设施的需求迫切。现代环卫已进入到机械化时代，完全靠手工劳动的时代已经成为过去式。在这种情况下，要做好城乡环卫一体化管理，使城乡环卫体制能够兼容融合，必须对乡镇的环卫基础设施

进行持续地投资，使之能够与城市现有的环卫体制对接。要在垃圾投放设施、收集设施、运输及转运设施的建设方面，有计划地进行，力争在较短的时间内，建立完备适应的乡镇环卫基础设施，并以此为中心，构建合理的城乡环卫一体化管理体制。

四、建立实施城乡环卫一体化管理的财政保障体制

实行城乡环卫一体化管理，没有坚实的财政保障制度，是不可能持久的，甚至会挫伤基层干部群众的积极性。要根据当地的财政体制，建立常态化的城乡环卫一体化管理的财政保障制度。在我国相当多的地区，乡镇的财力非常薄弱，不足以支撑城乡环卫一体化管理的支出，因此，县、市的财政支持就显得十分重要。要建立上级财政对乡镇城乡环卫一体化管理工作的财政转移支付制度，使乡镇的环卫管理能够正常进行，保证环卫作业的正常实施。要采取有力措施增加乡镇的财政收入，增强乡镇财力。财政的投入，要能保证人员的工资、正常的管理、设施的投入和更新、设施的使用和维护等各项费用的支出。

【管理实践】

荣成市实施城乡环境卫生一体化管理取得明显成效

山东省荣成市从 2016 年开始在全市全面实施城乡环卫一体化管理，他们在管理目标的确立、运行机制的选择、责任分工、设施建设和人员配备、经费保障等方面进行了卓有成效的工作，建立了比较完善合理的城乡环卫一体化的管理体制。运行两年多以来，取得了明显的社会效益和环境效益，其主要做法是：

一、合理确定工作目标

设立市、镇和街办、村庄及居民委员会三级环卫管理机构和建设覆盖全域的环卫清扫保洁队伍；按照"户集中、村收集、镇运输、市处理"的城乡生活垃圾一体化收集处理模式，通过明确责任，强化绩效考核，严格激励约束，全面构建起城乡环境卫生一体化管理网络；通过全域联动，在较短的时间内切实解决农村环境卫生"脏、乱、差"等问题，进而建立长效的城乡环卫一体化管理体制，促进全市城乡环境卫生质量的持续改善提高。

二、建立科学的运行机制

建立了市、镇和街办、村庄及居委会三级城乡环卫一体化管理和作业队伍，使城乡环卫一体化管理工作层层有人管，级级有人抓，形成上下合力的工作机制。

政府设立城乡环卫一体化管理领导小组，由市政府分管领导担任组长，设立城乡环境卫生一体化工作办公室，负责制订城乡环境卫生工作标准和管理考核制度，对各镇、街办环境卫生工作进行业务指导、监督管理，组织领导小组成员单位进行检查考核。各镇、街办建立城乡环卫一体化管理部门，负责组建环卫"管理、保洁、清运"三支队伍，按"属地管理"原则抓好辖区内环境卫生清扫保洁及垃圾收运工作。各村庄、居委会安排环境卫生专管员，聘用环境卫生保洁员、清运员，负责村居环境卫生清扫保洁、生活垃圾收运工作的组织实施。

三、明确了城乡环卫一体化工作责任分工

建成区环卫清扫保洁和生活垃圾收集清运，构建了覆盖全域的清扫保洁和垃圾收运体系。各镇、街办城乡环卫一体化管理部门负责组织实施镇、街办驻地环境卫生清扫保洁和生活垃圾收集清运，督导所辖村庄、居委会组建环卫队伍开展环境卫生清扫保洁和生活垃圾收集清运工作，并对其工作情况进行绩效考核。村级环卫清洁队伍负责村居范围内环境卫生的日常清扫保洁、地埋式垃圾箱和垃圾桶等垃圾容器的管理维护，并将村居生活垃圾统一收集，运送至村居地埋式垃圾箱或镇、街办垃圾转运站、市垃圾处理厂。

四、人员和设施配备

各镇、街办组建了镇及街办、村庄和居委会两级环境卫生清洁队伍，统一建立了环卫管理员、专管员、保洁员、清运员信息档案，并报市城乡环卫一体化办公室备案。具体标准：各镇、街办按每10~15个村居配备一名专职管理员，镇、街办驻地按每9 000平方米道路配备一名保洁员，村庄、居委会按每100户配备一名保洁员，并按照实际需要配足镇、街办和村庄、居委会垃圾清运员。

镇、街办和村庄、居委会根据实际需求配足压缩式垃圾运输车辆；每15~20户居民配备一个240升专用垃圾桶，其中采取"户收集"模式的村居要配备小型垃圾收集容器及密闭化运输车辆；按市统一标准配齐保洁员和清运员的作业工具和标识服等。

五、确保经费投入

（一）运行费用

1. 市城乡环卫一体化办公费用和环卫数字化考核系统升级改造及运行费用，由市级财政承担。

2. 清扫垃圾运行费用。

（1）地埋箱运行费用，根据具体情况区别分摊。

（2）垃圾量补贴。市、区财政根据市城乡环卫一体化办公室考核情况，采取"以奖代补"方式，根据收集的垃圾量，按沿海镇、街办和内陆镇、街办分别按一定标准予以补贴。

（3）保洁员工资。全市村庄、居委会保洁员工资统一，市、区财政按沿海镇30%、内陆镇70%的标准予以补助，镇、街办和村庄、居委会可根据实际情况提高工资水平。

3. 管理维护费用。市级财政安排农村环境管护专项补助资金，根据农村环境管护和城乡环卫一体化考核结果对各镇、街办进行奖补。

（二）工资统筹

对保洁员的工资实行基数政府财政保底、超出部分自筹的办法解决。镇、街办、村庄和居委会结合辖区实际情况，核定保洁员年度工资。市级财政仅对保洁员的基数工资进行统筹，年度基数工资由各区、镇、街办财政每半年上交市级财政，实行专户管理，并按市城乡环卫一体化办公室每月考核结果进行拨付。核算超出基数部分的工资由镇、街办、村庄和居委会自筹解决。

（三）资金拨付

1. 垃圾量"以奖代补"资金拨付。市政府批准的垃圾量"以奖代补"资金纳入市财政年度支出预算，由市财政根据市城乡环卫一体化办公室考核结果，每半年向各区、镇、街办拨付一次。镇、街办实际转运量与按人口核定量超出部分所产生的奖补资金，由市（区）财政按5∶5比例分别拨付环卫部门和镇、街办财政，作为收运补助。

2. 工资统筹拨付。市级财政每月根据市城乡环卫一体化办公室考核结果向区、镇、街办拨付保洁员基数工资。市管镇、街办财政按照市、镇两级考核情况，三区镇、街办财政按照市、区、镇街三级考核情况确定管理员、保洁员、清运员工资数额，并将工资发放情况报市城乡环卫一体化办公室备案。

3. 管护经费补助拨付。由市城乡环卫一体化办公室会同市委农工办、市农村环境整治办，按照各镇、街办农村环境管护和城乡环卫一体化考核结果，结合农村人口户数、经济收入情况进行奖补，每半年向各区、镇、街办拨付一次，统筹用于村居环境卫生整治、河道治理、绿化管护、道路维修、公共设施维护等工作。

六、严格实施，确保政府城乡环卫一体化管理目标的实现

经过反复论证，在制定出切实可靠的方案之后，他们进行了认真的实施，狠抓各项工作的落实。

（一）加强领导，健全机构

市政府成立由分管市长任组长，督查考核办、农业、水利、城建、财政、交通、城管执法、环保、市场监管、广电等部门主要负责人为成员的市城乡环境卫生一体化管理工作领导小组，领导小组设在市城建局。各区、镇、街办将推行城乡环境卫生一体化管理列入党委、政府重要议事日程，分工专人负责，健全组织机构，完善规章制度，配齐管护队伍，抓好责任落实，强化资金保障。通过建立健全的机构，实行强有力的领导，保证了政府城乡环卫一体化管理工作的全面推进，在短期内实现了农村居民生活环境的明显改善。

（二）明确任务，落实责任

市城乡环卫一体化办公室发挥了统筹指导作用，主要抓好全市城乡环境卫生一体化管理工作的组织协调、检查指导和监督考核等工作。各区、镇、街办是本辖区城乡环境卫生一体化管理工作的责任主体，主要负责人是第一责任人，分管负责人是具体责任人。镇、街办负责抓好具体工作落实，督促各村庄、居委会成立环卫专业队伍，配足垃圾收集容器和清运车辆，做好环卫清扫保洁和生活垃圾收集清运工作；加强对村庄、居委会环境卫生检查考核和监督管理，取缔辖区内私自设立的垃圾场。在市政府的领导下，各成员单位各司其职、紧密配合，形成了齐抓共管、合力推进城乡环卫一体化管理工作的良好局面。

（三）严格管理，强化考核

市城乡环卫一体化办公室按镇、街办所辖村庄、居委会15%的比例，每月组织一次抽查暗访和集中考核。每半年组织一次镇、村环境集中整治活动，每次为期一个月，活动结束后对全市所有村庄、居委会进行逐村验收，并组织一次农村环境卫生现场观摩会，重点督导环境卫生保持较差的镇、街办驻地或村庄、居委会进行整改。将城乡环境卫生一体化管理工作纳入全市目标责任制考核，根据镇、街办年终综合得分情况进行激励和约束，并与年终考核综合奖励挂钩。对问题较多的镇、街办，市政府将对主要负责人进行约谈。

通过城乡环卫一体化管理的实施，荣成市的镇、街办、村庄和居委会环境卫生面貌发生了巨大变化，缩小了与城市的差距，广大群众的精神面貌焕然一新。在山东省主管部门组织的群众对环境卫生的满意度调查中一直名列前茅。2017年，中环协组织的全国城乡环卫一体化管理现场会在荣成召开，与会领导和各地代表对荣成的做法表示了充分的肯定。

【工程案例】

即墨市建设覆盖全域的垃圾转运系统

　　山东省即墨市位于胶东半岛西南部,陆地面积 1 780 平方米,人口 117.82 万,下辖 8 个街道、7 个乡镇,一个省级经济技术开发区,一个省级旅游开发区。城市主城区建成面积约 60 平方千米,常住人口约 50 万,是我国北方东部较发达的沿海地区的一个县级市,2017 年 9 月撤市,设立青岛市即墨区。

　　即墨市在推进城乡环卫一体化管理的过程中,将环卫基础设施建设放在了首要地位。为了提升垃圾处理水平,市里规划建设了日焚烧能力 900 吨的垃圾焚烧发电厂,目前已进入试运行阶段。为了实现垃圾处理水平和垃圾处理设施的共建共享,与垃圾焚烧发电厂相配套,在焚烧发电厂开建的同时,统一规划布局,在全市域各乡镇的合理位置,规划建设了 7 个垃圾转运站。由于乡镇与城区距离较远,对垃圾采取二次转运的形式,便于管理和降低运输成本。此前,即墨市各乡镇已经有了比较先进完备的垃圾收运系统,各乡镇拥有的各种车辆基本能够满足本区域的需要。在各乡镇已建成垃圾收集系统的情况下,市里在规划建设垃圾转运站时,打破乡镇各自为政的现状,每两个乡镇建设一个日转运能力 150 吨的垃圾转运站。转运站选用上海中荷环保有限公司的竖式压缩设备,具有较好的可扩容性,可以有效应对日后特殊情况下的垃圾增长。

　　即墨市建设乡镇垃圾转运系统的特点:一是充分利用了现有的乡镇垃圾收集系统和收集设备,实现了现有垃圾收集系统和收集设备与垃圾转运设施的无缝对接,避免了资源的浪费;二是布局合理,现有垃圾收集系统的运输半径合适,系统作业的时间、运距不需做大的调整,就能够保证新建的中转系统的使用效率有效提高;三是市里统一建设,建设的标准高,为日后垃圾转运站的统一运营创造了条件;四是选择的设备性能先进,有较好的扩容空间,日后垃圾转运站运行的回旋余地大,可以有效应对垃圾的快速增长;五是实现了整个市域的全覆盖。随着城市垃圾焚烧发电厂的运行进入正常,全市的垃圾处理水平和城乡环卫一体化管理水平就会同时提升到一个新的高度。

第十八章
环境卫生作业的市场化与监管

随着我国经济的快速发展和改革的深入进行，城市管理的模式、方法、措施都在发生一些积极的变化。就环卫管理而言，政府管理环卫工作，已经在相当大的范围内打破了政府垄断环卫作业的局面，将环卫作业推向了市场。特别是在全国推行城乡环卫一体化管理的大潮中，企业的资金优势和管理优势可以有效地弥补政府的不足，各地都在积极地与企业特别是大企业探索城乡环卫一体化管理的投资与运营。因而，面对环卫作业市场化的现实情形，如何加强对环卫作业市场化的监管，是各级政府面临的一个重大的现实问题。在这样的形势下，探讨对进入城市环卫作业市场的各类作业主体的有效监管，就有着重要的现实意义。

第一节　城市环境卫生管理的主体

城市政府是城市环卫管理的主体。政府组建环卫管理的行政和业务主管部门，负责城市环卫的行政和业务管理。城市行政主管部门，在政府的授权下，组建环卫作业队伍，负责城市环卫作业，即负责城市的道路和公共场所清扫保洁、垃圾收集运输、垃圾处理、公共厕所管理等具体业务工作。这样，在城市环卫管理的具体内容上，有三个层面的管理：一是环卫的行政管理，二是环卫的业务管理，三是环卫的作业管理。在现在的管理体制下，城市政府的环卫管理部门的职能基本相同，但在每一个具体城市，职能担当的具体部门是不同的，有的是在城市管理局，有的是在城市住建局、市容局或者环卫局。

城市环卫管理的行政和业务职能，是政府管理城市环卫的依据，是不可以让渡的。城市环卫的作业职能，是可以通过不同的形式来实现的。目前城市环卫作业的市场化运作，就是在作业管理的层面上，通过一定的程序，用契约的方式，将城市环卫作业管理交由企业行使。

城市环卫的行政管理，涵盖环卫队伍建设管理、环卫管理职能的调整、城市环卫发展目标的确立和调整、国家和上级政府城市环卫管理方针政策在本城市的贯彻落实、城市环卫管理政策措施的制定、城市环卫基础设施的建设和管理、城市环卫管理与城市其他管理的协调整合、城市环卫管理经费的预算和执行、城市环卫管理突发事件的应急处理等。

城市环卫的业务管理，一般有环卫经费的预算、环卫年度工作目标的制订、环卫工作的调度实施、环卫日常作业的监督检查、环卫作业标准的制订和实施、环卫工作数据的汇总统计、环卫基础设施的使用维护、环卫经费的申领和拨付、环卫作业的年度考评、行业先进模范人物的评比表彰等。

城市环卫的作业管理，就是对城市道路和公共场所清扫保洁、垃圾收集运输、垃圾处理、城市公共厕所管理等具体工作进行管理，并对与城市环卫日常作业相关的作业队伍、作业机械、作业标准、作业组织等进行调度和指挥，将城市环卫行政和业务主管部门的要求落实到每一天的管理中。

从城市环卫管理的主体看，有政府及主管部门，有主管部门组建的作业队伍。近年来，随着城市环卫作业市场化的推行，一些专业的市场主体即企业进入了城市环卫作业市场，成为城市环卫作业管理的主体。从严格的意义上讲，进入环卫作业市场的企业，只承担了作业管理的职能，没有也不能承担城市管理意义上的环卫管理的职能。而城市环卫作业管理职能的转移，给城市环卫行政和业务主管部门带来了一个现实的问题，就是如何有效地对参与城市环卫作业管理的企业进行监管。

第二节　政府失灵与企业失灵

城市政府在管理城市事务的过程中，会发生各种各样的社会问题。在应对这些问题时，会有不同的手段和结果。由于政府职能的特殊性，政府行政的结果在社会的监督之下，对市民会有一定的影响，社会关注度很高。政府的管理，每天要面对许多情况和问题。对这些城市管理问题，有的很快就能解决，有的长期解决不了；有的问题解决后还容易复发；有的问题棘手，常常在部门间推诿，表现为体制的缺陷。对政府在管理城市过程中出现的体制方面的问题，有的学者给出了一个特殊的定义：政府失灵。同样，企业在参与城市管理的过程中，也会因为多种条件的制约出现各种各样的问题，表现出与企业的目标、行为相背离的现象，被学者们称之为企业失灵。在城市管理的实践中，如何避免这两种管理主体的失灵，使城市管理在健康的轨道上行驶，是我们必须认真研究的问题。

一、政府失灵

政府失灵有多种表现形式。

（一）职能交叉导致的管理混乱

我国政府部门的职能，是通过机构编制部门赋予的。随着城市政府管理职能的增加，政府各部门成立的时间先后不同，后成立的部门被赋予的职能就有与已存在部门的职能相同的可能，就会出现职能交叉。在城市管理的实践中，还有一种情况会导致出现职能交叉，就是在城市问题迫切需要解决但各部门职能不明确的情况下，政府会指定某类事情由某个部门应急管理，约定俗成地将城市管理中出现的此类情况归于此部门。而后来上级行政部门颁布的法规中的规定与本城市的以往做法矛盾，需要一定的时间和程序予以理顺，理顺之前产生职能交叉。职能交叉的直接结果就是多头管理，利益纠缠，遇到有利的事争权，遇到问题推诿，致使政府管理不能顺利进行。

（二）机构扩张导致臃肿

我国的城市政府机构庞大、机构臃肿、职能交叉历来为人诟病，国家采取多重手段予以治理而效果不佳。一方面是由于我国的法制不健全，政府机构的设置是通过行政渠道而不是通过法律的渠道，随意性较大。另一方面，我国在社会转型升级的过程中，社会管理的工作量成倍甚至是很多倍增加。还有一个原因，就是我国在长期形成的政府主导的行政管理体制下，没有形成社会事务分散管理的机制。在这多重因素的作用下，许多城市的机构扩张无度，职能相互重叠，同时还大量使用编外人员，使得政府机构在行政中出现行政人员的身份与职能不符的问题。在机构臃肿的同时，行政机构工作的效率大大降低，工作质量下降。国家和政府发现了这个问题，但多次的机构改革只是从机构的合并与人员的增减上做调整，没有从根本上解决问题，机构的庞大臃肿始终得不到根本纠正。

（三）不作为

政府在城市管理中居于主导地位，对管理的许多作业领域进行了垄断，导致了管理效率低下，甚至是管理上的不作为。例如，在环卫管理上，大量的日常管理方面往往做得比较规范，但对城市中每天新出现的管理问题常常视而不见，等到问题成了堆，群众反映强烈或者领导责成才会予以解决。这种不作为的工作态度有时会导致社会问题的产生，对城市政府的执政形象和执政威信产生负面影响。

（四）乱作为

与不作为相似的还有一种乱作为的工作态度。城市管理的特点之一就是有一定的管理上的自由裁量权，对自己部门职责范围内的事务有较大的决定权和建议权。在这种情况下，极易导致部门管理上的乱作为。例如，在环卫设备的采购上，很多城市的环卫主管部门对年度的采购计划很重视，预算尽量做大做高，但对设备的性能、拟购买设备与现有设备的匹配缺少研究，对设备的维修、配件的兼容缺少了解，常常导致购买的设备与环卫管理的需要不适应，造成设备闲置和资金浪费。还有在垃圾投放点的确立和调整上过于轻率，事前缺少调查研究和沟通，造成居民不满和信访投诉，严重影响政府形象和城市管理。

（五）腐败

政府失灵最极端的表现形式是腐败。在垄断的体制下，极易产生权力寻租现象。城市管理的每一项政策，每一条措施，都会产生一定的利益增损，影响城市居民的日常生活。如果这种利益增损平均分布，对城市社会的影响也不会剧烈。但是，由于利益集团的存在，使得这种利益增损的数量巨大且损益不均，出现利益集团千方百计影响城市管理政策的现象，就出现了体制内的权力寻租问题。近年来，涉及环卫部门的腐败案件显示，大到项目发包，小到设备采购、设施维修，腐败现象无处不在。这些现象都是政府失灵的表现。

政府失灵的主要原因是政府在环卫管理上的垄断行为和缺少监督。二者相辅相成，在导致政府管理失灵的同时，严重制约了城市环卫管理水平的提高。

二、企业失灵

企业与政府一样，也是一个社会组织，也有生存的外部环境和内部因素，运作不当，也会产生失灵。企业失灵产生的原因一般有以下几种。

(一) 政府过多干预，致使企业无法正常运行

政府在推行环卫作业管理市场化的过程中，把一些作业管理的职能予以截留，赋予企业的是一个不完整的作业管理权。有的政府依靠行政和业务的管理权限，对企业的管理横加掣肘，过多地干预企业的日常作业管理，致使企业的运作不能正常进行，影响环卫作业的效率和质量。一些从事环卫管理的工作人员，存在着垄断管理、唯我为大的落后管理理念，将一些在政府垄断管理下的做法移植到市场化运作管理中来，让参与作业管理的企业承担不应承担的责任，使企业的作业管理无法正常进行。这种种行为，都有可能使企业的运行失灵。

(二) 企业管理混乱导致失灵

环卫作业的企业运作，也要依靠严格的管理来进行。由于种种原因，企业也会发生管理混乱，导致企业无法正常运行，不能完成政府赋予的管理责任和管理目标，出现运行失灵的现象。

(三) 资金链断裂导致企业无法正常运行

企业的正常运行是要有足够的资金予以保证的。参与城市环卫作业运行管理的企业，多是具有一定规模的经济实体出资成立的项目公司的子公司。这些子公司在资金的管理上受制于上级公司 (母公司)。在母公司运行管理需要资金的情况下，往往从子公司抽调资金。母公司服务的城市政府，资金的拨付也会出现不及时的情况。宏观上，国家资金调控的政策时有变化，对企业的资金面也会产生较大的影响。这些因素，都有可能导致企业资金链的断裂，致使企业不能正常运行，产生失灵现象。特别是在我国目前市场经济环境还不完善的情况下，因资金链断裂发生的企业失灵也不是个案。

(四) 企业参与运营的准备失误造成的失灵

企业在参与城市环卫作业运营管理的前期，在对城市的基本情况的调查了解时产生重大偏差，对环卫作业管理的经济指标测算有误，导致作业运营的利润为负。这种情况下企业管理失灵是必然的。还有一种情况，就是政府在环卫作业管理的招标中往往采取低价中标的策略，一些企业为了抢得项目，不计成本自行压低作业价格，中标后在实际运行中还会出现估计不到的情况，致使企业运行无利可谈。这种情况下，企业在衡量多

方面因素后往往采用各种手段故意使管理失灵。

（五）企业经营目标的调整导致企业运转失灵

企业在发展过程中，经营目标、方向会定期调整。现代社会，企业兼并重组激烈，在企业兼并重组中，参与城市环卫作业管理的企业，往往都不能自行决定自己的命运，如果重组后的企业对城市环卫作业管理不感兴趣，可能在财务、管理等方面采取措施，逐渐剥离此类业务，操作稍有不当，就有可能出现管理失灵。

企业失灵有内因和外因两种情况，以内部因素居多。在一段时期里，由于环卫作业市场化的条件不是很成熟，操作也不够规范，企业失灵的案例很多，给当地政府的环卫管理造成了很大困难。

三、防止政府失灵

无论是政府失灵还是企业失灵，都会影响政府对城市环卫管理目标的实现，都会对城市环卫管理和城市居民生活产生负面效应。因此，要采取有力措施，防止失灵现象发生。

政府失灵的根本原因是缺少监督和管理垄断。城市环卫管理是政府的管理职能之一，管理垄断是政府管理的特征。如果在政府行政监督上不能实现突破，管理垄断发展的结果必然是管理失灵。因此，就现代城市政府而言，采取有效措施，建立监督机制，转变管理方式，是避免政府管理失灵的唯一途径。

（一）转变政府职能

政府职能是城市政府管理城市环卫工作的依据，这个职能是不能转移的，即政府管理城市环卫工作的责任是不可推卸的。就目前我国城市政府环卫管理的实际看，转变政府职能主要是减少交叉、理顺关系、明确责任。

减少交叉就是将城市环卫管理涉及的部门职能整合，调整给一个部门行使，以减少环卫管理中的推诿扯皮现象；将涉及城市环卫管理的部门调整为一个行政管理部门，以减少城市环卫管理中的协调难度。

理顺关系就是对城市环卫管理部门的管理责任予以明确，主次分明。无论如何调整，城市环卫管理要在一个高的层次上运行，需要城市政府多部门的共同努力和配合协调，单独依靠一个部门是无法实现的。理顺关系不是多头管理和职能交叉，而是一个部门为主，多部门协调配合。

明确责任就是在理顺关系的基础上，将城市环卫管理的责任明确到各职能部门，主体责任、配合责任、协调机制清晰明确，减少工作掣肘和推诿扯皮。

（二）建立监督机制

缺少监督必然会产生懒政、滥政、腐败。建立科学的城市环卫管理的监督机制，是防止政府失灵的重要手段。首先要建立完善的内部监督机制，在体制运行中及时发现存在的问题，从体制内部予以纠正。其次要建立起完善的外部监督机制。可以赋予相关部门、人大代表对城市环卫管理的监督职责，定期对环卫管理工作，通过一定的形式进行监督和检查。再次是舆论监督，各种新闻媒体针对群众的反映，提出的对环卫工作的意见和建议，环卫管理部门要认真地听取和改正。最后是群众监督。城市环卫管理与群众生活关系密切，群众的感受最真切、最直接也最及时。要认真对待群众的反映，对群众提出的意见和建议，做到及时整改。通过建立完善的监督机制，确保城市环卫管理高效顺畅地运行。

（三）转变管理方式

传统的管理方式是将环卫管理的行政管理权、业务管理权、作业管理权统抓统管，主次不分，以行政管理代替业务和作业管理。现代城市环卫管理的理念发生了重大变化，将行政、业务、作业管理权分层实施，层次分明，责任明确。特别是在社会主义市场经济的条件下，将环卫作业管理推向市场，通过企业运作的形式提供环卫服务，既可以减少政府的事务责任以及由事务责任衍生出的相关责任，又能够提高管理的效率和质量，不失为一种有效的城市环卫管理方式。在现有的管理体制下，管理机制的转变也会产生出强大的活力。只要转变观念，就能创造出适合城市需要的环卫管理的新模式，各地的实践已经证明了这一点。

四、防止企业失灵

企业也是一种社会组织形式，也有自己的利益诉求，因为组织出现问题或利益诉求达不到，企业失灵也会出现在城市环卫管理的实践中。这绝不是凭空想象，而是有很多的实例。企业管理失灵，受损失最大的是政府。企业损失的是经济利益，政府损失的既有经济利益，又有政治利益，还有政府的施政形象和威信。要防止企业失灵，从政府层面上讲，要为企业创造良好的经营环境，转变管理方式。同时，政府对企业失灵要有预警机制和应对预案。对企业而言，政府将一个城市的环卫作业管理让渡给你，就应该诚信履约，无论发生什么情况，都应负起责任。企业内部也要建立起防止失灵的工作机制，以实际行动树立良好的企业形象。

第三节　市场化条件下的环卫监管

市场化的条件下，改变了环卫监督管理的外部环境。作为环卫管理的行政和业务主管部门，必须认清形势，转变观念，解放思想，在管理的理念、依据、方式方法上进行创新，以适应不断变化的形势，将城市环卫管理推向新的高度。在管理的过程中，既要避免行政失灵，也要防止企业失灵，将政府对环卫管理的目标落到实处。

一、环卫作业监管的目标

在企业参与城市环卫作业管理的情况下，环卫作业监管的对象发生了变化，监管形式、方法也会不同于政府自行组织环卫作业管理，但环卫作业监管的目标没有变化。城市环卫管理的作业目标，不因作业主体的变化而改变。企业参与城市环卫作业管理，必须服从和服务于城市政府管理城市的总目标，为城市居民提供优质的环卫服务，为城市的良性运转提供高水准的环卫作业管理；在实现政府管理城市环卫作业目标的同时，保证国家和上级政府的城市环卫管理方针政策在本城市的实施；在保证企业合理利润的同时，构建适合城市环卫管理需要的作业方式。

城市环卫工作的性质，决定了在这个领域，以利润最大化为目标追求的企业管理思想是行不通的。城市环卫管理的基本特点是公益性，它的服务具有对全市居民的普惠性。政府要通过监管环卫作业确保环卫管理目标的实现，保证城市的环境整洁，保证市民享受到良好的环卫服务。国家和上级政府，对城市环卫管理是有一定的法律法规要求的，各城市也都结合本城市的实际制订了具体的落实措施，这些措施都有保障城市居民合法权益的具体要求。对环卫作业管理的监管要保证国家和上级的法律法规以及本城市环卫管理要求真正落到实处。企业参与城市环卫作业管理的主体是会经常发生变动的。城市环卫作业管理监管还要建立起一套适应市场经济条件下企业参与城市环卫作业的程序，不因为企业主体的变动而对城市环卫作业质量和服务水平产生较大的影响，要保持城市环卫作业管理的正常进行。

二、城市环卫作业管理监管的依据

企业参与城市环卫作业管理，使得作业管理的主体发生了根本性的变化，管理的方式方法必然要适应这个变化，管理的依据完全不同于政府自行组织的作业方式。市场经济条件下的环卫管理的依据，不是政府及行政主管部门制定的行政法规，而是以国家法律法规以及城市政府关于环卫管理的规范性文件为指导，政府与参与城市环卫作业企业订立的契约，即政府或政府授权的行政主管部门与企业签订的合同或协议。依据契约进行环卫作业管理的监管，是企业参与城市环卫作业管理的一个特点。

契约是人类社会约束人们的社会关系的一种法律文书，产生的年代非常久远。到了近代，随着资本主义生产方式的产生，契约在社会经济活动中的作用和范围日益扩大，所有的经济活动，几乎都是在契约的界定下完成的。人们在契约的订立、遵守、执行、履约和违约责任等环节，都进行了认真的探索和规范，形成了指导人们社会经济活动的契约精神。随着企业参与社会事务范围的扩大，企业的经营活动逐渐进入到社会公共事业领域，并将契约这种约束经济活动主体的形式推广到约束政府及其行政和业务主管部门与企业的行为上。实践证明，在公共事业领域，用契约来规范政府和企业的行为，对于政府的监管和企业的运行都是一种优化的形式。

契约精神的精髓是平等和守信，平等和守信的前提是自由，并且违约应承担相应的责任。简而论之，就是契约订立双方的地位是平等的，不因一方的经济、政治、文化的优势而倾斜；契约一旦订立，立约双方就应严格遵守，除了不可抗力，不因法人的变更、经济效益的损益、政治形势的变幻等因素的影响而中断；契约在订立之前，双方中的任何一方不受另一方的约束，其真实意思的表达和订立契约的行动都是自由的；契约一经签订，双方应认真履行契约约定的权利和责任义务，对不认真履约和故意违约给对方造成的损失，过错方应承担相应的责任。

在城市环卫作业管理实行市场化运作的过程中，城市政府处于主动地位。作为政府管理城市环卫的行政和业务主管部门，在主观意愿上，往往想用最小的投入换取最大的产出。既想投入少，又想效果好；既想把环卫作业管理的矛盾推给企业，又想把具体管理的权力抓住不放；既想自己的管理责任最小，又想对企业的制约有效；既想让企业的责任最大，又想让企业在实际运行管理中对自己产生依附。参与城市环卫作业管理的企业，相对于政府是处于被动地位，但也有自身的现实想法。既想投入最少，又想效益最佳；既想让政府承担较大的责任，又想让政府弱化监管；既想让政府提供较为宽松的外部条件，又想降低作业标准。总之，政府和企业是矛盾的两个方面。要调和好双方的利益关系，通过环卫作业管理这一途径，实现政府城市环卫管理目标和企业经营目标的统一。要做到这一点，前期对契约的论证、条款的确定、契约的最终签订是非常重要和严肃的。

政府及环卫管理的行政和业务主管部门，对城市环卫作业管理的目标要非常清晰，对实现目标的途径和措施要进行科学的设计。目标的确立不要超越本城市的发展阶段，不要超出本城市的经济和社会发展需求，不要超过本城市的财政承受能力。也就是说，目标的确立不是越高越好，越大越好，而是要实事求是，符合实际，为日后的顺利实施打下坚实的基础。围绕着实现政府确立的环卫作业管理目标，对作业标准、监管要求、违约责任等涉及具体作业的事项和监管都要有明确的思路。参与城市环卫作业管理的企业，要对政府的管理目标以及与目标相关联的作业标准、监管要求、付费标准、付费方法、违约责任等事项进行深入的讨论和论证，做到概念清楚，不留模糊空间。特别要防止只关心经济指标而忽视管理要求的倾向，杜绝因对管理要求识别不清而发生违约从而造成经济损失的现象发生。

契约的订立必须符合国家关于环卫管理的法律法规和各级政府关于环卫管理的规范性文件。在我国的法律法规体系中，城市环卫管理的法律法规比较齐全，对环卫管理的原则、基本要求、标准等都做出了相应的规定。各城市人民政府，就国家关于城市环卫管理的法律法规在本城市的具体执行，都通过规范性文件的形式予以明确。在城市政府与参与环卫作业管理的企业订立的合同或协议中，必须体现国家法律和各级行政法规的要求，必须体现法治精神。对作业的目标、标准、监管、履约和违约责任的约定，都要在法规的约束下进行，不能随心所欲，有意提高或降低标准。在政府管理目标与企业的经营目标协调一致的基础上订立的协议，具有实施的可操作性，也是政府监管企业环卫作业管理的唯一依据。

在政府与企业订立环卫作业管理协议之后，根据形势的变化，对作业管理的相关条款、标准、监管的要求进行调整，应对签订相关的协议进行补充完善，不应以政府发文的形式单方面调整相关内容。

三、环卫作业管理监管的内容

城市环卫行政和业务主管部门对参与城市环卫作业的主体进行监管，应该在作业规程和作业效果两个层面上进行。有的观点认为，在市场经济条件下，环卫监管只需监管效果就可以了，作业过程是作业主体的事。这是一种片面的认识。事物的发展必须经过一个合理的过程，才能出现好的结果。如果放弃对过程的监管，结果就会不可控制；而不可控制的结果，对城市政府环卫管理目标的实现是有很大风险的。

（一）以法律法规确立的作业操作程序为基础，以协议确立的内容为对象，对作业主体的作业过程进行监管

环卫作业的标准、程序、要求，在国家和行政机关的法律和行政法规中都有明确的规定。一个好的政府与企业的环卫管理合作协议，应将环卫作业的标准、程序、要求涵盖其中，做出原则性的规范。对涉及的重要环节，要提出监管的明确要求。作业主体应按约定的条款进行作业管理，政府的行政和业务主管部门，应按约定的条款进行监管。在城市道路和公共场所清扫保洁、垃圾收集运输、垃圾处理、公共厕所管理、重要公共场所管理、沿路建筑的立面管理等方面，作业的组织要有一定的科学性和规范性，组织不好是难以达到作业标准的。因此，加强对环卫作业组织和操作规程的监管，对于保证环卫作业效果，提高环卫作业质量是非常必要的。

（二）加强对环卫作业效果的监管

在国家法律和各级行政法规中，对环卫作业的各项内容、各个环节的质量，都有明确的规定。这些规定，应通过协议的形式，作为参与城市环卫作业管理的企业的责任和义务列入其中。参与城市环卫作业管理的企业主体，以此为标准进行作业管理。城市行政和业务主管部门，以此为依据进行全方位的监管。

（三）日常监管与定期抽查检查相结合

城市环卫管理长期面临的一个突出问题就是作业效果的动态性。由于城市的人流、物流的动态性不可控制，导致环卫管理的动态效果不可控制。垃圾随时、随处产生，作业管理的难度很大。作业主体要进行合理的组织，内部要有严格的监管。行政和业务主管部门的监管更是不可或缺的。对市场经济条件下的城市环卫作业管理，要有专门的机构和人员进行专业的监管。要建立监管网络和信息反馈系统，不间断地进行路面巡查，发现问题及时解决。要制订定期抽查检查的制度。在一定的时间段内，组织一定规模的检查抽查。要组织城市管理的相关部门，对环卫作业管理的过程、效果进行全面的检查，以保持作业过程的科学性与作业效果的持久性。

四、环卫作业监管的误区

在市场经济条件下，对城市环卫作业监管是必要的，但也要避免出现误区。

一是干涉企业的自主经营。在政府具有对环卫作业管理监督权的情况下，容易出现对于参与作业管理主体的经营管理的干涉，使企业在人事、财务、作业组织等方面受到干扰，影响企业正常的作业管理。

二是过度管理。将一些不必要的行政管理要求强迫企业接受，将参与城市环卫作业管理的企业作为自己的附属单位对待；临时的管理措施不与企业通气，强迫企业接受协议以外的管理，承担协议以外的管理责任。

三是消极管理。将环卫作业管理协议的签订误认为是全部管理责任的转移，将应负的政府管理责任放任不管，任由企业自由行动，降低作业标准，进而降低了城市环卫作业质量，影响城市形象和居民日常生活。

【工程案例】

青岛市城阳区垃圾中转站采用 TOT 模式运营

2013 年 10 月，在山东省青岛市城阳区，发生了一件环卫基础设施运营方式转变的事件：城阳区垃圾转运站从此由上海中荷环保有限公司运营，时限为 25 年；原运营单位——城阳区环卫处由直接运营转运站转入了对上海中荷环保有限公司运营的监管。这是我国境内垃圾转运站首次采用 TOT（移交—经营—移交）方式进行运营方式的转变，它比我国全面推行 PPP 方式进行城市市政基础设施早了一年多。

城阳区垃圾转运站建于 2004 年，设计日转运生活垃圾 600 吨，最大日处理量 800 吨，由城阳区政府投资 2 100 万元，于 2005 年 12 月建成并投入使用。城阳区环卫处设立事业单位——城阳垃圾转运站进行运营管理。由于处于垄断地位，又是事业单位的管理体制，转运站的管理效率和运行效果一直不是很好。由于政府重建轻管，在设备的维修、更新、折旧，人员的经费、站内配备设备的使用等方面投入不足，到 2012 年，站内的设备完好率下降，承担正常的垃圾转运任务就已经显得吃力，面对日益增长的垃圾处理量更是力不从心；站内长期使用临时用工，工资很低，导致工人工作效率低下，人心不稳，凝聚力下降。在此情况下，转运站的设备提供商——上海中荷环保有限公司，与城阳区城乡建设局经过多轮协商，达成了采用 TOT 形式，由上海中荷环保有限公司运营该垃圾转运站的协议。该协议约定：垃圾转运站的不动产产权仍然归城阳区环卫处所有，划拨给上海中荷环保有限公司使用；设施设备扣除折旧，由上海中荷环保有限公司出资 565.605 万元购买，并出资对现有垃圾中转站的设施设备进行更新升级；运营期限为 25 年，运营期满移交给城阳区政府；现有站内人员全部留用，妥善安排工作，不能出现因为经营主体转换发生职工下岗和上访事件；日转运垃圾的保底量为 500 吨。

上海中荷环保有限公司接手垃圾转运站的运营后，注册成立了上海中荷青岛固废运营有限公司具体负责运营管理。运营公司先后投入资金 1 993.81 万元，对转运站的地坪、站内道路、上车坡道进行了全面整修；对站内的设施进行了升级改造；对站内的车辆、容器进行了维修升级；新增加了满足垃圾大幅度增长需要的运输车辆和垃圾容器；添置了办公、维修、后勤服务需要的车辆和设备；对站内职工进行了全面的业务培训和企业文化教育；调整了部分职工的工作岗位并进行了系统培训。经过全面职工培训和设备设施升级改造，站内面貌焕然一新。当年实现转运生活垃圾 47 748 吨；2014 年实现转运垃圾 216 193 吨，平均日转运垃圾 592 吨；2015 年实现转运垃圾 243 184 吨，比上一年增加 12%，平均日转运垃圾 666 吨；2016 年实现转运垃圾 266 973 吨，比上一年增加了 10%，平均日转运垃圾 731 吨。在城市环境综合整治力度加大，垃圾产量大幅度上升的形势下，保证了城阳区产生的生活垃圾的及时、有序、安全转运和无害化处置。

城阳区垃圾转运站以 TOT 方式运营后发生了重大变化。

首先是场区的形象变化大。运营方的投资改变了场区的道路、建筑立面的色彩、卸料区的功能划分等，转运站以崭新的面貌展现在社会面前，更加清新、洁净。

其次是管理科学先进，转运效率大大提高。由于加强了管理，单车转运量达到甚至超过了设计要求，在垃圾产量持续增加的情况下，保证了垃圾的及时清运。采取了相应的激励措施，车辆的运行调度更加顺畅，百千米油耗大大降低，运量的增加和成本的降低相辅相成，提升了企业的经济效益。

最后是大幅度提高了职工的收入。职工的基础工资逐年增加，特别是担任运输任务的司机的工资出现了翻倍的增长；全体职工的保险由原来的仅有意外伤害险增加到五险一金，职工队伍稳定，有很强的向心力和凝聚力。

TOT 的简明表述为移交—经营—移交，是国际上较为流行的一种项目融资方式。通常是指政府部门或国有企业将建设好的项目的一定期限的产权或经营权，有偿转让给投资人，由其进行运营管理；投资人在约定期限内通过经营收回全部投资并得到合理的回报；双方合约期满之后，投资人再将该项目交还政府部门或原企业。在我国的城市基础设施建设运营的实践中，采用 BOT 的方式比较多见，而采用 TOT 的方式不多。主要原因是因为项目已经建成，政府运营的主体已经确定，变更易带来很多问题；还有一个原因就是主管部门对该方式的运作程序不熟悉，对该方式的优点认识不足。

TOT 项目融资的优点：

一是盘活城市基础设施存量资产，是打通经营城市的一条便捷的途径。我国城市建设存在建设资金严重不足的现实，同时也存在城市基础设施中部分经营性资产的融资功能闲置的问题。一般的城市，经过多年的建设，在基础设施方面形成了许多的优质资产。这部分资产，在市场经济条件下，有很好的融资功能，但一直没有得到有效使用，甚至出现资产沉淀现象。如何盘活这部分存量资产，以发挥其巨大的社会和经济效益，是值得城市政府认真思考的问题。而 TOT 的项目融资方式，正是符合这种实际的一种经营城市存量资产的方式。

二是增加了社会投资总量，促进整个城市经济的稳步增长。投资是促进城市经济增长的一种重要手段。TOT 项目的实施，直接盘活了城市基础设施存量资产，吸引社会资金投向城市基础设施建设，还可以带动城市相关产业的发展。这样，就从投资的角度拉动了城市经济的发展，能够促进城市经济的平稳增长。

三是促进社会资源的合理配置，提高了社会资源的使用效率。在计划经济模式下，城市公共基础设施领域一直采取垄断经营模式，其他社会主体很难进入，导致城市基础设施长期经营水平不高，使用效率低下。引入 TOT 模式运营后，由于市场竞争机制的作用，介入项目运营的公司，会采取相应措施改善经营管理，充分发挥专业分工的优势，使项目资源的使用效率和经济效益迅速提高，同时给城市的其他经营单位产生竞争压力，促使其改善管理，提高效益。

四是促使政府转变观念和转变职能。转变城市政府的管理观念和管理职能，是我国城市建设和管理实践对新时期城市政府的要求。但如何才能更好更快地转变，实践或许是最好的催化剂。采用 TOT 方式运营城市基础设施，可以开辟一条新的经营城市的途径，政府对增加城市基础设施投入增添了一种新的融资方式，证明在城市基础设施方面，不仅要有增量投入，也要注重存量盘活。在城市基础设施领域引入其他经营主体后，政府可以真正进入"裁判员"的角色，将日常的琐碎繁重的管理任务转移到经营主体，避免不必要的社会矛盾，从而把工作重点转移到规划、管理、监督等方面，更好地建设和管理城市。

【管理探索】

城市大型环境卫生基础设施运行中的第三方监管

城市环卫基础设施是城市市政基础设施的重要组成部分。城市大型环卫基础设施，主要是指城市的垃圾焚烧厂、垃圾填埋场、垃圾堆肥厂、大中型垃圾转运站等。作为城市市政基础设施的一个重要组成部分，大型环卫基础设施是环卫作业市场化运作的重要内容。在政府有计划、有步骤地推行环卫作业管理市场化运作的过程中，对受委托进行城市环卫作业管理的主体进行有效监管，是城市政府推行环卫作业管理市场化的重要环节。大型环卫基础设施的运行，涉及的国家法律和行政法规很多，运行涉及的资金数额巨大，运行的技术要求难度大，运行效果对政府的形象和当地的环境影响面广，监管所需要的人才和检测设备多样，涉及领域宽泛。在这种情况下，仅仅依靠政府主管部门的力量难以合格履职，完全相信运行企业的自觉也不可能长久。探索市场经济条件下对城市大型环卫基础设施运行主体的有效监管，是实行环卫作业管理市场化运行管理的城市政府面临的一个现实问题，也是实现城市大型环卫基础设施高效运转的必然要求。

现有城市大型环卫基础设施运行中存在两个明显的问题：一是运行的相关信息不透明，导致社会上对此误解较多，负面信息流传不止，误导舆论和群众，严重的甚至造成恶性社会群体性事件。二是大型环卫基础设施管理中存在的问题得不到及时有效纠正，日积月累，积重难返。这两个问题都和运行管理的监管存在直接的联系。

城市大型环卫基础设施处理的是城市产生的生活垃圾，运行过程中有两个基本的特点：一是污染的集中性。一般而言，一座城市产生的大量生活垃圾，都要在这里集中进行中转或处理，是城市生活垃圾的集散地。生活垃圾的污染物在这里集中，在这里暂存或处理。污染的集中性，使得大型城市环卫基础设施的运行备受社会关注，与城市环境污染治理和防治有着极大的关联度。二是运行的相对独立性。城市大型环卫基础设施是城市环卫系统的重要节点，它的运行是独立的、封闭的。这两个特点，说明对城市大型环卫基础设施进行重点监管既有必要，也有可操作性。

针对政府监管的力所不及和运行企业自律的不可持续，城市政府实行市场化方式对环卫作业管理的大型环卫基础设施实行第三方监管是解决这一管理难题的一种好方法。

第三方监管的概念在我国社会管理的其他领域已有应用，但在环卫基础设施监管方面却是刚刚起步。它是在政府自行监管和企业自觉之外，由专业的服务机构提供对城市大型环卫基础设施运行全过程的监管、监理、技术咨询和技术服务，一揽子解决政府监管能力不足和企业自律不能持久的问题。它能对城市大型环卫基础设施运行提供及时有效的、符合国家法律法规的监管，督促运行企业认真履行合同中约定的义务，落实设施运行中的安全措施，核实设施运行中各种数据的正确性和有效性。通过相关途径及时公开设施运行的有关数据，消除社会误解，提高政府执政的透明度和公信力，充分发挥城市大型环卫基础设施的效能，创造良好的社会、环境和经济效益。

对城市大型环卫基础设施进行第三方监管的主要内容包括：对每日入厂的垃圾量进行核实，作为该设施运行的社会和环境效益的评价标准和政府付费的依据；对运行设施设备的重点部位、重要环节、安全生产状况定时进行巡查、记录，掌握设施设备的整体运行状况；及时收集每日生产运行数据，进行汇总分析，找出存在的问题，及时报告单位主管领导，以便于改进工作；按要求对项目运行过程中设施设备状况及污染物排放等情况进行全面监理，对存在的问题，督促项目运营方及时进行整改；核查项目运营方履行《特许经营权协议》情况，形成书面记录，及时向相关方沟通；及时掌握突发事件情况，督促并协助厂方妥善处置，避免事态扩大；协助运营团队对职工进行技术培训；审查一般运营、保养及维修数据并监理执行；审查年度保养及维修计划并监理执行；编写驻厂技术监理报告及相关技术报表，参加与设施设备运行有关的会议，配合运营方接受有关部门的检查、考核、调研等工作；参与其他与设施设备运行相关的工作。